U1001496

职 业 教 育 智 慧 康 养 相 关 专 业 系 列 教 材

老年健康照护

主编　龙纳　马承梅

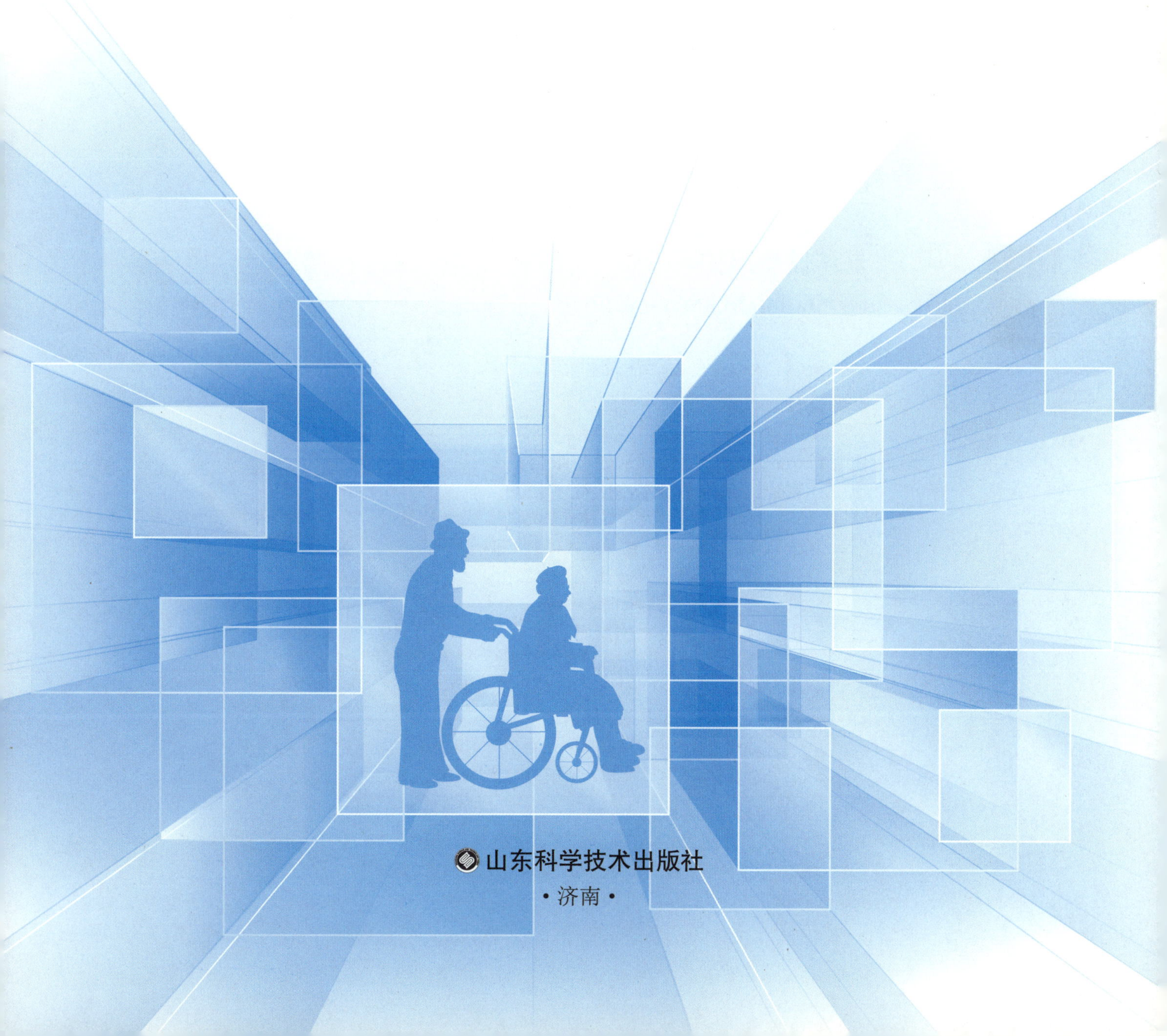

山东科学技术出版社
·济南·

图书在版编目（CIP）数据

老年健康照护 / 龙纳，马承梅主编. -- 济南 : 山东科学技术出版社，2025. 7. -- (职业教育智慧康养相关专业系列教材). -- ISBN 978-7-5723-2821-3

Ⅰ. R473.59

中国国家版本馆 CIP 数据核字第 2025NY3042 号

老年健康照护

LAONIAN JIANKANG ZHAOHU

责任编辑：崔丽君　杨甲丽
装帧设计：孙小杰

主管单位：山东出版传媒股份有限公司
出 版 者：山东科学技术出版社
地址：济南市市中区舜耕路 517 号
邮编：250003　电话：（0531）82098088
网址：www.lkj.com.cn
电子邮件：sdkj@sdcbcm.com
发 行 者：山东科学技术出版社
地址：济南市市中区舜耕路 517 号
邮编：250003　电话：（0531）82098067
印 刷 者：山东华立印务有限公司
地址：济南市莱芜高新区钱塘江街 019 号
邮编：271100　电话：（0531）76216033

规格：16 开（210 mm × 285 mm）
印张：23.25　　字数：562 千
版次：2025 年 7 月第 1 版　印次：2025 年 7 月第 1 次印刷
定价：79.80 元

系列教材主审委员会

主　　任	屠其雷	民政职业大学
委　　员	王明强	南京中医药大学
	侯典牧	中华女子学院
	王建民	民政职业大学
	宋岳涛	北京老年医院
	侯惠如	中国人民解放军总医院
	王　燕	潍坊护理职业学院

系列教材编写委员会

总 主 编	王惠礼	济南护理职业学院
委　　员	迟玉芳	民政职业大学
	王　冰	聊城职业技术学院
	刘伟伟	烟台幼儿师范高等专科学校
	陈晓庆	莱芜职业技术学院
	李　玲	淄博职业技术大学
	孙　佳	滨州职业学院
	侯明杰	济南护理职业学院
	龙　纳	济南护理职业学院
编委会秘书	孟浩然	济南护理职业学院

编 委 会

主 编

龙　纳　济南护理职业学院
马承梅　山东医药技师学院

副主编

苏国明　滨州职业学院
张　燕　济南护理职业学院
高　莹　滨州职业学院
车建玲　山东圣翰财贸职业学院
刘　洁　泰安市老年病医院

编 委（以姓氏笔画为序）

陈星竹　泰山护理职业学院
杜亚萍　山东海事职业学院
高　静　泰山护理职业学院
耿万玉　济南善德养老院
李庚辰　山东海事职业学院
李建君　济南市养老服务指导中心
马洪强　滨州市社会养老服务中心
田香丽　济南护理职业学院
王　蕾　济南善德养老院
朱　超　济南护理职业学院

序 言

人口老龄化的浪潮正以前所未有的速度重塑中国的产业结构、职业谱系与教育生态。面对“银发浪潮”，我们比以往任何时候都更需要一支既懂老年身心特点，又精熟现代照护技术，并能在真实场景中迅速做出科学决策的高素质技术技能人才队伍。山东科学技术出版社策划出版的“职业教育智慧康养相关专业系列教材”恰逢其时，它以国家职业教育改革“岗课赛证”综合育人理念为纲，以行业真实岗位标准为目，以学习者认知规律为径，构建了一套兼具前瞻性、系统性、实用性的教学解决方案。作为长期深耕老年医学与康复护理领域的科研与教育工作者，我欣然受邀为这套教材作序，并向广大职业院校师生、康养机构从业者郑重推荐。

一、岗位导向：从“知识本位”到“能力本位”的范式跃迁

传统康养类教材往往侧重理论铺陈，而本系列教材在顶层设计之初，便由院校骨干教师与医养一线专家共同拆解“老年照护师”“健康照护师”“老年人能力评估师”等新职业的岗位任务，提炼出八大典型工作领域、百余项核心能力指标，并将其转化为可测可评的学习成果。例如，《老年人生活与基础照护实务》以“进食照护”为项目主线，嵌入口腔评估、吞咽障碍识别、辅助餐具选择、误吸应急处置四个递进式任务；《老年人常见急症照护与急救》则直接对接“1+X”证书技能等级标准，将心肺复苏、气道梗阻解除等急救流程拆解为“情境—判断—处置—记录”四步闭环。学生在完成项目的同时，即同步达成岗位能力要求与证书考核要点，实现“所学即所用、所练即所考”。

二、课程重构：用“思维导图+微课+操作视频”打通隐性知识

老年人照护工作大量依赖程序性知识与情境判断，这些内容难以通过传统文本完整呈现。本系列教材创新性地引入全彩印刷与富媒体资源：

· 每章以思维导图勾勒知识框架，帮助学生快速建立“老年人生理—心理—社会”的整体观；

· 关键技能点配套 3 ~ 8 分钟微课，由专家、全国技术能手亲自示范，镜头聚焦手部细节与面部表情，方便学生反复观摩、模仿、纠错；

· 复杂操作流程（如轮椅—床转移、胰岛素笔注射、认知功能训练游戏）则采用“一镜到底”4K 操作视频的形式呈现，嵌入二维码，实现“书—屏”无缝切换。

这种设计不仅符合 Z 世代学习者“视觉优先、碎片化、即时反馈”的认知习惯，更有效解决了“课堂学得到、岗位用不出”的脱节难题。

三、赛证融通：把竞赛标准转化为教学情境

教材同步对接全国职业院校技能大赛健康与社会照护赛项、养老服务技能赛项的评分细则，将“以赛促学、以赛促教”落到实处。例如，《老年人活动策划与设计》在“认知症老人小组活动”项目中，引入国赛“蒙台梭利疗法”任务单，要求学生从需求评估、方案设计、风险预案到现场实施全流程演练；教师则可直接使用教材配套的评分表进行课堂即时评价，实现课堂与赛场的“同标同质”。

四、心理—社会视角：让“照护”回归“人”的本质

值得称道的是，本系列教材并未止步于技术层面，而是将老年心理护理、人际沟通礼仪、社会参与活动设计等内容独立成册，强调“身心社灵”全人照护理念。《老年心理护理实务》以真实案例为引，系统梳理了抑郁、谵妄、孤独、丧亲哀伤等常见心理问题的识别—评估—干预—转介路径；《老年服务礼仪与沟通》则通过情景剧式脚本，示范如何与认知障碍老人进行“尊重式沟通”、如何与家属开展“坏消息告知”谈话。这些设计有助于学生在技术之外，培养“同理心、职业尊严、伦理敏感性”等核心素养。

五、持续更新：数字教材与产业技术同步迭代

教材中的视频、课件、案例将随行业标准、技术指南的更新而动态优化；同时开放教师社群，鼓励一线教师分享校本化改造资源，形成“出版—教学—产业”的良性反馈闭环。这种“活页式、工作手册式、融媒体化”的教材形态，正是职业教育“三教改革”的生动范例。

“莫道桑榆晚，为霞尚满天。”让每一位老年人都能享有质量与尊严兼具的晚年生活，既是时代命题，也是教育使命。山东科学技术出版社出版的这套“职业教育智慧康养相关专业系列教材”，以系统化的内容、立体化的资源、人性化的表达，为培养“有温度、有技术、有创新”的新时代康养人才提供了坚实支撑。我相信，它的出版将有力推动中国智慧健康养老专业的内涵式发展，并在全球积极应对人口老龄化的中国方案中留下浓墨重彩的一笔。

谨此为序。

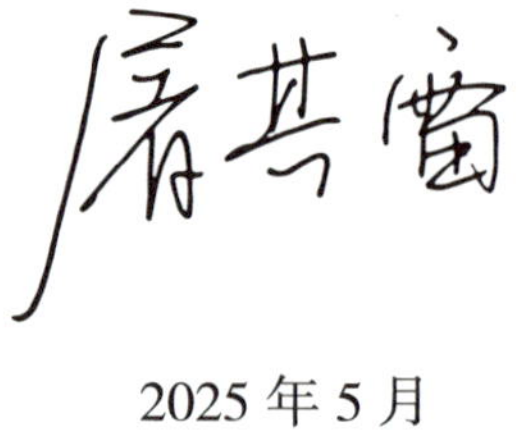

2025 年 5 月

前 言

本教材依据教育部《职业教育专业教学标准》以及人力资源和社会保障部《养老护理员国家职业技能标准（2025年版）》等行业规范编写。本教材以职业能力培养为核心，以工作过程为导向，深度融入课程思政元素，落实立德树人的根本任务，旨在培养兼具专业技能与人文情怀的复合型老年健康照护人才。

本教材采用“项目－任务”双层级架构，构建系统化的知识体系。项目一至项目二对症状与体征不典型、多病共存等老年病特征进行系统解析，为专业认知奠定基础；项目三至项目十三以人体系统为主要分类依据，融合中医照护理念，详细阐释45种常见疾病及健康问题的病因、临床表现、辅助检查、治疗要点及照护方案等核心内容；项目十四“老年安宁疗护”构建生活照护、心理照护、社会支持三位一体的照护体系，指导学生实现老年人“尊严离世”的照护目标。教材配套提供教学视频等数字化教学资源，读者可通过扫描文中二维码获取。

本教材编写团队由行业专家、一线骨干教师及企业资深从业人员组成，可作为护理、智慧健康养老服务与管理、老年保健与管理等专业培养老年健康照护能力的教材，也可供养老机构在职人员培训参考。

人口老龄化既是时代挑战，更是照护专业发展的重要机遇。本教材旨在引导学生系统掌握老年健康照护专业知识，为构建“老有所养、老有所医、老有所为”的老年友好型社会提供专业支撑。

限于编者水平，书中难免存在疏漏之处，恳请读者不吝指正。

编者

2025年5月

目　录

项目一
健康老年人概述

学习目标

素质目标

1. 树立尊重老年人的价值观，践行积极老龄化理念。
2. 增强社会责任意识，关注养老服务供需矛盾与老年群体需求。

知识目标

1. 掌握老龄化社会界定标准及其国际差异。
2. 熟悉中国老龄化特征及其社会影响。
3. 了解健康老年人标准。

能力目标

1. 运用老龄化指标分析社区养老问题。
2. 运用标准化工具评估老年人的健康状况，并根据评估结果制订个性化的健康维护计划。

知识导读

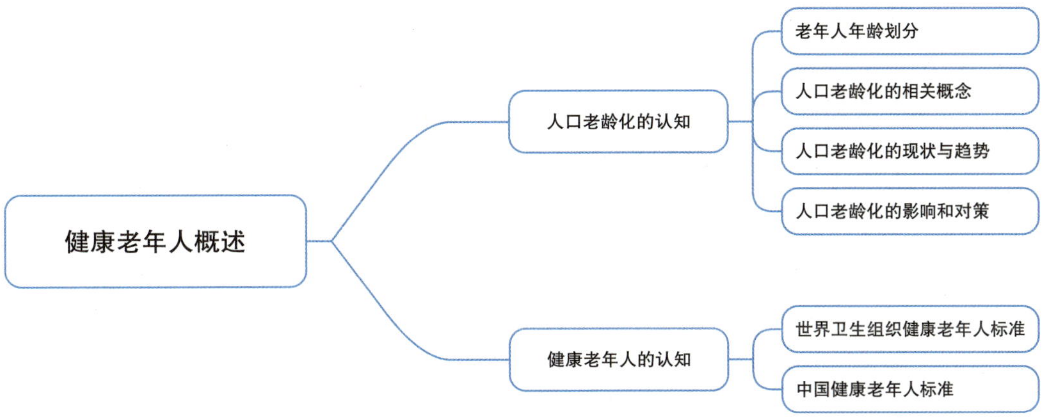

赛证对接

本项目关于老年人健康标准的概述，涵盖生理机能、心理状态、社会参与等多维健康评估内容，包括识别常见生理指标异常、评估心理问题、分析社交障碍等照护要点，相关知识与技能将纳入能力考核范围。

任务一　人口老龄化认知

扫码获取
数字资源

案例导入

某市作为经济发展水平较高的城市，近年来人口老龄化形势日益严峻。截至 2024 年底，该市 60 岁及以上人口占比 18%，这一比例不仅远超发展中国家老龄化社会 10% 的界定标准，且仍呈持续攀升态势。该市某社区，老年人口占比 25%。目前，该社区仅有一处日间照料中心，面临床位资源紧张、专业照护人员数量不足等问题。养老服务设施供给不足，难以满足老年人日益增长的医疗保健和日常生活照料需求。

任务描述

1. 人口老龄化给社会带来哪些挑战？
2. 如何解决人口老龄化背景下的养老问题？

知识殿堂

一、老年人年龄划分

世界卫生组织（WHO）根据全球经济发展水平和人口结构特征，提出了两种划分标准：发达国家将年龄≥ 65 岁的人群定义为老年人，发展中国家则将年龄≥ 60 岁的人群定义为老年人。

中华医学会老年医学学会于 1982 年提出建议并沿用至今，即我国将年龄≥ 60 岁的人群定义为老年人。具体分期标准为：45~59 岁为中老年人（老年前期），60~89 岁为老年人（老年期），90 岁及以上为长寿老人（长寿期）。

二、人口老龄化相关概念

（一）人口老龄化

人口老龄化，简称人口老化，是指老年人口占总人口的比例不断上升的动态过程。人口老化是一种社会现象，反映人类群体年龄结构的老化趋势。出生率和死亡率是影响这种社会现象的重要因素。具体而言，出生率和死亡率的下降、人类平均预期寿命的延长是导致人口老化的直接原因。

知识拓展

人口老龄化的常用指标见表 1-1-1。

表 1-1-1　人口老龄化的常用指标

指标	含义	意义	计算公式
老年人口系数（老年人口比例）	即在某国家或地区的总人口构成中，老年人口数在总人口中所占的百分比	评价人口老龄化程度的重要指标	（60 或 65 岁以上人口数 / 总人口数）×100%
老年人口负担系数（老年人口指数）	老年人口数占劳动人口数的百分比	评价劳动者负担老年人的轻重程度	60 或 65 岁以上人口数 /（15 ~ 59）岁人口数 ×100%

（二）老龄化社会

随着老年人口总数的增加，其在总人口中的比例不断上升，从而形成老年型国家或老龄化社会。WHO 对老龄化社会的划分有 2 个标准。

1. 发达国家的标准

65 岁及以上人口占总人口比例的 7% 以上，即可认定为老龄化社会（老龄化国家或地区）。

2. 发展中国家的标准

60 岁及以上人口占总人口比例的 10% 以上，即可认定为老龄化社会（老龄化国家或地区）。

根据联合国老龄化的划分标准，当一个国家 60 岁及以上人口占总人口比重超过 10% 或 65 岁及以上人口比重超过 7%，即进入轻度老龄化社会；60 岁及以上人口占总人口比重超过 20% 或 65 岁及以上人口比重超过 14%，即进入中度老龄化社会；60 岁及以上人口占总人口比重超过 30% 或 65 岁及以上人口比重超过 21%，即进入重度老龄化社会。

知识拓展

老龄化社会分类见表 1-1-2。

表 1-1-2　老龄化社会分类

类型	发展中国家	发达国家
老年人年龄标准	60 岁及以上	65 岁及以上
青年型（老年人口系数）	＜ 8%	＜ 4%
中年型（老年人口系数）	8%~10%	4%~7%
老年型（老年人口系数）	＞ 10%	＞ 7%

（三）健康老龄化

1987 年，WHO 在第四十届世界卫生大会上首次提出“健康老龄化”一词，并于 1990 年将其界定为“老年人个体的身心健康及良好的社会适应，老年人群体的健康，健康预期寿命的延长以及与社会整体的协调，社会发展氛围良好等的总和”。其后，WHO 又在“健康老龄化”的

“健康”维度的基础上新增“保障”“参与”两个维度，并将其发展为“积极老龄化”的战略框架，即“在老年时为了提高生活质量，使健康、参与和保障的机会尽可能获得最佳机会的过程”。2015年，WHO在《关于老龄化与健康的全球报告》中将“健康老龄化”的概念重新界定为“发展和维护老年健康生活所需的功能以及功能发挥过程”，并详细阐述了其内涵。

2016年，中共中央、国务院印发《“健康中国2030”规划纲要》，明确指出要推动老年医疗卫生服务体系建设等多项措施，以促进健康老龄化。2017年，在《“十三五”健康老龄化规划》中，我国首次明确了“健康老龄化”概念，即“从生命全过程的角度，从生命早期开始，对所有影响健康的因素进行综合、系统的干预，营造有利于老年健康的社会支持和生活环境，以延长健康预期寿命，维护老年人的健康功能，提高老年人的健康水平”。

2020年，WHO发布《2020—2030年健康老龄化行动十年》，号召在全世界范围内采取十年协调一致的健康老龄化行动以应对严峻的人口老龄化局势。至此，健康老龄化的内涵可概括为：①强调环境对健康老龄化的重要性，纳入了年龄友好和反对年龄歧视等宏观的环境要素，促使健康老龄化的政策框架扩大为更加综合性的整体战略。②强调以全生命周期的动态视角看待老龄化问题，从聚焦个体健康状态逐渐转向关注过程，更加强调老年人在行动能力和社会功能上的健康。③聚焦老年个体内在能力和功能发挥的最大化，无论老年人是否患病或残疾，只要老年人有能力维持良好的功能状态，都属于实现健康老龄化。

三、人口老龄化的现状与趋势

人口老龄化是世界人口发展的普遍趋势，标志着人类平均寿命延长，是科学进步、经济发展与社会文明的重要体现。21世纪人口发展的显著特征表现为：发达国家高龄人口比例持续攀升，而发展中国家的老年人口增长速度最快。

（一）世界人口老龄化的现状与趋势

1. 人口老龄化的速度加快

根据联合国《2023年世界社会报告》，1980年全球65岁及以上人口为2.6亿，2021年增至7.61亿，其中80岁及以上人口为1.55亿。预计到2050年，全球65岁及以上人口将达到16亿，其中80岁及以上人口升至4.59亿。

2. 老年人口重心由发达国家转向发展中国家

自20世纪60年代起，发展中国家老年人口的增长率约为发达国家的2倍。中欧国际工商学院预测到2050年，发展中国家老年人口占比将首次超过发达国家，成为全球人口老龄化的主导力量。

3. 人均预期寿命普遍增加

全球人口的平均预期寿命显著提升，1990年为63.8岁，2000年为66.4岁，2015年为71.4岁，2019年为72.8岁，预计到2050年将进一步增至77.2岁。

（二）中国人口老龄化的趋势与特点

1999年，我国正式步入老龄化社会，此后老龄化进程呈现复杂的动态特征。根据《中国人口老龄化发展趋势预测研究报告》，中国人口老龄化分为3个阶段：2001—2020年，为快速老龄化阶段，老年人口达2.64亿；2021—2050年，为加速老龄化阶段，老年人口突破4亿；2051—

2100 年，为稳定的中度老龄化阶段，老年人口数量维持在 3 ～ 4 亿。当前，中国面临人口老龄化和人口总量过大的双重压力，具体表现为以下特征。

1. 人口基数大，老龄化速度快

《第七次全国人口普查公报（2021 年）》显示，我国总人口 14.4 亿，其中 60 岁及以上人口 2.64 亿，占比 18.33%；65 岁及以上人口 1.91 亿，占比 13.26%。预计 2049 年，我国老年人口比例超 30%，老龄化程度将仅次于欧洲，养老、医疗、社保体系承压显著。

2. 未富先老，老龄化进程超前于经济发展

尽管我国经济总量持续增长，但人均水平仍然受限于庞大的人口基数和区域发展不均衡问题。2024 年，我国人均 GDP 为 1.3 万美元，排在世界第 79 位，美国、德国人均 GDP 是我国的 3 倍左右，日本、韩国人均 GDP 是我国的 2 倍左右。

3. 城乡倒置，农村老龄化程度更深

受青壮年人口城镇化迁移影响，农村老龄化程度高于城市。《中国乡村振兴综合调查研究报告（2021）》表明，农村 60 岁及以上人口占比 20.04%，65 岁及以上占比 13.82%，均高于全国均值，农村养老服务供需矛盾突出。

4. 区域发展不平衡，东部地区老龄化程度高

我国老龄化存在区域差异，东部沿海地区因经济与医疗优势，老年人口比例高于中西部地区。

5. 高龄化趋势明显，失能老人比例上升

随着人均预期寿命延长，80 岁及以上高龄老人数量快速增长。2020 年达 3 580 万，预计 2050 年将突破 1 亿。高龄老人失能、半失能比例较高，第五次中国城乡老年人生活状况抽样调查显示，我国失能老人总数约 3 500 万，长期照护服务需求急剧上升。

四、人口老龄化的影响和对策

（一）人口老龄化的影响

1. 老年人对医疗保健的需求加剧

随着人口老龄化的加剧和人均寿命的延长，我国失能老年人口数量呈现上升趋势。据国家卫生健康委员会发布的数据，我国约有 1.9 亿老年人患有慢性疾病，其中约 3 500 万为完全或部分失能状态。2022 年的统计数据显示，老年人的年均医疗费用大约是青年人的 3 倍。这不仅导致了卫生资源的大量消耗，显著增加了家庭和社会的经济负担，同时也因医疗资源需求的急剧增长，给医疗卫生体系带来了巨大的压力。

2. 社会养老服务供需矛盾突出

伴随家庭养老功能的逐渐弱化，社会养老需求显著增加。然而，社区养老服务存在覆盖范围有限、服务内容单一化的问题；养老机构面临床位数量不足、设施简陋、服务人员专业性欠缺的困境；养老服务队伍的专业化程度有待提高，监管机制需进一步完善。根据《“十四五”国家老龄事业发展和养老服务体系规划》目标，到 2025 年，养老机构中护理型床位的占比应为 55% 以上，当前存在显著缺口，亟须政策与市场力量协同解决。

3. 社会负担持续加重

老年人口抚养比是衡量社会负担的重要指标。随着人口老龄化的加剧，劳动年龄人口所占比例呈现下降趋势。据统计，2010 年我国大约每 5 名劳动年龄人口需负担 1 名老年人口的抚养，至 2020 年这一比例已降至 3∶1。预计到 2030 年，该比例将进一步降至 2.5∶1。这一变化将对劳动力市场的供给关系产生显著影响，并对社会保障体系及公共财政支出构成更严峻的挑战。

4. 人口老龄化推动相关产业发展

老年人口的持续增长正在重塑市场结构与产业布局。《中国老龄发展报告（2024）》预测，到 2025 年，老年康复护理市场的规模有望突破 1.5 万亿元，这将有力带动康复护理器材、家政服务等相关新兴产业的发展。老年病专科医院和居家养老服务机构将成为新的经济增长点。同时，金融领域的养老储蓄和医疗保险产品也在积极发展，为经济增长注入新的活力。

（二）人口老龄化的对策

针对新时代人口老龄化的新形势，中共中央、国务院立足中华民族伟大复兴战略全局，坚持以人民为中心，为全面贯彻落实积极应对人口老龄化国家战略，让老年人安享幸福晚年，于 2021 年 11 月印发了《关于加强新时代老龄工作的意见》(简称《意见》),《意见》指出要实施应对人口老龄化国家战略，把积极老龄化、健康老龄化理念融入经济社会发展全过程，促进老年人养老服务、健康服务、社会保障、社会参与、权益保障等统筹发展，推动老龄事业高质量发展，走出一条具有中国特色的积极应对人口老龄化的道路。

1. 健全养老服务体系

以居家养老为基础，提升社区养老服务能力，重点发展居家社区养老服务。制订基本养老服务清单，针对健康、失能、经济困难等不同老年人群体，分类提供养老保障、生活照料、康复照护、社会救助等适宜服务。完善多层次社会保障体系，扩大养老保险覆盖面，逐步实现基本养老保险法定人员全覆盖。

2. 完善老年人健康支撑体系

（1）提高老年人健康服务和管理水平：在城乡社区加强老年健康知识宣传和教育，提升老年人健康素养，积极发挥基层医疗卫生机构为老年人提供优质服务的作用，加强国家老年医学中心建设；加强老年医院、康复医院、护理中心以及优抚医院建设，建立医疗、康复、护理双向转诊机制；加快建设老年友善医疗机构，方便老年人看病就医。

（2）加强失能老年人长期照护服务和保障：完善从专业机构到社区、家庭的长期照护服务模式。依托护理中心、社区卫生服务中心、乡镇卫生院等医疗卫生机构以及具备服务能力的养老服务机构，为失能老年人提供长期照护服务。按照国家部署，稳步推进长期护理保险制度试点，在总结试点经验基础上，积极探索适合我国国情的长期护理保险制度。

（3）深入推进医养结合：卫生健康部门与民政部门要加强协同配合，建立健全医养结合工作沟通协调机制。整合优化基层医疗卫生和养老资源，为有需求的老年人提供基本医疗、康复护理、生活照料等服务。

3. 构建老年友好型社会

（1）加强老年人权益保障：强化老年人权益保障普法宣传，完善老年人监护制度与适老型诉讼服务机制，为老年人参与诉讼活动提供便利化保障。

（2）打造老年宜居环境：贯彻无障碍环境建设法规及标准规范，提升老年人参与社会活动的安全性与便捷性；推动各地因地制宜制订居家适老化改造标准，鼓励家庭开展适老化改造。

（3）强化社会敬老：实施中华孝亲敬老文化传承和创新工程。持续推进“敬老月”系列活动与“敬老文明号”创建活动；健全老年优待政策，加强宣传引导，营造尊老敬老的社会风尚。

4. 促进老年人的社会参与

（1）扩大老年教育资源供给：将老年教育纳入终身教育体系，通过鼓励有条件的学校开展老年教育课程、支持社会力量举办老年大学等举措，拓宽老年教育资源供给渠道。

（2）提升老年文化体育服务质量：盘活闲置房屋、公园、商场等资源，支持街道社区积极为老年人提供文化体育活动场所，组织多样化活动，促进老年人娱乐、健身、学习、消费与社交融合发展。

（3）激发老年人社会价值：把老有所为与老有所养结合起来，完善就业扶持、志愿服务激励与社区治理参与政策，充分挖掘低龄老年人潜力。深入开展“银龄行动”，倡导积极老龄观，推进健康老龄化与积极老龄化协同发展。

知识拓展

《中华人民共和国民法典》

《中华人民共和国民法典》（以下简称《民法典》），自 2021 年 1 月 1 日起正式实施，对保障老年人合法权益有重要意义。《民法典》对精神赡养、民间借贷、以房养老、老年消费法律纠纷等问题进行了立法回应和规范，主要亮点包括首次将人格权独立成编，增设了居住权规定，为以房养老提供法律支撑，进一步明确了成年人监护制度。

【练习题】

A1 型题

1. 发展中国家将哪个年龄段的人群称为老年人（　　）。

A. ≥ 60 岁　　B. ≥ 65 岁

C. ≥ 70 岁　　D. ≥ 75 岁

答案：A

解析：发展中国家将年龄≥ 60 岁的人群称为老年人。

2. 我国正式步入老龄化社会的时间是（　　）。

A.1998 年　　B.1999 年

C.2000 年　　D.2001 年

答案：B

解析：1999 年底，依据国际老龄化标准，我国 60 岁及以上人口占比达 10%，正式步入老龄化社会。

3. 以下哪项是反映人口老龄化的主要指标（　　）。

A. 出生率　　B. 死亡率　　C. 老年人口系数

D. 青少年人口比例　　E. 劳动力人口比例

答案：C

解析：老年人口系数（老年人口比例）是反映人口老龄化的主要指标，计算公式为：老年人口系数（%）=（60 或 65 岁以上人口数 / 总人口数）×100%。

4. 全球老龄化速度加快的主要原因是（　　）。

A. 生育率上升、死亡率上升　　B. 生育率下降、平均寿命延长

C. 移民增加、医疗条件恶化　　D. 劳动人口比例上升

答案：B

解析：生育率下降、死亡率降低、平均寿命延长是人口老龄化的直接原因。

5. 我国应对人口老龄化的国家战略核心是（　　）。

A. 完全依赖家庭养老　　B. 推进积极老龄化、健康老龄化

C. 限制老年人口流动　　D. 减少养老服务投入

答案：B

解析：我国《关于加强新时代老龄工作的意见》提出将积极老龄化、健康老龄化融入发展全过程。

A2 型题

1. 王奶奶，68 岁，所在城市老年人口占比达 12%。针对该城市的老龄化情况，当地政府应首先（　　）。

A. 大力发展老年旅游产业　　B. 完善养老服务设施建设　　C. 鼓励老年人自主创业

D. 限制老年人口迁入　　E. 减少对养老产业的政策扶持

答案：B

解析：该城市已进入老龄化社会，完善养老服务设施建设，加大资金投入是应对老龄化的重要举措。

2. 某社区卫生服务中心统计辖区 60 岁以上人口占比 21%，其中失能老人占比 15%。据此，该中心应重点加强的服务是（　　）。

A. 儿童保健门诊　　B. 慢性病管理 + 长期照护　　C. 青年就业培训

D. 计划生育咨询　　E. 急性传染病防控

答案：B

解析：该社区进入中度老龄化，且高龄化、失能率高，需强化慢性病管理和长期照护，符合健康支撑体系建设要求。

3. 赵爷爷，66 岁，退休后一直想发挥余热，但缺乏合适平台。社区为促进老年人社会参与，应（　　）。

A. 组织老年人参加商业推销活动

B. 建立老年志愿者服务团队，提供服务机会

C. 要求老年人参加社区义务劳动

D. 鼓励老年人在家带孙子孙女

E. 举办高难度的老年技能竞赛

答案：B

解析：商业推销活动可能不适合，要求义务劳动不合理，鼓励在家带娃不能满足参与社会需求，高难度技能竞赛多数老人难以参与。

4. 李奶奶，75 岁，有高血压病史，容易漏服降压药。近期，因头晕无法继续弹琴和书法，情绪低落。以下哪项措施对提高其服药依从性最为关键（　　）。

A. 提供详细的服药时间表，并设置提醒

B. 增加降压药物剂量以快速控制血压

C. 建议李奶奶减少日常活动以保护健康

D. 提供高盐饮食以改善食欲

E. 鼓励李奶奶多喝水以促进药物吸收

答案：A

解析：提供详细的服药时间表并设置提醒，可以帮助李奶奶提高服药依从性。

5. 王奶奶，68 岁，农村户籍，因关节疼痛就诊。自述："村里卫生室没有止痛药，去县城医院太远。"反映农村养老的主要问题是（　　）。

A. 养老机构床位不足　　B. 医疗资源城乡分布不均　　C. 老年人文化活动少

D. 社会敬老氛围不足　　E. 长期护理保险全覆盖

答案：B

解析：农村老龄化程度高，但基层医疗资源薄弱。

任务二　健康老年人认知

扫码获取数字资源

案例导入

王奶奶，72 岁，患骨质疏松症 8 年，现独居，子女在外地工作。王奶奶虽然基本能生活自理，但近期腰背疼痛加剧，无法继续参加她喜欢的广场舞活动，进而引起情绪低落及社交退缩。社区照护员定期上门提供帮助，最近一次体检结果显示，王奶奶的骨密度 T 值已降至 –3.2（属于严重骨质疏松），且存在轻度症状（老年抑郁量表简版 GDS–15 评分为 8 分）。

任务描述

1. 准确评估老年人的健康状况。

2. 根据老年人的健康标准，为老年人绘制健康教育海报。

知识殿堂

随着我国人口老龄化趋势不断加深，养老服务需求持续增长，培养具备专业素养的老年照护人才显得尤为迫切。在老年照护实践中，科学评估并准确把握老年人的健康状态与照护需求，是提供高质量服务的基石，这不仅关系到老年人的生活品质与尊严，同时也对社会的稳定与可持续发展产生深远影响。国家颁布的《“健康中国 2030”规划纲要》等相关文件，为该行业的发展提供了明确指引，并对从业人员提出了更为严格的要求。

一、世界卫生组织健康老年人标准

WHO 对健康的定义不仅仅是没有疾病或虚弱，而是身体、心理和社会适应三个方面的完好状态，这一定义同样适用于老年人。

1. 生理层面

老年人的各器官功能应维持在相对稳定的生理状态。以心血管系统为例，血压维持在收缩压 90 ～ 140 mmHg、舒张压 60 ～ 90 mmHg，心血管疾病的发病率可降低 30%。在呼吸系统方面，60 ～ 70 岁健康男性的肺活量为 2 500 ～ 3 000 mL，而女性则为 1 700 ～ 2 100 mL。在代谢功能方面，血糖、血脂等生化指标保持在正常范围内，有助于预防老年常见慢性疾病。

2. 心理层面

心理健康涉及认知与情感两个维度。认知上，老年人应保持学习、记忆和思维能力，一项跨国研究显示，经常参与社交活动和学习新技能的老年人，其认知功能衰退可延缓 2 ～ 3 年。情感上，老年人应能积极应对焦虑、抑郁等负面情绪，北欧社区养老项目通过组织兴趣小组活动，有效降低了老年人抑郁的发生率。

3. 社会适应层面

老年人应积极融入社会。例如，日本许多退休老人参与社区志愿服务。同时，老年人需要建立良好的人际关系，并拥有一个稳定的社会支持系统。研究指出，社交活动丰富的老年人生活满意度比社交孤立的老年人高出 40%。

二、中国健康老年人标准

2022 年，国家卫生健康委发布《中国健康老年人标准》，明确了健康老年人的 9 项核心要求。

1. 生活自理或基本自理

将老年人的生活自理能力或基本自理能力置于优先地位，强调老年人独立自主生活能力的重要性。老年人的自理能力是身体健康状况的直接反映，也是多种能力的综合体现。保护和提升自理能力需要多方面的协同努力，包括持续的智力活动、减少不必要的焦虑、均衡的营养摄入、规律锻炼及适应能力培养等。

2. 重要脏器的增龄性改变未导致明显的功能异常

鉴于老年生理变化，关键脏器功能未出现显著异常（超出正常衰老范畴）即属健康状态，此观点再次强调了功能状态的重要性。

3. 影响健康的危险因素控制在与其年龄相适应的范围内

在关注老年人疾病的同时，更应重视控制相关高危因素，例如脑卒中、冠心病等心脑血管疾病，并将其纳入老年人健康管理。

4. 营养状况良好

充足营养是维护机体功能、改善预后的基础，也是我国老年人预期寿命延长的重要因素。营养不良风险常源于代谢能力下降、咀嚼与消化功能减弱等。规律性的饮食、科学的烹饪方法、合理的营养搭配以及持续的身体活动，均对改善老年人的营养状况具有积极影响。对于存在营养不良或潜在营养不良风险的老年人群，应在医师指导下科学补充营养素。

5. 认知功能良好

认知功能对维持生活自主性和晚年生活质量至关重要。衰老相关的感知觉减退、记忆力下降等，若未显著影响日常生活自理能力及增加家庭与社会负担，即属基本正常范围。由疾病（如心脑血管疾病）引起的认知障碍则需药物、康复及照护干预。

6. 乐观积极，自我满意

老年期常伴随挑战和健康问题。老年人需认识到这是自然生命过程的一部分，以乐观心态接纳变化，积极应对生活。乐观情绪对整体健康和晚年幸福感至关重要。除了老年人自身的心理调节之外，家庭成员及社会应提供引导与支持，帮助老年人建立积极老龄观。

7. 具有一定的健康素养，保持良好生活方式

提升健康素养对老年人维持健康生活方式至关重要。老年人群慢性疾病的发病是一个长期累积的过程，因此，慢性疾病防控亦需持续不懈地努力。在家庭层面，应积极学习并掌握维护老年人健康的相关知识与技能，引导老年人摒弃不良生活习惯；在社会层面，可通过举办健康教育讲座、签订家庭医师服务协议，安排定期进行体检与健康管理；在政府层面，关键在于构建一个完善、综合、连续且城乡全覆盖的老年健康服务体系。

8. 积极参与家庭和社会活动

在老年人群体中，其生活方式往往导致社会隔离现象的出现，该现象可细分为由心理因素驱动的主动隔离和由身体因素驱动的被动隔离。研究显示，社会隔离或缺乏社会参与的老年人群体，心脏病、脑卒中以及阿尔茨海默病的发病风险显著上升。积极投身于家庭和社会活动的老年人，通常会体验到一种自豪感以及“我仍能胜任”的幸福感，这对延长寿命具有积极影响。鉴于老年人是自身健康的第一负责人，应树立积极老龄观，主动融入社会。

9. 社会适应能力良好

良好的社会适应能力是健康的核心维度之一。老年人应培养主动学习的态度和习惯，即通常所说的终身学习理念，并通过加强与亲友的联系，获取情感支持或工具性资源，积极适应社会变化。

【练习题】

A1 型题

1. 中国健康老年人的标准包括几项核心要求（　　）。

A.6　　B.7　　C.8

D.9　　E.10

答案：D

解析：2022 年，国家卫生健康委发布《中国健康老年人标准》，明确了 9 项要求。

2. 中国健康老年人的首要标准是（　　）。

A. 定期参加体检　　B. 生活自理或基本自理

C. 拥有高学历　　D. 无慢性疾病　　E. 经济独立

答案：B

解析：《中国健康老年人标准》明确将“生活自理或基本自理”置于首位。

3. 健康老年人社会适应的标志是（　　）。

A. 完全脱离社会活动　　B. 仅参与家庭活动

C. 积极融入社会并建立支持系统　　D. 拒绝学习新技能

E. 避免社交以防受骗

答案：C

解析：A、D、E 三项为负面行为，B 局限于小范围，不符合“社会适应”。

4. 健康老年人的“健康素养”主要体现在（　　）。

A. 依赖家庭医师解决所有健康问题

B. 掌握维护健康的知识技能，保持良好生活方式

C. 拒绝学习任何健康相关知识

D. 仅关注疾病治疗而非预防

E. 完全依靠保健品维持健康

答案：B

解析：A 选项依赖他人、C、D、E 三项均不符合“自我健康管理”的核心。

A2 型题

1. 陈爷爷，68 岁，糖尿病控制良好，每周志愿者服务 2 次，自学智能手机使用。体现在（　　）。

A. 健康素养不足　　B. 社会适应能力良好　　C. 生理功能异常

D. 心理抑郁　　E. 家庭支持缺失

答案：B

解析：控制慢性病、志愿者服务、学习新技能符合中国标准第 7、8、9 条。A 选项健康素养不足、C 选项功能异常、D、E 两项与题干矛盾。

2. 张爷爷，68 岁，近期体检发现血肌酐值为 110 μmol/L，其他肾功能指标正常。对于张爷爷的情况，以下处理措施最合适的是（　　）。

A. 立即住院治疗　　B. 增加蛋白质摄入量

C. 进一步检查，结合其他症状综合判断　　D. 服用降肌酐药物

E. 无须处理，定期复查

答案：C

解析：血肌酐男性正常范围 53~106 μmol/L，张爷爷血肌酐略高于正常，应进一步检查。

3. 孙奶奶，75 岁，近期常感觉自己听力下降，看电视时需要把音量调得很大。社区工作人员的合理建议是（　　）。

A. 告诉孙奶奶子女这是正常衰老现象，不用管

B. 立即为孙奶奶购买昂贵的助听器

C. 建议孙奶奶子女带她去医院进行专业听力检查

D. 让孙奶奶多听高分贝音乐，锻炼听力

E. 给孙奶奶服用大量营养神经的药物

答案：C

解析：老年人听力下降应先去医院进行专业听力检查，如使用听力计测试，再根据结果决定干预措施，不能忽视、盲目购买助听器、听高分贝音乐或乱服药。

4. 张爷爷，75 岁，记忆力减退但能独立生活，无抑郁，常与老友下棋。其认知状态属于（　　）。

A. 阿尔茨海默病早期　　B. 健康老年人认知正常范围

C. 需药物治疗的认知障碍　　D. 心理不健康　　E. 社会适应不良

答案：B

解析：衰老引起的记忆力下降若未影响生活自理，视为认知基本正常，未给家庭社会造成负担。

5. 吴奶奶，66 岁，丧偶后与子女一起生活。近期子女发现吴奶奶对很多事情都提不起兴趣，经常一个人发呆，还出现了睡眠障碍。以下做法正确的是（　　）。

A. 给吴奶奶买很多新衣服，希望她能开心起来

B. 让吴奶奶独自待在房间，避免打扰她

C. 与吴奶奶耐心沟通，了解她的想法，必要时进行抑郁量表评估

D. 带吴奶奶去参加各种高强度的社交聚会，让她多接触人

E. 认为吴奶奶只是心情不好，过段时间就会自愈

答案：C

解析：家人应沟通了解想法，借助量表评估，必要时寻求专业帮助。买衣服、让其独处、参加高强度社交或忽视都不妥。

项目二 老年常见疾病特点与照护

学习目标

素质目标

1. 树立用心、耐心、细心的服务意识，尊重并认同照护工作。
2. 增强团队协作能力，提升综合照护应对能力。
3. 树立终身学习理念，提升自身专业水平与创新能力。

知识目标

1. 掌握老年人常见疾病的特点与照护要点。
2. 熟悉老年人各系统的生理结构与功能的老化特点。

能力目标

1. 准确识别常见疾病的早期症状与体征，制订个性化的照护计划。
2. 对老年人及其家属进行疾病相关的健康教育。

知识导读

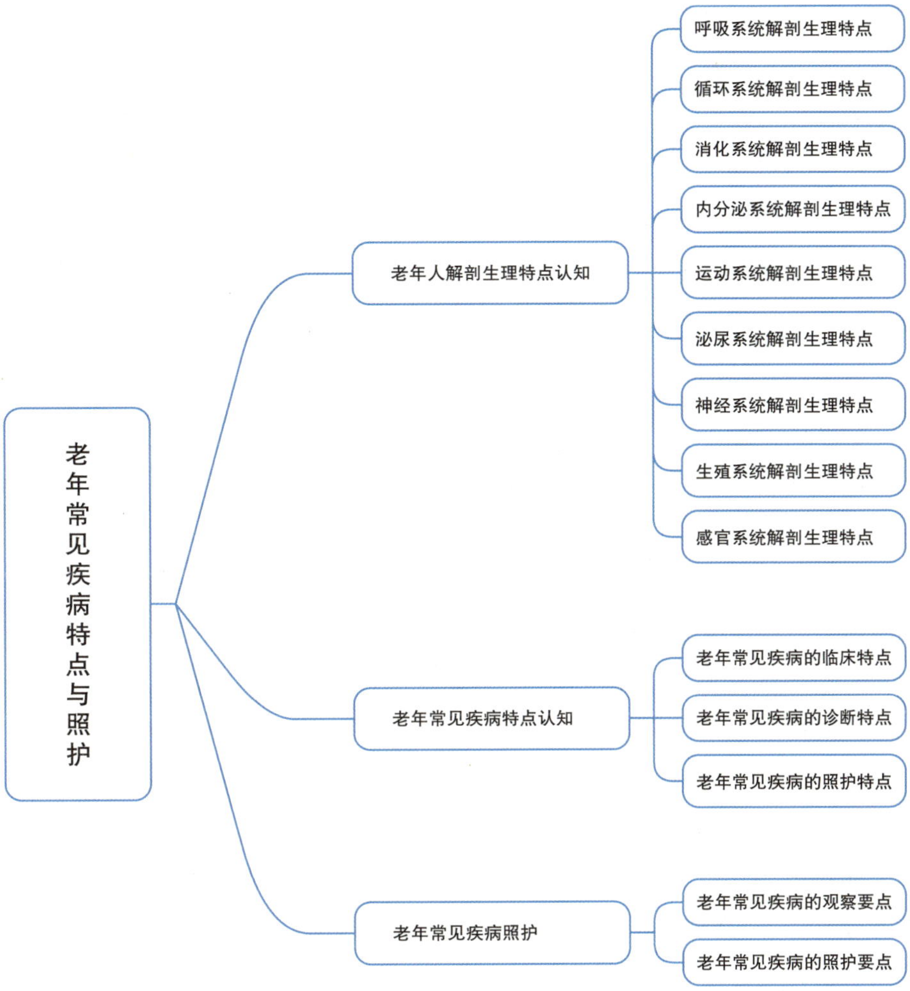

赛证对接

本项目内容往往对接老年照护职业技能等级证书考核与老年护理相关竞赛要求。考核常围绕老年人的解剖生理特点、老年常见疾病的特点展开，考查学生对疾病特点的认知及照护要点的掌握情况。

任务一　老年人解剖生理特点认知

扫码获取
数字资源

案例导入

李爷爷，72 岁，热爱户外运动。但最近几个月，李爷爷明显感觉体力大不如前，走一小段路就气喘吁吁，上楼梯更是觉得胸口憋闷。由于身体状况变差，李爷爷逐渐减少了户外活动，心情也变得低落。经过检查发现，李爷爷的胸椎明显后凸，肋骨钙化严重，胸廓呈桶状胸，膈肌和肋间肌有不同程度的萎缩。

任务描述

1. 为老年人制订呼吸康复锻炼计划，改善呼吸功能。

2. 密切关注老年人的情绪，帮助其树立积极的心态。

知识殿堂

一、呼吸系统解剖生理特点

呼吸系统由呼吸道和肺组成，包括鼻、咽、喉、气管和支气管等，该系统的主要功能是进行气体交换，即吸入氧、排出二氧化碳（图 2–1–1）。老年人呼吸系统解剖生理功能常出现以下退行性变化。

（一）鼻咽喉

老年人鼻腔黏膜变薄、腺体萎缩，鼻道变宽，鼻黏膜加温、加湿与过滤功能变弱，易发鼻窦炎和呼吸道感染。咽腔黏膜萎缩、淋巴组织减少，特别是腭扁桃体明显萎缩，更易引发呼吸道感染。喉部肌肉松弛、声带弹性下降，老年人声音的洪亮度下降。咽喉部黏膜、肌肉退行性改变或神经通路障碍，防御反射迟钝，容易出现吞咽功能障碍，发生呛咳、误吸的风险增加。

（二）气管和支气管

老年人气管软骨钙化，弹性降低。气管支气管黏膜上皮细胞萎缩、部分纤毛倒伏，有效咳嗽反射功能减退，容易出现黏液潴留，气流阻力增加，引发呼吸道感染和呼吸性呼吸困难。

（三）肺

老年人肺泡萎缩、数量减少、壁变薄且弹性纤维断裂，致使肺泡不能有效扩张，肺通气不足；肺部毛细血管表面积减少，肺泡灌注流量减少，肺活量下降，肺泡和血液的气体交换能力减弱，肺换气不足，最终造成呼吸效率下降。

（四）胸廓及呼吸肌

老年人由于胸椎后凸导致胸腔前后径增大，呈桶状胸；肋骨钙化，致使活动受限，胸廓顺应性变小，引起呼吸费力；肋间肌和膈肌弹性下降，进一步影响胸廓运动，最终导致肺通气和肺容积下降。因此，老年人容易出现胸闷、气促、咳嗽咳痰动作减弱以及呼吸道阻塞。

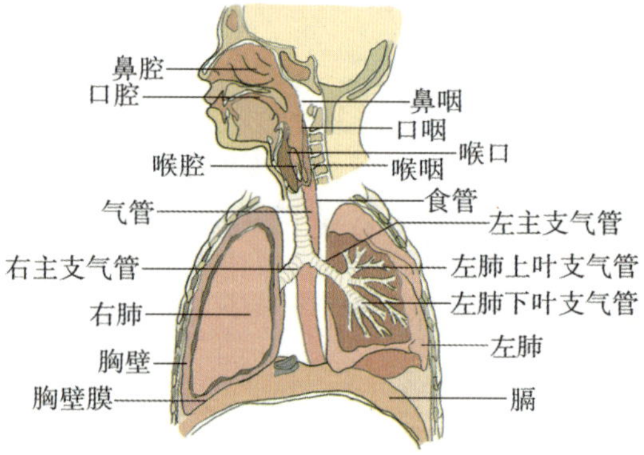

图 2–1–1　呼吸系统

二、循环系统解剖生理特点

循环系统指心脏和血管（动脉、毛细血管和静脉）组成的完全封闭的血液循环管道，它以心脏为动力中心，通过血管将血液运抵全身各器官和组织（图 2–1–2）。老年人循环系统解剖生理功能常出现以下退行性变化。

（一）心脏

老年人心脏体积和重量逐渐增加，心肌萎缩、心肌间结缔组织增生、心包下脂肪沉积，导致心脏的顺应性下降。老年人的心脏瓣膜硬化、纤维化、钙化，影响其正常启闭功能。传导系统发生退行性改变，窦房结起搏细胞及传导通路（如房室结、浦肯野纤维）细胞数量减少。心肌收缩力下降，心排血量减少，影响各脏器的血液灌注。因此，老年人静息心率常减慢，活动后心率增加幅度较小且恢复缓慢。

（二）血管

老年人的动脉管壁弹性纤维减少、胶原纤维增多；动脉中层钙盐沉积，血管内膜易发生动脉粥样硬化，导致动脉管腔狭窄。动脉外周阻力增大，导致血压升高；全身血流速度减缓，脏器缺血；压力感受器敏感性下降，易出现直立性低血压。

老年人的静脉壁弹性减弱，血流减慢，回心血量减少。

老年人的毛细血管总数减少，弹性降低，脆性和通透性增加，代谢率下降，致使机体出现微循环障碍。

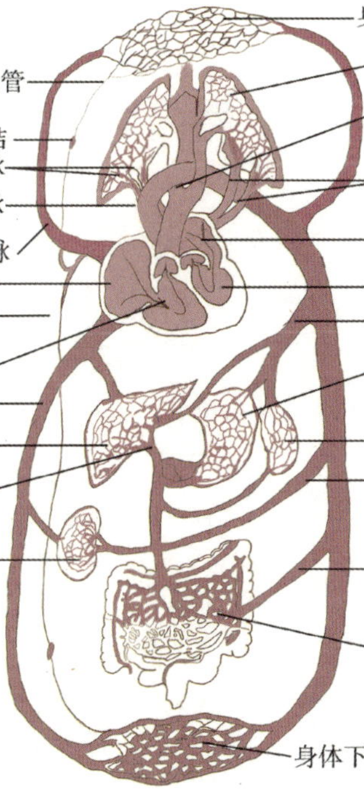

图 2-1-2　循环系统

三、消化系统解剖生理特点

消化系统指将摄取的食物进行物理性和化学性消化，吸收营养物质，并将食物残渣排出体外的系统。该系统由消化管和消化腺组成，消化管分为口腔、咽、食管、胃、小肠和大肠，消化腺包括口腔腺、肝、胰和消化管壁内的许多小腺体（图 2-1-3）。老年人消化系统解剖生理功能常出现以下退行性变化。

（一）消化管

1. 口腔

老年人的舌乳头萎缩，味觉感受器减少，味觉减退；口腔黏膜变薄，唾液腺萎缩，唾液分泌量减少，易导致口腔黏膜干燥；牙齿磨损、缺失，影响食物咀嚼。

2. 食管

老年人的食管黏膜上皮和平滑肌萎缩，蠕动及输送食物的功能减退，导致排空延迟。食管下段括约肌松弛，易发生胃 - 食管反流。食管平滑肌萎缩使食管裂孔增宽，易发生食管裂孔疝，导致胃灼热、吞咽困难等。

3. 胃

老年人的胃黏膜变薄，腺体和肌层萎缩，胃酸和胃蛋白酶分泌减少，胃肠蠕动减慢，胃排空延迟，易导致消化不良。

4. 肠

老年人的小肠黏膜上皮细胞减少、肠绒毛及结肠黏膜萎缩，肠壁弹性降低。小肠蠕动减慢，导致营养吸收能力降低；结肠蠕动减缓，易发生便秘，肛门括约肌张力下降，易导致大便失禁。

（二）消化腺

1. 肝脏

老年人肝细胞数量减少及功能减退，导致肝脏体积缩小、重量减轻，代谢、解毒功能下降，血流量减少，药物代谢时间延长。

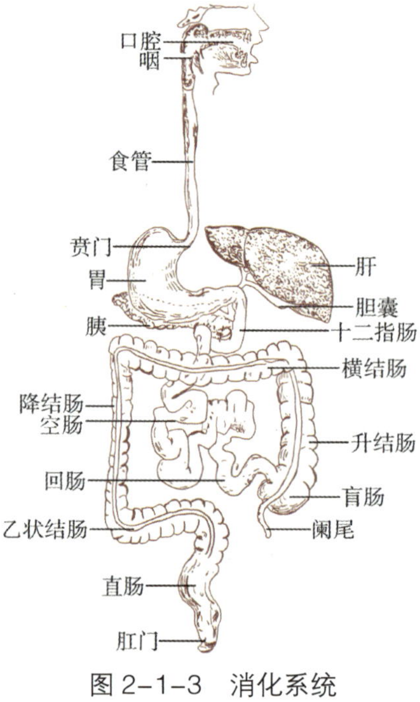

图 2–1–3　消化系统

2. 胆囊

老年人的胆道系统黏膜萎缩，肌层肥厚，弹力下降。胆汁分泌减少、胆汁中的胆固醇浓度增高，导致胆汁变浓稠，易形成胆石。同时，胆总管变窄，胆汁排泄受阻，显著增加肠道系统疾病风险。

3. 胰腺

老年人的胰腺重量减轻，实质萎缩，内分泌功能减退，胰岛素分泌不足，胰液分泌量及消化酶活性降低，影响脂肪消化吸收，易发生脂肪泻。

四、内分泌系统解剖生理特点

内分泌系统指由内分泌腺和分散于某些器官组织中的内分泌细胞组成的激素分泌系统，对机体的基本生命活动如新陈代谢、生长发育等发挥调节作用（图 2–1–4）。老年人内分泌系统解剖生理功能常出现以下退行性变化。

（一）松果体

老年人的松果体钙化，体积缩小，褪黑素分泌量显著减少，进而影响睡眠节律、抗氧化防御功能及免疫系统调节功能。

（二）垂体

老年人垂体重量减轻、体积缩小，垂体细胞减少并发生纤维化、囊性病变，致使促性腺激素、促甲状腺激素、生长激素等分泌减少，内分泌调节能力显著减退。

（三）甲状腺

老年人的甲状腺组织逐渐萎缩，甲状腺激素合成与分泌减少，基础代谢率降低，易出现怕冷、乏力等症状，影响各器官系统的生理功能。

（四）肾上腺

老年人的肾上腺皮质变薄，皮质与髓质的细胞数目减少，皮质醇、醛固酮等分泌不足，导致老年人机体应激适应力、水盐代谢调节能力下降。

（五）胰岛

老年人的胰岛细胞数量减少，胰岛 β 细胞功能受损，胰岛素分泌减少，血糖调节能力减弱，导致老年人 2 型糖尿病患病风险增加。

（六）性腺

老年男性睾丸萎缩，睾酮分泌减少；老年女性卵巢萎缩，雌激素与孕激素分泌大幅下降，导致生殖系统功能衰退，并引起骨代谢和心血管系统的激素依赖性调节功能障碍。

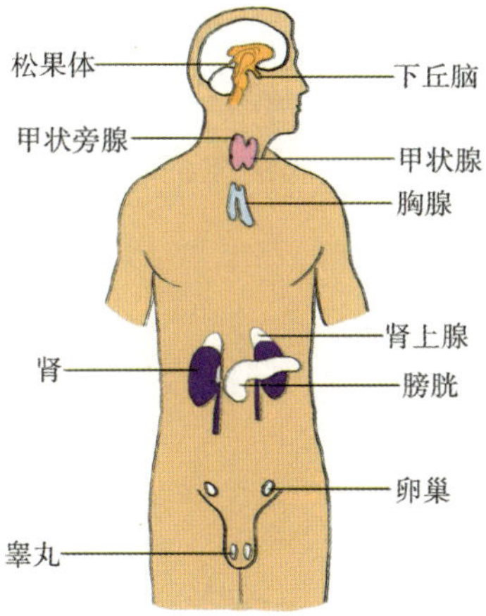

图 2–1–4　内分泌系统

五、运动系统解剖生理特点

运动系统由骨、骨连结和骨骼肌组成。骨以不同形式（关节等）连结在一起构成骨骼（图 2–1–5），主要起到支撑体重、保护内脏和维持人体基本形态的作用。老年人运动系统解剖生理功能常出现以下退行性变化。

（一）骨骼

老年人的骨骼因成骨细胞活性降低，破骨细胞活性增强，导致骨量流失加速，骨皮质变薄，骨小梁稀疏，支撑与抗压能力下降，易骨折。

（二）骨骼肌

老年人的骨骼肌发生退变，肌纤维数量减少、萎缩，肌肉体积缩小，脂肪与结缔组织增多，肌肉力量、耐力、收缩速度下降。这些变化导致老年人日常活动受限，跌倒风险增加。

（三）关节

老年人的关节发生退行性改变，关节软骨磨损变薄，滑膜增生，关节液发生变化，韧带、肌腱弹性降低，关节活动范围缩小，出现疼痛、僵硬症状，易患骨关节炎。同时，关节囊纤维结缔组织增生，韧带韧性和弹性降低，关节稳定性变差。滑膜萎缩、变薄，血液循环发生障碍，代谢水平降低，进而影响关节功能。

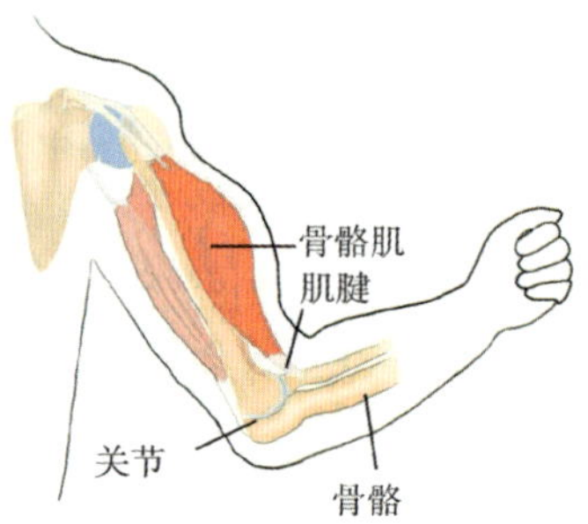

图 2-1-5　骨关节和骨骼肌

（四）椎间盘

老年人的椎间盘发生退变，纤维环变性，髓核含水量减少、弹性下降，脊柱稳定性变差，易压迫神经。

六、泌尿系统解剖生理特点

泌尿系统是重要的排泄系统，主要由肾、输尿管、膀胱、尿道组成（图 2-1-6）。老年人泌尿系统解剖生理功能常出现以下退行性变化。

（一）肾脏

老年人的肾脏发生退行性改变，体积缩小、重量减轻，肾皮质变薄，肾单位减少，肾小球硬化，肾小管萎缩，肾动脉粥样硬化，肾血流量减少。肾小球滤过功能下降，肾小管维持水、电解质、酸碱平衡及内分泌功能减退，易出现低钠血症、水钠潴留、代谢性酸中毒、肾性贫血等。

（二）输尿管

老年人的输尿管肌层变薄，张力减退，尿液流速减慢，易反流。

（三）膀胱

老年人的膀胱发生退变，逼尿肌萎缩、变薄，膀胱容量减小，括约肌收缩无力，尿失禁、尿频及尿路感染风险升高。

（四）尿道

老年人的尿道壁肌层及括约肌发生萎缩、纤维化，导致尿流速度减慢、排尿无力，易产生残余尿并增加尿失禁风险。

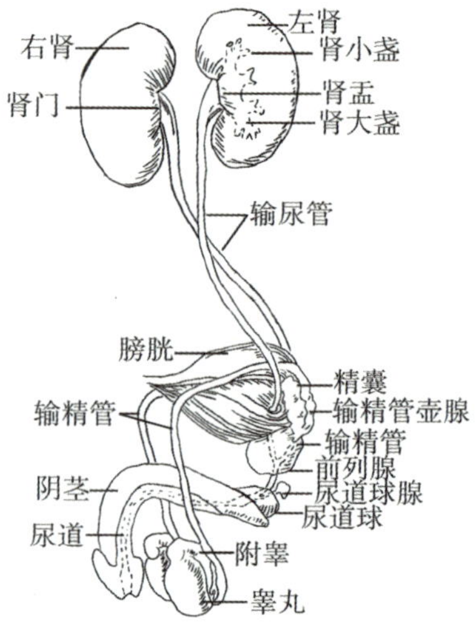

图 2-1-6　泌尿系统

七、神经系统解剖生理特点

中枢神经系统位于颅腔和椎管内，包括脑和脊髓，是调节和控制人体各种机能活动的最高中枢（图 2-1-7）。老年人神经系统解剖生理功能常出现以下退行性变化。

（一）脑组织

老年人的脑组织发生退行性改变，脑体积缩小、重量减轻，神经元数量减少（脑萎缩），神经递质合成与释放减少。这些变化导致大脑代谢率降低及认知功能减退。

（二）脑血管

老年人常伴有动脉粥样硬化，致使脑血管狭窄、弹性降低，微循环障碍，脑血流量减少，最终导致脑供血不足并影响脑代谢。此外，老年人的血－脑屏障功能减弱，使神经系统感染性疾病的发生风险增加。

（三）其他

老年人的神经反射易受抑制，下丘脑－垂体系统功能发生改变，导致机体对内环境调控能力下降。

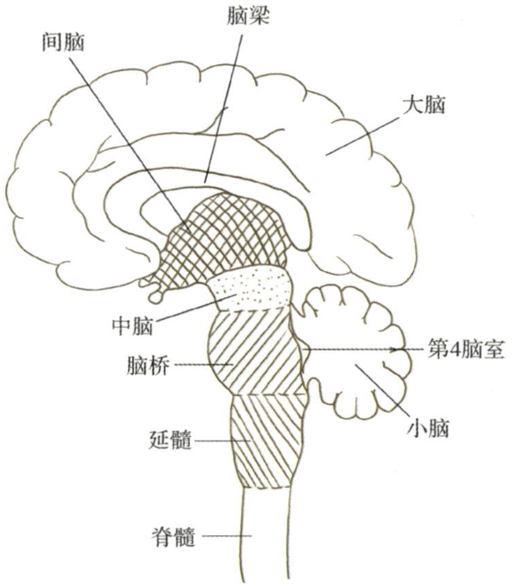

图 2-1-7　中枢神经系统

八、生殖系统解剖生理特点

（一）老年女性

1. 卵巢

老年女性的卵巢发生萎缩，体积缩小、重量减轻，卵泡数量锐减，卵巢分泌雌激素、孕激素能力显著下降，进而影响生殖器官功能，并对钙代谢、心血管系统功能产生不利影响。

2. 子宫

老年女性的子宫体积缩小，内膜萎缩，子宫韧带松弛，易发生子宫脱垂。

3. 阴道

老年女性的阴道萎缩、变薄，渗出液减少。同时，阴道 pH 值由酸性变为中性或碱性，导致局部微环境改变、自净能力及抵抗力下降。因此，老年女性罹患阴道炎的风险显著增加。

（二）老年男性

老年男性阴茎、睾丸变小。50 岁以后易患前列腺增生，导致排尿阻力增大，容易出现排尿困难。

九、感官系统解剖生理特点

（一）视觉

老年人的角膜、结膜、虹膜、晶状体、玻璃体、视网膜、泪器等结构均发生退行性改变，如角膜变薄、晶状体弹性降低、视网膜病变等，导致老年人视力下降、色觉异常、深度视觉能力下降等。

（二）听觉

老年人的耳郭、中耳、鼓膜等结构改变，听觉高级中枢功能减退，使得老年人听力下降，易发生耳鸣、噪声环境中听力障碍等。

（三）味觉与嗅觉

老年人的味蕾细胞、嗅神经数量减少，敏感性降低，导致老年人味觉、嗅觉迟钝。

（四）触觉

老年人的触觉小体数量减少，敏感性降低，对疼痛等反应迟钝。

【练习题】

A1 型题

1. 老年人易发生呼吸道感染的主要原因是（　　）。

A. 鼻黏膜加温功能增强　B. 腭扁桃体明显萎缩　C. 声带弹性增加
D. 腺体分泌增多　E. 鼻道变窄

答案：B

解析：老年人咽腔淋巴组织减少，特别是腭扁桃体萎缩，导致防御功能下降。

2. 老年人肝脏代谢功能下降的主要表现是（　　）。

A. 胆汁分泌增加　B. 药物代谢时间延长　C. 胆固醇浓度降低
D. 肝细胞数量增多　E. 血流量增加

答案：B

解析：老年人肝细胞减少、变性，肝脏代谢和解毒功能下降，药物代谢时间延长。

3. 老年人易发生骨关节炎的关键关节变化是（　　）。

A. 关节软骨增厚　B. 滑膜血液循环增强　C. 关节韧带弹性增加
D. 关节软骨磨损变薄　E. 关节液分泌增多

答案：D

解析：老年人关节软骨磨损变薄，滑膜增生，关节液异常。

4. 老年人膀胱功能退化的典型表现是（　　）。

A. 尿量显著增加　B. 膀胱容量增大　C. 尿失禁和尿频
D. 尿道括约肌增强　E. 尿液流速加快

答案：C

解析：膀胱肌肉萎缩、括约肌收缩无力，导致容量减小和尿失禁。

5. 老年女性易患阴道炎的主要原因是（　　）。

A. 阴道 pH 变为强酸性　　B. 阴道渗出液增多　　C. 阴道黏膜增厚

D. 阴道 pH 变为中性或碱性　　E. 卵巢分泌雌激素增加

答案：D

解析：老年女性阴道 pH 由酸性变为中性或碱性，局部抵抗力下降。

A2 型题

1. 王奶奶，75 岁，长期服用降压药，近期出现头晕，从坐位站起时晕厥。最可能的原因是（　　）。

A. 心肌收缩力增强　　B. 压力感受器敏感性下降　　C. 动脉管腔扩张

D. 心排血量增加　　E. 血容量过多

答案：B

解析：动脉压力感受器敏感性下降导致直立性低血压。

2. 张爷爷，80 岁，因右上腹疼痛就诊，超声显示胆结石。其形成的主要生理基础是（　　）。

A. 胆汁分泌增加　　B. 胆囊黏膜增生　　C. 胆汁中胆固醇浓度增高

D. 胆总管扩张　　E. 肝脏代谢加快

答案：C

解析：老年人胆汁变浓稠，胆固醇浓度增高易形成胆石。

3. 李奶奶，70 岁，常感畏寒、乏力，实验室检查显示基础代谢率降低。最相关的内分泌改变是（　　）。

A. 肾上腺皮质醇增多　　B. 甲状腺激素分泌减少　　C. 胰岛素分泌增加

D. 生长激素升高　　E. 雌激素水平上升

答案：B

解析：甲状腺萎缩导致甲状腺激素分泌减少，基础代谢率下降。

4. 赵爷爷，78 岁，近期多次跌倒，检查发现肌肉萎缩。其直接解剖学原因是（　　）。

A. 肌纤维数量增加　　B. 骨骼肌脂肪组织减少　　C. 肌纤维萎缩、数量减少

D. 关节稳定性增强　　E. 韧带弹性增加

答案：C

解析：骨骼肌肌纤维减少、萎缩，导致肌肉力量下降。

5. 陈奶奶，76 岁，夜尿频繁，检查提示残余尿量增多。最可能的结构异常是（　　）。

A. 肾脏滤过功能增强　　B. 输尿管张力增高　　C. 膀胱括约肌收缩无力

D. 尿道括约肌紧张　　E. 肾血流量增加

答案：C

解析：膀胱括约肌收缩无力易导致残余尿和尿频。

任务二　老年常见疾病特点认知

扫码获取
数字资源

案例导入

赵奶奶，72 岁，患有高血压、冠心病及关节炎等多种慢性疾病，需长期服用多种药物进行治疗。近期，赵奶奶时常无明显诱因地感到头晕，且上下楼梯时关节疼痛加剧，严重影响了其行动能力。由于对自身所患疾病的症状及药物服用知识掌握不足，赵奶奶常混淆药物的服用时间和剂量。此外，赵奶奶还有食欲减退、夜间睡眠质量下降、焦虑不安等表现。在社区组织的健康体检中，发现赵奶奶血压波动较大，心律不齐。简易精神状态检查（MMSE）评分为 23 分，提示存在轻度认知功能障碍。

任务描述

1. 协助老年人监测生命体征，并识别异常情况。
2. 协助老年人提高服药依从性。
3. 运用有效的方法帮助老年人缓解焦虑情绪。

知识殿堂

一、老年常见疾病的临床特点

（一）起病隐匿，发展缓慢

随着年龄增长，老年人的生理机能逐渐衰退，对疾病的反应性降低。因此，许多疾病在早期常缺乏典型临床症状，导致早期诊断困难。以糖尿病为例，部分老年人在疾病初期可能仅表现出乏力和精神状态不佳等非特异性症状，而缺乏糖尿病典型的“三多一少”（即多饮、多食、多尿和体重减轻）症状。这使得疾病在未被察觉的情况下逐渐进展，从初始病理变化到出现明确临床表现，往往需经历较长过程。

（二）症状与体征不典型

鉴于老年人普遍存在感觉迟钝、神经系统功能退化等生理特点，其疾病的症状和体征往往呈现非典型性。例如，在老年肺炎中，常见的发热、咳嗽、咳痰等症状可能并不明显，部分老年人仅表现出食欲减退、精神萎靡等非特异性表现；在急性心肌梗死的病例中，胸痛这一典型症状可能并不明显，反而以呼吸困难、心律失常等为首发症状，这增加了误诊或漏诊的风险。

（三）多病共存

因全身各系统存在不同程度的老化，防御功能和代偿功能下降，老年人易同时罹患多种疾病，约有 70% 的老年人同时患有两种或两种以上的疾病。由于多个系统之间相互影响，疾病各种症状的出现及损伤的累积效应也随着年龄的增长而逐渐增加，老年人的病情表现复杂。

（四）病程长，恢复慢，并发症多

老年人身体机能衰退，组织修复能力差，使得疾病的病程延长。如骨折后，老年人愈合时间明显长于年轻人，且长期卧床易引发肺部感染、深静脉血栓、压疮等多种并发症。同时，因老年人机体抵抗力减弱，感染疾病后，康复至病前状态所需时间也显著延长。

（五）病情变化迅速，预后不良

老年人重要脏器储备功能低下，一旦患病，病情易迅速进展或恶化。如患高血压的老年人，在情绪激动等诱因下，血压可迅速升高，引发脑出血等严重并发症。此外，由于多种基础疾病并存，使得治疗难度增加，整体预后相对较差，病死率和致残率较高。

（六）易伴发各种心理反应

疾病折磨、生活自理能力下降、经济负担等因素，易使老年人出现焦虑、抑郁、孤独等心理。长期患病可能导致老年人对治疗失去信心，产生悲观情绪，影响治疗依从性和康复效果。例如，癌症老年人常伴有明显的焦虑、抑郁情绪，严重影响生活质量并阻碍治疗进程。

二、老年常见疾病的诊断特点

（一）病史采集难度大

1. 记忆衰退

老年人常存在记忆力减退，对疾病起病时间、症状演变等关键病史信息回忆模糊，难以提供完整、准确的病史，这显著增加了诊断难度。

2. 多病共存干扰

老年人常常多病共存，且症状不明显，可能同时陈述多个系统症状，致使主要疾病症状被掩盖或混淆，从而影响病因判断。

（二）辅助检查结果判读复杂

1. 增龄性生理改变影响参考值

老年人身体各系统存在增龄性生理改变，辅助检查的正常参考值范围与年轻人不同，因此不能单纯依靠常规参考值判断。

2. 多种疾病共存影响检查指标

多病并存时，一项检查指标异常可能由多种病因引发，需进行综合分析。

（三）综合评估要求高

1. 全面评估身体功能

除疾病诊断外，需评估老年人日常生活活动能力、认知功能与精神心理状态，为制订个体化的治疗与康复方案提供依据。

2. 考虑社会环境因素

社会支持与经济状况等影响老年疾病诊断与治疗，如经济条件差会影响老年人检查及用药，独居老人难以及时发现疾病的早期症状。

三、老年常见疾病的照护特点

老年常见疾病在临床表现、疾病诊断、治疗及预后方面的特点与普通成人不同，因此照护策略也存在差异。照护员在进行评估时要及时、全面、有耐心并充分考虑个体差异，为老年人提供全面而有针对性的服务。

（一）全面细致地评估

1. 多维度健康评估

需全面考量老年人身体状况，不仅聚焦疾病症状，如高血压老年人的血压波动，更要评估各系统功能。通过肺功能测试、肝肾功能评估等手段，深入了解老年人衰退的身体机能，为制订精准照护计划提供依据。

2. 生活能力与环境评估

对老年人日常生活自理能力进行评估，涵盖饮食、穿衣、洗漱、如厕等方面。同时，排查居住环境中的安全隐患，如地面湿滑、家具摆放不当等，尤其要重视对帕金森病等行动不便老年人的环境评估，以降低跌倒等意外风险。

3. 心理与社会支持评估

运用老年抑郁量表等工具，评估老年人心理状态，关注其因疾病产生的焦虑、抑郁情绪。此外，需了解老年人的家庭支持及社区关怀情况，良好的社会支持能提升慢性病老年人的治疗依从性与康复效果。

（二）注重个体差异性

老年人多病共存，用药复杂。照护员必须谨遵医嘱，密切观察药物疗效与不良反应。不同老人对药物的耐受性不同，如对胰岛素敏感的糖尿病老年人，需更频繁地监测血糖，及时调整剂量，以预防低血糖的发生。

（三）重视心理照护

1. 关注情绪变化

因身体不适与生活改变，老年人情绪易波动。照护员要敏锐察觉，在老年人沉默寡言、情绪低落时，及时沟通，了解老年人的需求，给予心理支持。

2. 增强心理应对能力

通过健康教育，帮助老年人正确认识疾病，如举办健康讲座，向高血压老年人讲解疾病知识、治疗方法与自我管理要点，增强其战胜疾病的信心。鼓励老年人参与社交活动，改善心理状态。

（四）持续深入的健康教育

1. 疾病知识指导

以通俗易懂的方式向老年人及家属讲解疾病的病因、症状、治疗与照护要点。例如，制作图文宣传手册，向老年冠心病患者介绍心绞痛的发作症状及应对方法，提升患者的自我照护能力。

2. 生活方式指导

根据老年人疾病特点，制订个性化健康生活方式。例如，对老年糖尿病患者，强调饮食控制与适量运动，如制订饮食计划，指导并协助老年人进行餐后散步等合理运动，辅助控制血糖。

3. 定期随访与指导

建立老年人健康档案，定期随访。通过电话随访或门诊复诊，了解疾病康复情况，如对老年人高血压患者监测血压变化。根据随访结果及时调整照护方案与健康教育内容。

【练习题】

A1 型题

1. 老年人疾病起病隐匿的典型表现是（　　）。

A. 早期出现特异性症状　　B. 病理变化迅速

C. 初期仅表现为乏力等非特异性症状　　D. 容易早期诊断

E. 症状典型且明显

答案：C

解析：老年人疾病起病隐匿，早期可能仅表现为非特异性症状（如乏力）。

2. 老年肺炎的临床表现中，最不典型的是（　　）。

A. 食欲减退　　B. 精神萎靡　　C. 剧烈胸痛

D. 发热　　E. 咳嗽

答案：C

解析：老年肺炎可能以食欲减退、精神萎靡为主，而胸痛并非典型症状。

3. 老年人多病共存的比例约为（　　）。

A.30%　　B.50%　　C.70%

D.90%　　E.10%

答案：C

解析：约 70% 的老年人同时患两种或以上疾病。

4. 老年人骨折后长期卧床最易引发的并发症是（　　）。

A. 高血压　　B. 糖尿病　　C. 肺部感染

D. 关节炎　　E. 白内障

答案：C

解析：长期卧床易导致肺部感染、深静脉血栓等并发症。

5. 老年疾病常见的心理反应不包括（　　）。

A. 焦虑　　B. 抑郁　　C. 孤独

D. 兴奋　　E. 悲观

答案：D

解析：老年患者常见焦虑、抑郁、孤独等，兴奋不属于典型反应。

A2 型题

1. 张爷爷，75 岁，近期食欲减退、精神萎靡，无明显发热咳嗽。最可能的诊断是（　　）。

A. 肺炎　　B. 胃炎　　C. 心绞痛

D. 糖尿病　　E. 关节炎

答案：A

解析：老年肺炎可能仅表现为非特异性症状。

2. 李奶奶，80岁，因骨折需长期卧床，照护员应重点预防的并发症是（　　）。

A. 高血压危象　　B. 糖尿病酮症酸中毒　　C. 深静脉血栓

D. 哮喘发作　　E. 白内障加重

答案：C

解析：长期卧床易导致深静脉血栓和肺部感染。

3. 王爷爷，78岁，就诊时陈述头晕、关节痛、食欲差，但无法明确主诉。病史采集困难的主要原因是（　　）。

A. 症状典型　　B. 多病共存干扰　　C. 辅助检查结果异常

D. 心理状态良好　　E. 社会支持充足

答案：B

解析：多病共存导致症状重叠，干扰病因判断。

4. 赵奶奶，70岁，患高血压和糖尿病，近期肝功能异常。医师需优先考虑（　　）。

A. 单一疾病导致　　B. 药物副作用　　C. 生理性退变

D. 多种疾病影响　　E. 检查误差

答案：D

解析：多病共存时需综合判断检查指标。

5. 为老年糖尿病患者制订健康教育计划，核心的基础内容应为（　　）。

A. 高糖饮食　　B. 避免运动　　C. 饮食控制和适量运动

D. 随意调整药物　　E. 忽视血糖监测

答案：C

解析：饮食和运动是糖尿病管理的重要措施。

任务三　老年常见疾病照护

扫码获取数字资源

案例导入

王爷爷，74岁，独居。冠心病病史多年，要长期服用多种药物。近期，因记忆能力变差，不能按时服药，血压控制不稳。在社区的健康体检中，医师发现王爷爷血压波动较大，心律不齐，且简易精神状态检查（MMSE）评分为24分。

任务描述

1. 为老年人制订一份照护计划。

2. 为老年人提供冠心病相关的健康教育。

知识殿堂

一、老年常见疾病的观察要点

（一）生命体征的观察

1. 体温

老年人基础代谢率低，体温调节功能差，发热时体温上升幅度较青壮年不明显。需定时测量体温，如建议每日至少测量 4 次，观察有无低热（体温 37.3 ～ 38.0 ℃）或高热情况。同时，注意体温波动规律，某些感染性疾病可能呈现午后低热特点，如老年肺结核患者。

2. 血压

老年人高血压患者血压波动幅度大，易出现直立性低血压。应测量不同体位（卧位、坐位、立位）血压，每次测量至少间隔 2 min，取平均值。密切关注血压昼夜变化，多数老年人清晨血压较高，若血压突然升高或降低，超过基础血压的 20%，需警惕心脑血管意外发生。

3. 心率与心律

老年人心脏传导系统退行性改变，易发生心律失常。通过听诊器或心电监护仪，观察心率快慢，正常范围一般为 60 ～ 100 次 /min。注意心律是否规整，有无期前收缩、房颤等异常节律。如患冠心病的老年人，发作时可能出现心率加快、心律失常，照护员应需及时发现并处理。

4. 呼吸

观察呼吸的频率、深度和节律。正常老年人呼吸频率为 16 ～ 20 次 /min。若呼吸频率过快或过慢，可能提示呼吸功能异常，如慢性阻塞性肺疾病的老年人，病情加重时呼吸频率加快、深度变浅，且可伴有呼吸困难、发绀等表现。

（二）常见症状的观察

1. 疼痛

老年人对疼痛感知不敏感，表述可能模糊。需详细询问疼痛部位、性质（如刺痛、钝痛、胀痛）、程度（可采用数字评分法，0 分为无痛，10 分为剧痛）及发作时间。

2. 消化系统症状

老年人胃肠蠕动减慢，易出现消化不良、便秘等问题。需系统观察老年人食欲、进食量变化，有无恶心、呕吐、腹痛、腹泻或便秘等症状。

3. 泌尿系统症状

观察老年人排尿次数、尿量、尿色及有无排尿困难、尿痛等症状。老年男性前列腺增生发病率高，可出现进行性排尿困难、尿频、尿急等症状；老年女性因盆底肌松弛，易发生压力性尿失禁。若尿液颜色发红，可能为血尿，需进一步检查明确病因。

4. 神经系统症状

观察老年人意识状态、精神状态、语言表达及肢体活动情况。如患脑血管疾病的老年人，发病初期可能出现头晕、头痛、肢体麻木、无力等症状，逐渐进展为意识障碍、言语不清、偏瘫等。若老年人出现认知功能下降、记忆力减退，可能是阿尔茨海默病的早期表现，需密切关注并评估。

（三）药物治疗反应的观察

1. 疗效观察

根据不同疾病的治疗目标，观察药物疗效。如降压药治疗老年人高血压，需观察血压是否逐渐降至目标范围；降糖药治疗老年糖尿病，需观察血糖是否得到有效控制，包括空腹血糖、餐后血糖及糖化血红蛋白等指标。

2. 不良反应观察

老年人药物代谢和排泄功能减退，易发生药物不良反应。如使用他汀类降脂药，可能出现肝功能损害、肌肉疼痛等不良反应；使用抗血小板药物，可能增加出血风险，需观察有无牙龈出血、鼻出血、皮肤瘀斑等出血倾向。

（四）心理状态的观察

1. 情绪变化

密切关注老年人情绪波动，注意是否出现焦虑、抑郁、烦躁、淡漠等异常情绪。如患癌症的老年人，得知病情后可能出现恐惧、绝望情绪，表现为失眠、食欲缺乏、拒绝治疗等；老年慢性病患者，长期患病可能导致抑郁情绪，表现为对生活失去信心等，需及时发现并给予心理支持。

2. 认知功能

定期观察老年人记忆力、注意力、定向力等认知功能变化。如阿尔茨海默病患者，早期可能出现记忆力减退，丢三落四，并逐渐发展为对时间、地点、人物的定向障碍，外出迷路等。定期进行认知功能评估，如简易精神状态检查表（MMSE），有助于早期发现认知功能障碍。

二、老年常见疾病的照护要点

（一）生活照护

1. 日常活动照护

协助老年人完成日常起居活动，如洗漱、穿衣、进食等。根据老年人身体状况和个人习惯，调整照料方式。对于行动不便的老年人，提供辅助器具，如拐杖、轮椅等，以确保活动安全。

2. 饮食照护

在饮食方面，注重营养均衡，根据疾病需求调整饮食结构，如为糖尿病老年人制订低糖饮食计划，控制高血压老年人的钠盐摄入。

3. 环境照护

保持居住环境整洁、安静、舒适，温度控制在 22 ~ 24 ℃，湿度维持在 50% ~ 60%。定期通风换气，每日 2 ~ 3 次，每次 30 min 左右，减少室内细菌滋生。对地面、家具等进行定期清洁消毒，预防感染。同时，移除环境中的障碍物，如地毯褶皱、杂物堆积等，防止老人跌倒。

4. 皮肤照护

老年人皮肤干燥、弹性差，易发生压疮。定期协助老年人翻身，每 2 h 翻身 1 次，使用减压床垫、气垫床等辅助器具，减轻身体受压部位压力。保持皮肤清洁，定期洗澡，使用温和的沐浴产品，避免损伤皮肤。若皮肤出现发红、破损等情况，及时处理，防止压疮进一步发展。

（二）基础照护

1. 生命体征监测

密切观察老年人的体温、血压、心率、呼吸等生命体征。体温测量可根据病情需要，每日 2 ~ 4 次，注意发热的伴随症状。血压测量应包括不同体位，关注血压波动情况，及时发现直立性低血压。通过听诊或心电监护监测心率与心律，警惕心律失常。呼吸监测要注意频率、深度和节律变化，如对于慢性阻塞性肺疾病老人，需关注呼吸困难的加重或缓解情况。

2. 症状观察

观察老年人疾病相关症状，如疼痛症状，了解疼痛部位、性质、程度及发作规律，及时给予止痛措施。对于消化系统症状，观察食欲、恶心呕吐、腹痛腹泻等情况，若出现呕吐物或粪便异常，及时报告医师。泌尿系统方面监测包括关注排尿频率、尿量、尿色及有无排尿困难，有助于早期发现泌尿系统疾病。神经系统症状监测包括评估意识状态、精神状态、语言表达和肢体活动，尤其对于脑卒中患者，需密切观察以便及时发现病情变化。

3. 药物治疗监测

遵医嘱协助老年人服药，确保服药时间、剂量准确无误。密切观察药物治疗效果，如降压药是否有效控制血压，降糖药是否使血糖达标。同时，密切关注药物不良反应，如使用抗生素后有无过敏反应，使用利尿剂后有无电解质紊乱等，一旦发现异常，应及时处理。

（三）心理照护

1. 情绪支持

关注老年人的情绪变化，积极与老人沟通交流，倾听他们的心声。对于因疾病产生焦虑、抑郁等情绪的老人，给予心理安慰和鼓励。如通过陪伴聊天、组织娱乐活动等方式，缓解老人的不良情绪，增强老年人对治疗和康复的信心。

2. 认知干预

对于认知功能下降的老年人，如阿尔茨海默病患者，进行认知训练和干预。通过记忆训练、注意力训练等方法，延缓认知功能衰退。同时，为老年人创造熟悉、安全的环境，减少因认知障碍导致的焦虑和不安。

3. 社会支持

鼓励老年人的家属、朋友平日多提供关心和陪伴，提供情感支持。组织社区志愿者活动，为老年人搭建社交平台，促进老年人与外界的交流，丰富精神生活，提高心理健康水平。

（四）康复照护

1. 功能锻炼指导

根据老年人的疾病和身体状况，制订个性化的康复锻炼计划。对于骨折康复期的老年人，指导其进行循序渐进的关节活动度训练和肌肉力量训练，从被动活动逐渐过渡到主动活动。对于脑卒中偏瘫老年人，进行肢体功能康复训练，包括平衡训练、步行训练等，提高生活自理能力。

2. 康复辅助器具使用

为老年人选择合适的康复辅助器具，如助行器、假肢等，并指导其规范化使用。定期检查辅助器具的安全性和适用性，根据康复进展及时调整。例如，为听力障碍老年人配备合适的助听器，指导其正确佩戴和调试，提高沟通交流能力。

3. 康复效果评估

可采用肢体功能测试、日常生活活动能力评估等方法。定期对老年人的康复效果进行评估，并根据评估结果调整康复计划。

【练习题】

A1 型题

1. 老年人发热时体温上升幅度可能不明显的生理原因是（　　）。

A. 基础代谢率高　　B. 体温调节功能差　　C. 免疫力强

D. 药物代谢快　　E. 感染程度轻

答案：B

解析：老年人基础代谢率低且体温调节功能差，发热时体温波动可能不明显。

2. 测量老年人高血压患者血压时，正确的操作是（　　）。

A. 仅测量卧位血压　　B. 不同体位测量，间隔 2 分钟

C. 每日测量一次　　D. 仅取最高值为准　　E. 忽略清晨血压波动

答案：B

解析：应测量卧位、坐位、立位血压，间隔 2 分钟，取平均值。

3. 老年人心律失常的发生机制是（　　）。

A. 心肌收缩力增强　　B. 心脏传导系统老化　　C. 血容量增加

D. 血压波动小　　E. 呼吸频率稳定

答案：B

解析：心脏传导系统老化导致心律失常风险增加。

4. 老年人正常呼吸频率的范围是（　　）。

A.10 ~ 15 次 /min　　B.16 ~ 20 次 /min　　C.26 ~ 35 次 /min

D.36 ~ 45 次 /min　　E.46 ~ 55 次 /min

答案：B

解析：老年人生理呼吸频率为 16 ~ 20 次 /min。

5. 预防老年人压力性损伤的关键措施是（　　）。

A. 减少翻身频率　　B. 使用普通床垫　　C. 每 2 h 协助翻身

D. 避免皮肤清洁　　E. 限制活动范围

答案：C

解析：定期翻身（每 2 h）可减轻局部受压。

A2 型题

1. 王爷爷，76 岁，患冠心病，近期多次漏服药物。照护员应优先采取的措施是（　　）。

A. 增加药物剂量　B. 制订服药提醒表　C. 停用所有药物

D. 仅依赖家属监督　E. 改用注射药物

答案：B

解析：通过提醒表或分药盒提高老年人的服药依从性。

2. 李奶奶，80 岁，高血压，居住环境杂乱。照护员应重点改善的是（　　）。

A. 增加室内装饰　B. 移除地面障碍物　C. 提高室温至 30 ℃

D. 减少通风次数　E. 关闭室内灯光

答案：B

解析：环境管理中需移除障碍物，防止跌倒。

3. 赵爷爷，78 岁，长期卧床，骶尾部皮肤发红。照护员应立即采取的措施是（　　）。

A. 涂抹刺激性药膏　B. 增加受压部位按摩

C. 使用减压床垫并定时翻身　D. 保持皮肤干燥清洁　E. 限制饮水减少排尿

答案：C

解析：使用减压器具并定时翻身是预防压疮恶化的关键。

4. 张奶奶，75 岁，近期记忆力减退，MMSE 评分 24 分。照护员需优先评估的是（　　）。

A. 血压波动　B. 认知功能变化　C. 关节活动度

D. 食欲情况　E. 尿量变化

答案：B

解析：MMSE 评分用于评估认知功能，需持续关注其变化。

5. 陈爷爷，70 岁，脑卒中后偏瘫，康复照护中应重点指导（　　）。

A. 高盐饮食　B. 长期卧床休息　C. 平衡和步行训练

D. 避免所有社交活动　E. 停止药物治疗

答案：C

解析：脑卒中后需进行肢体功能康复训练。

项目三

老年呼吸系统常见疾病照护

学习目标

素质目标

1. 培养“尊老敬老、以人为本、爱岗敬业、爱心奉献”的职业精神。

2. 具备良好沟通技巧，语言清晰明确，注重人文关怀，提高老年人的生活舒适度。

3. 具有同理心，能正确认识呼吸系统常见疾病给老年人群带来的担忧。

知识目标

1. 了解老年呼吸系统常见疾病的治疗要点。

2. 熟悉老年呼吸系统常见疾病的临床表现、并发症。

3. 掌握急性上呼吸道感染、慢性支气管炎、慢性阻塞性肺疾病、老年肺炎等疾病的照护措施及健康指导要点。

能力目标

1. 为患有呼吸系统常见疾病的老年人群制订合理的照护计划。

2. 根据照护计划，规范地为老年人提供各项照护方案。

3. 对老年人群开展呼吸系统常见疾病的健康教育。

知识导读

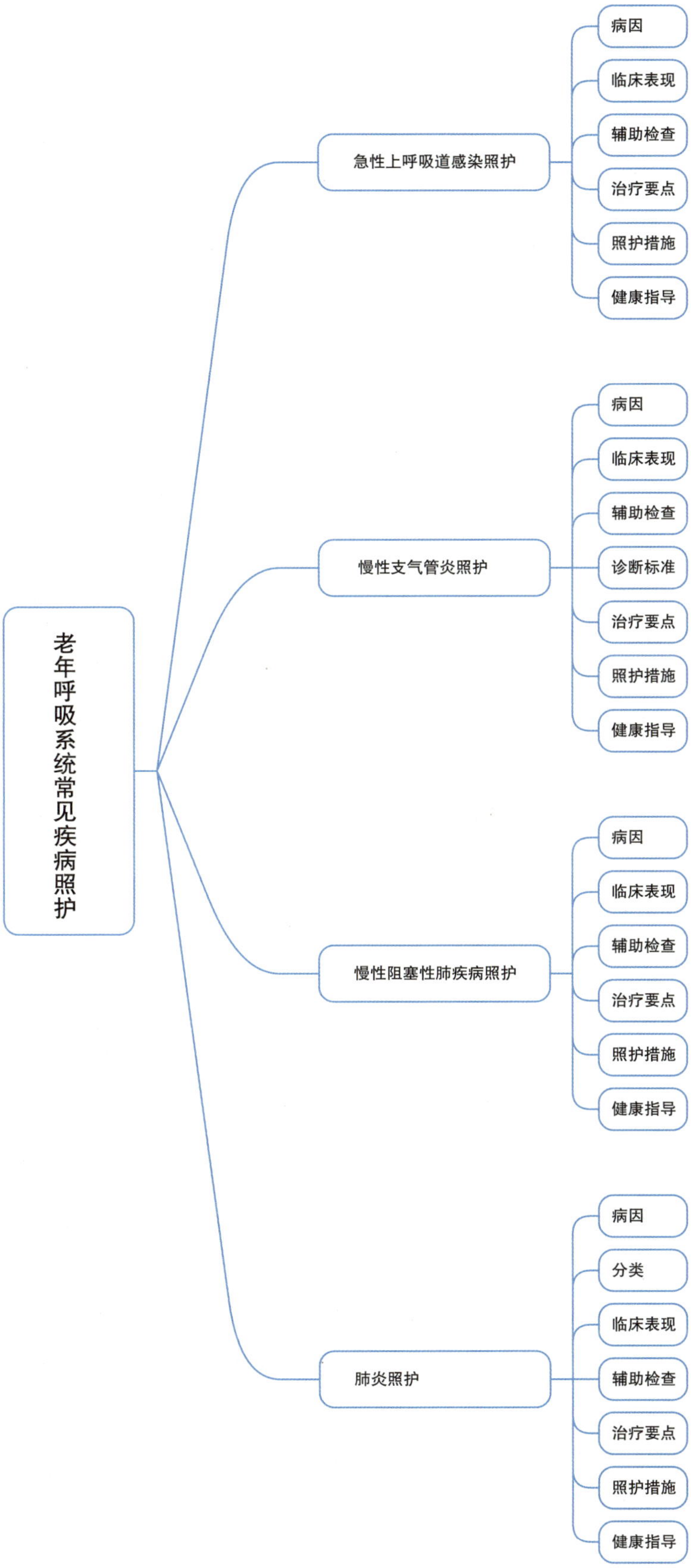
老年呼吸系统常见疾病照护
急性上呼吸道感染照护
病因
临床表现
辅助检查
治疗要点
照护措施
健康指导
慢性支气管炎照护
病因
临床表现
辅助检查
诊断标准
治疗要点
照护措施
健康指导
慢性阻塞性肺疾病照护
病因
临床表现
辅助检查
治疗要点
照护措施
健康指导
肺炎照护
病因
分类
临床表现
辅助检查
治疗要点
照护措施
健康指导

赛证对接

本项目设定的知识、能力、素质目标，在比赛中通过实际照护任务进行考核。在慢性阻塞性肺疾病项目中，通常考察选手在真实情境下的应对能力，要求参赛选手根据老年人的具体情况，协助并指导老年人进行有效咳嗽，实施叩背排痰、超声雾化吸入、氧气吸入等技术操作，以及开展疾病的健康教育等。此外，还有制订照护计划、设计健康教育海报和撰写反思报告等环节。本项目帮助学生将呼吸系统疾病的专业知识与老年人群的健康管理、照护需求相融合，并通过大赛平台推动相关照护技能的提升和标准化操作流程的实践，最终提升老年人呼吸系统疾病的预防、治疗和照护水平。

任务一　急性上呼吸道感染照护

扫码获取
数字资源

案例导入

张爷爷，70 岁，小学教师退休。4 天前洗澡时因水温偏低受凉，次日清晨出现流鼻涕、打喷嚏、肌肉酸痛等症状，遂去医院就诊，诊断为“上呼吸道感染”。今日起床后，感觉全身无力，体温为 37.6 ℃。老年人平常喜欢看电视剧，经常熬夜。老年人近几日情绪低落，闷闷不乐。育有 1 女在外地工作，近期被公司派往国外拓展业务。（本案例改编自全国职业院校技能大赛“健康养老照护”赛项赛题）

任务描述

1. 为老年人测量体温。
2. 为老年人实施超声雾化吸入操作。
3. 设计面向社区老年人的预防上呼吸道感染的健康教育海报。

知识殿堂

急性上呼吸道感染，简称上感，是鼻腔、咽或喉部急性炎症的总称。主要病原体是病毒，少数是细菌。本病具有较强的传染性，主要通过患者含有病毒的飞沫经空气传播，或经污染的手和用具接触传播；全年均可发病，冬春季多发，常在气候突变时流行。由于病毒表面抗原易发生变异，产生新的亚型，不同亚型之间无交叉免疫，因此同一个人一年内可多次发病。

一、病因

（一）病毒感染

急性上呼吸道感染 70% ~ 80% 由病毒引起，主要包含鼻病毒、流感病毒（甲、乙、丙）、副流感病毒、呼吸道合胞病毒、腺病毒、埃可病毒、柯萨奇病毒、麻疹病毒、风疹病毒等。

（二）细菌感染

细菌感染占 20% ~ 30%，可直接侵入或继发于病毒感染。病原菌以溶血性链球菌最为常见，其次为流感嗜血杆菌、肺炎链球菌和葡萄球菌等，偶见革兰氏阴性杆菌。

（三）机体抵抗力降低

接触病原体后是否发病，取决于传播途径和人群易感性及免疫力，当个体（尤其是老年人）存在呼吸道局部防御功能降低时，例如淋雨、受凉、过度疲劳等，原已存在于上呼吸道或从外界侵入的细菌或病毒可迅速繁殖并致病。

二、临床表现

（一）普通感冒

俗称“伤风”，以鼻咽部卡他为主要临床表现，又称急性鼻炎或上呼吸道卡他性炎症。本病起病较急，初期出现咽干、咽痒或烧灼感，继而出现鼻塞、喷嚏、流清水样涕，2 ~ 3 天后清水样涕变稠，可伴咽痛、呼吸不畅、流泪、头痛、声嘶等，如引起咽鼓管炎，可出现听力减退。老年人一般无发热及全身症状，或仅有低热、轻度疼痛、全身不适等症状。如无并发症，5 ~ 7 天后痊愈。体检可见鼻腔黏膜充血、水肿、有分泌物和咽部轻度充血等体征。

（二）以咽喉炎为主要表现的上呼吸道感染

以咽喉炎为主要表现的上呼吸道感染主要包括急性病毒性咽炎、急性病毒性喉炎、急性疱疹性咽峡炎、急性咽结膜炎、急性咽－扁桃体炎，具体表现见表 3-1-1。

表 3-1-1　以咽炎为主要表现的上呼吸道感染

名称	病原体	临床表现
急性病毒性咽炎	多为鼻病毒、腺病毒、副流感病毒和呼吸道合胞病毒等	症状：咽部发痒和烧灼感，咽痛不明显；腺病毒感染时可伴眼结膜炎 体征：咽部明显充血、水肿、颌下淋巴结肿大，可有触痛
急性病毒性喉炎	多为鼻病毒、流感病毒、副流感病毒和腺病毒等	症状：声音嘶哑、说话困难、咳嗽伴咽喉疼痛，常发热 体征：喉部水肿、充血、局部淋巴结轻度肿大伴触痛，有时可闻及喉部喘息声
急性疱疹性咽峡炎	多为柯萨奇病毒 A 组	症状：明显咽痛、发热，病程约 1 周 体征：咽部充血，软腭、腭垂、咽及扁桃体表面有灰白色疱疹及浅溃疡，周围有红晕
急性咽结膜炎	多为腺病毒和柯萨奇病毒等	症状：发热、咽痛、畏光、流泪等 体征：咽部及结膜明显充血
急性咽－扁桃体炎	多为溶血性链球菌，其次为流感嗜血杆菌、肺炎链球菌、葡萄球菌等	症状：明显咽痛、畏寒、发热，体温可达 39 ℃以上 体征：咽部明显充血，扁桃体肿大、充血，表面有脓性分泌物，颌下淋巴结肿大伴压痛

（三）并发症

急性上呼吸道感染可并发急性鼻窦炎、中耳炎、气管—支气管炎。部分老年人可继发风湿性疾病、肾小球肾炎，少数老年人可并发病毒性心肌炎。

三、辅助检查

（一）血常规

病毒感染时，周围血白细胞总数正常或减低，淋巴细胞比例升高。细菌感染时，白细胞计数和中性粒细胞增多。

（二）病原学检查

常用咽拭子采集标本进行病原体检测。细菌培养可鉴定细菌种类，病毒分离及病毒抗原检测等可用于病毒鉴定。

四、治疗要点

（一）对症治疗

病情较重或体质弱的老年人应卧床休息、戒烟、多饮水，并保持室内空气流通。头痛、发热、全身肌肉酸痛者，可给予解热镇痛药；鼻塞可用 0.5% 麻黄碱溶液滴鼻；频繁喷嚏、流涕者，可给予抗过敏药；咽痛时，可口含清咽滴丸、咽含片等；干咳明显者，可使用喷托维林等镇咳药。

（二）病因治疗

普通感冒和单纯的病毒感染无须使用抗菌药物，如并发细菌感染，可适当选用抗菌药物。存在免疫缺陷的病毒感染者，可考虑早期应用抗病毒药物。利巴韦林属于广谱抗病毒药，对流感病毒、呼吸道合胞病毒等有较强的抑制作用。

（三）中医药治疗

传统中药、针灸、推拿等方法对急性上呼吸道感染老年人的康复具有一定的疗效。经中医辨证论治后，可使用板蓝根、菊花、桑叶等中草药熬汤饮用，可针灸、按摩特定穴位，如肺俞、中府、列缺、太渊，辨证加减，以驱邪化痰、宣肺止咳。

五、照护措施

（一）生活照护

1. 环境

保持室内环境清洁，温湿度适宜，定期通风，防止受凉。

2. 合理饮食

宜选择清淡、易消化的高热量、高维生素食物，避免刺激性食物，戒烟戒酒。鼓励老年人多饮水，以补充出汗、排泄等引起的消耗，保持水、电解质平衡。

3. 休息与活动

老年人以休息为主，高热老年人需卧床休息、限制活动。

（二）基础照护

1. 病情观察

观察老年人生命体征变化，是否有流涕、咳嗽、咽痛等症状；观察老年人有无咽部充血，扁桃体和淋巴结有无肿大疼痛，有无并发症的相应表现。

2. 对症照护

（1）发热：对高热老年人遵医嘱进行物理降温，如头部冷敷、在大血管部位放置冰袋、用

75%乙醇或温水拭浴，必要时遵医嘱使用退烧药物。注意观察降温效果，对老年人应注意观察血压、脉搏变化，防止发生虚脱；退热时，应及时协助老年人擦干汗液、更换衣被。

（2）口腔清洁：发热老年人常出现口腔干燥，当机体抵抗能力降低时，容易引起口腔黏膜损伤或口腔感染，应鼓励老年人漱口或进行口腔清洁，以保持口腔湿润和舒适，防止感染。

3. 用药照护

遵医嘱使用药物，不能随便减量、停药、换药。在用药过程中，注意观察疗效和不良反应。为减轻头晕、嗜睡等不良反应，有中枢抑制作用的抗过敏药物宜在睡前服用，并告知驾驶员、高空作业者避免服用；为减轻消化道不良反应，解热镇痛药应在饭后服用。

4. 防止交叉感染

采取消毒隔离措施，避免交叉感染。告知老年人家属减少探视，年老者、体弱者和儿童不宜探视；老年人咳嗽、喷嚏时避免直接对向他人，并用双层纸巾捂住口鼻；老年人用过的餐具、痰盂应消毒处理，房间定期消毒、通风。

（三）心理照护

注意老年人的心理变化，及时疏导；向老年人解释疾病有关知识，以解除老年人的焦虑和紧张情绪，使老年人积极配合治疗。

六、健康指导

（一）疾病知识指导

向老年人及其家属普及急性上呼吸道感染相关知识，帮助他们了解上呼吸道感染的症状、体征。出现下列情况应及时就诊：①经药物治疗后症状不缓解。②出现耳鸣、耳痛、外耳道流脓等中耳炎症状。③恢复期出现胸闷、心悸、眼睑水肿、腰酸或关节疼痛。

（二）疾病预防指导

指导老年人生活规律、劳逸结合、坚持规律且适当的体育活动，以增强体质、提高抗寒能力和机体抵抗力。保持室内空气流通，避免受凉、过度疲劳等感染的诱发因素。在高发季节少去人群密集的公共场所。

【练习题】

A1 型题

1. 老年人急性上呼吸道感染最常见的病原体是（　　）。

A. 细菌　　B. 病毒　　C. 真菌

D. 寄生虫　　E. 支原体

答案：B

解析：急性上呼吸道感染（如感冒、流感）主要由病毒引起，如鼻病毒、冠状病毒、流感病毒等。细菌感染相对较少见，通常为继发性感染。

2. 老年人急性上呼吸道感染的主要症状不包括（　　）。

A. 发热　　B. 咳嗽　　C. 胸痛

D. 咽痛　　E. 鼻塞

答案：C

解析：胸痛通常不是上呼吸道感染的主要表现，可能提示下呼吸道感染或其他疾病。

3. 老年人急性上呼吸道感染最常见的并发症是（　　）。

A. 肺炎　　B. 心肌炎　　C. 肾炎
D. 脑膜炎　　E. 关节炎

答案：A

解析：老年人因免疫力较低，急性上呼吸道感染容易发展为肺炎，尤其是细菌性肺炎。

4. 老年人急性上呼吸道感染的治疗原则不包括（　　）。

A. 多休息　　B. 多喝水　　C. 立即使用抗生素
D. 对症治疗　　E. 必要时使用退热药

答案：C

解析：抗生素对病毒无效，只有在继发细菌感染时才需使用抗生素。

5. 预防老年人急性上呼吸道感染的有效措施是（　　）。

A. 接种流感疫苗　　B. 勤洗手　　C. 避免与感染者接触
D. 保持室内空气流通　　E. 以上都是

答案：E

解析：预防急性上呼吸道感染需要综合性防控措施。

A2 型题

1. 李奶奶，72 岁，因咽痛、发热（体温 38.5 ℃）和鼻塞 2 天就诊。查体：咽部充血，扁桃体无肿大，双肺呼吸音清，无干湿啰音。血常规显示白细胞计数正常。李奶奶最可能的诊断是什么（　　）。

A. 急性扁桃体炎　　B. 急性咽炎　　C. 急性支气管炎
D. 肺炎　　E. 流行性感冒

答案：B

解析：咽部充血是急性咽炎的典型体征。

2. 王爷爷，68 岁，因发热（体温 39.0 ℃）、咽痛和吞咽困难 2 天就诊。查体：咽部充血，双侧扁桃体Ⅱ度肿大，表面可见脓性分泌物，颈部淋巴结肿大。王爷爷最可能的诊断是（　　）。

A. 急性咽炎　　B. 急性扁桃体炎　　C. 急性会厌炎
D. 疱疹性咽峡炎　　E. 传染性单核细胞增多症

答案：B

解析：扁桃体肿大并有脓性分泌物，颈部淋巴结肿大符合急性扁桃体炎的表现。

3. 李奶奶因发热（体温 39.2 ℃）、咽痛、头痛和全身肌肉酸痛 1 天就诊。查体：咽部充血，扁桃体无肿大，双肺呼吸音清，无干湿啰音。诊断为急性咽炎，以下哪种食物有助于恢复（　　）。

A. 高糖食物　　B. 高脂肪食物　　C. 清淡易消化的食物

D. 辛辣食物　　　　E. 冷饮

答案：C

解析：清淡易消化的食物（如粥、汤）有助于减轻胃肠道负担，提供营养支持。

4. 王奶奶的家属想了解：老年人发生急性上呼吸道感染时，出现以下哪种情况应立即就医（　　）。

A. 轻微咳嗽　　　　B. 呼吸困难　　　　C. 轻度咽痛

D. 短暂鼻塞　　　　E. 偶尔打喷嚏

答案：B

解析：呼吸困难可能提示病情加重或出现并发症（如肺炎、心力衰竭），需立即就医。

5. 张爷爷，78 岁，因急性上呼吸道感染出现发热（体温 38.5 ℃），家属询问医师应如何照护（　　）。

A. 立即服用阿司匹林退热　　　　B. 用酒精擦拭全身进行物理降温

C. 鼓励多喝温开水，用温水擦浴　　　　D. 加盖厚被子捂汗降温

E. 要求老年人卧床绝对休息，禁止活动

答案：C

解析：老年人发热时首选物理降温（如温水擦浴），避免酒精擦浴（可能刺激皮肤或引起酒精吸收）。阿司匹林可能增加胃肠道出血风险，老年人慎用；捂汗会导致体温进一步升高；适当活动可预防深静脉血栓，无须绝对卧床。

任务二　慢性支气管炎照护

扫码获取数字资源

案例导入

李奶奶，65 岁，国企退休干部，经济状况良好。半月前因受凉出现咳嗽、痰多、喘息，诊断为慢性支气管炎，住院期间接受雾化吸入治疗。近一周，因症状无明显诱因加重、痰液黏稠再次入院。检查双肺听诊有哮鸣音，经抗感染、止咳、化痰、平喘治疗一周，症状明显缓解。（本案例改编自全国职业院校技能大赛“健康养老照护”赛项赛题）

任务描述

1. 为老年人翻身、叩背，以促进排痰。
2. 为老年人开展慢性支气管炎的健康教育。

知识殿堂

慢性支气管炎，简称慢支，是由感染或非感染性因素引起气管、支气管黏膜及其周围组织的慢性非特异性炎症。其病理特点是支气管腺体增生、黏液分泌增多。早期症状轻微，多在冬季发

作，春暖后缓解；晚期炎症加重，症状长年存在，不分季节。疾病进展可并发阻塞性肺气肿、肺源性心脏病，严重影响活动能力和健康。

慢性支气管炎老年人常因反复发作和不能根治而苦恼。因此，预防才是关键，要避免病菌感染。同时，应增强老年人机体抵抗力。

一、病因

（一）吸烟

研究表明，长期吸烟与慢性支气管炎密切相关。吸烟时间越长、烟量越大，患病率就越高。戒烟后，患者症状可减轻或消失，病情缓解，延缓疾病进展。

（二）理化因素

刺激性烟雾、粉尘、大气污染等是慢性支气管炎的常见诱因。

（三）气候因素

寒冷空气刺激可导致腺体黏液分泌增加、纤毛运动减弱、黏膜血管收缩、局部血循环障碍，继而引起成继发感染。因此，慢性支气管炎发病及急性加重常见于冬季。

（四）感染因素

病毒、支原体和细菌感染，是慢性支气管炎发生与发展的重要因素。

（五）过敏因素

喘息性慢性支气管炎老年人多伴有过敏史。常见的致敏原如尘埃、尘螨、寄生虫、花粉及化学气体等，都可导致本病发作。

（六）其他因素

免疫功能下降、气道高反应性、增龄等因素均与慢性支气管炎的发生与发展有关。全身或呼吸道局部防御及免疫功能减弱，是慢性支气管炎发病的内在基础。当呼吸道副交感神经兴奋性增高时，微弱刺激即可引起支气管痉挛、分泌增多，从而产生咳嗽、咳痰、气喘等症状。

二、临床表现

（一）症状

本病缓慢起病，病程较长，反复急性发作而加重。主要症状为慢性咳嗽、咳痰，可伴有喘息。急性加重指咳嗽、咳痰、喘息等症状明显加重。急性加重的主要原因是呼吸道感染，病原体包括病毒、细菌、支原体及衣原体等。

1. 咳嗽

一般是晨间起床后咳嗽较多，白天较少，睡前有阵咳或排痰；较重的则咳嗽频繁，甚至症状全年不断。支气管腔内分泌物积聚、黏膜充血、异物刺激等均可引起反射性咳嗽。这些因素导致的咳嗽严重程度与支气管黏膜炎症程度及痰量多少有关。

2. 咳痰

痰量以清晨较多，体位变动可刺激排痰。痰液一般为白色黏液或浆液泡沫性，偶带血丝；急性发作伴细菌感染时，则变为黏液脓性，咳痰量同时增多。

3. 喘息或气急

喘息明显者，称为喘息性支气管炎，常伴有哮鸣音，部分可能合并支气管哮喘；若反复发作数年并发阻塞性肺气肿时，可伴有轻重程度不等的气短，初为活动后气急，严重时动则气喘，日常活动受限。

（二）体征

早期多无异常体征，急性发作期则可有发热，肺部听诊可闻及散在的干、湿啰音，咳嗽后可减少或消失。喘息性慢性支气管炎可听到哮鸣音及呼气延长。

三、辅助检查

（一）X 线检查

早期可无异常。反复发作者表现为肺纹理增粗、紊乱，呈网状或条索状、斑点状影，以双下肺野明显。

（二）呼吸功能检查

早期无明显异常。

（三）血液检查

细菌感染时可见白细胞总数和（或）中性粒细胞增高。

（四）痰液检查

急性发作时涂片或培养可发现致病菌。

四、诊断标准

咳嗽、咳痰或伴有喘息，每年发病持续 3 个月，连续 2 年或 2 年以上，需要进一步排除具有咳嗽、咳痰、喘息症状的其他疾病（肺结核、尘肺、肺脓肿、心脏病、心功能不全、支气管扩张、支气管哮喘、慢性鼻咽炎、食管反流综合征等）。

五、治疗要点

（一）急性加重期的治疗

1. 控制感染

多根据老年人所在地常见病原菌经验性地选用抗生素。单用或联合用药，一般口服，病情严重时静脉注射，一般 7 ~ 10 日为一疗程。若痰培养检出致病菌，则根据药敏试验选用抗生素。

2. 祛痰、镇咳

在抗感染治疗的同时，应用祛痰、止咳药物改善症状。慢性迁延期患者需坚持用药消除症状。鼓励老年人多饮水有助排痰。以干咳为主的老年人可使用镇咳药物，对老年体弱、无力咳嗽或痰量较多者，应以祛痰为主，避免使用强效镇咳药（可待因）。

3. 解痉平喘

有气喘的老年人可加用支气管扩张剂，如氨茶碱。若气急未缓解，可加用口服或吸入性糖皮质激素。

4. 雾化吸入疗法

雾化吸入有助于湿化气道、稀释痰液，每日 2 ~ 3 次。

（二）临床缓解期的治疗

1. 戒烟，避免吸入有害气体和颗粒物。

2. 增强体质以预防呼吸道感染。

3. 反复呼吸道感染者，可酌情使用免疫调节剂，如流感疫苗、肺炎疫苗、卡介菌多糖核酸、胸腺肽等。

（三）中医药治疗

中医药治疗慢性支气管炎注重辨证施治，通过中药、推拿、食疗、艾灸等多种方法，调理肺、脾、肾功能，缓解症状，提高机体免疫力。治疗需在专业中医师指导下进行，结合老年人具体情况制订个性化方案。

六、照护措施

（一）生活照护

1. 环境与休息

保持室内空气清新，室温保持在 18 ~ 22 ℃，湿度以 50% ~ 60% 为宜。急性期有发热、喘息时，注意卧床休息，照护员协助老年人采取舒适的体位。发热老年人出汗后及时更换衣服，防止受凉。

2. 合理饮食

摄入高热量、高蛋白、高维生素、清淡易消化的食物，有利于恢复体力和促进组织修复；应少食多餐，不宜过饱，避免摄入油腻、辛辣刺激性的食物；餐后 2 h 内避免平卧；心肺功能正常者，每天饮水 1500 mL 以上，以湿润呼吸道黏膜、稀释痰液，从而有利于痰液排出；戒烟限酒。

（二）基础照护

1. 病情观察

监测老年人生命体征、意识状态、发热情况（热型、热度）、咳嗽咳痰的情况；观察伴喘息者有无呼吸困难，有无发绀、尿量的变化；重点观察久病体弱者的病情变化；监测动脉血气分析及水、电解质、酸碱平衡情况。

2. 对症照护

发热者遵医嘱予以降温，做好发热老年人的照护工作。中重度老年人及喘息性老年人遵医嘱给予吸氧，改善缺氧状况。鼓励和协助老年人有效咳嗽、咳痰，根据病情采取叩背、超声雾化等措施，必要时可吸痰。伴有喘息不缓解、气促的老年人要考虑合并慢性阻塞性肺气肿、慢性肺源性心脏病的可能，及时报告医师。

3. 用药照护

提醒并协助老年人遵医嘱服用药物，注意观察药物的疗效及不良反应。如喷托维林常有口干、恶心、腹胀、头痛等；溴己新偶见恶心、转氨酶升高等。

（三）心理照护

慢性支气管炎的治疗是长期过程，因此需重视老年人的心理疏导。通过交谈和细致入微的关怀，向老年人讲解疾病的相关知识，使老年人了解自身病情、掌握疾病的基本常识、减轻心理压力、树立治疗的信心、积极主动地参与预防并配合治疗。

七、健康指导

（一）疾病知识指导

向老年人及其家属普及慢性支气管炎相关知识，帮助他们了解慢性支气管炎的症状、体征。对于吸烟患者，应指导其戒烟、避免吸二手烟；戒烟后一般可使症状减轻或消失。出现下列情况应及时就诊：①咳嗽、咳痰、气喘症状突然加重。②呼吸困难。③发热。④痰中带血或咯血。⑤药物治疗2周后症状仍持续。

（二）疾病预防指导

冬季需注意防寒保暖，避免受凉、感染等诱发因素。增强体质，根据自身情况选择适宜的体育锻炼，如健身操、太极拳、跑步等，也可考虑增加耐寒训练，如冷水洗脸、冬泳等。注意劳逸结合，保证充足睡眠。

（三）病情监测指导

指导老年人监测呼吸困难的程度，如出现呼吸急促、喘息加重等症状时，应在医师指导下进行低浓度持续吸氧。

【练习题】

A1 型题

1. 慢性支气管炎的主要症状是（　　）。

A. 胸痛　　B. 呼吸困难　　C. 持续性咳嗽并伴有痰
D. 发热　　E. 体重下降

答案：C

解析：主要症状是持续性咳嗽并伴有痰，通常持续至少3个月，连续2年以上。

2. 慢性支气管炎的主要病因是（　　）。

A. 细菌感染　　B. 长期吸烟　　C. 空气污染
D. 遗传因素　　E. 过敏反应

答案：B

解析：空气污染、遗传和过敏也可能有影响，但吸烟是最主要的原因。

3. 慢性支气管炎的诊断标准是（　　）。

A. 持续咳嗽超过1个月
B. 持续咳嗽并伴有痰，每年至少3个月，连续2年以上
C. 呼吸困难持续6个月
D. 胸痛持续1年
E. 发热持续2周

答案：B

解析：根据诊断标准。

4. 慢性支气管炎的常见并发症是（　　）。

A. 肺炎　　B. 肺气肿　　C. 肺癌

D. 肺纤维化　　E. 肺结核

答案：B

解析：慢性支气管炎的常见并发症是肺气肿，两者常同时存在。

5. 慢性支气管炎的治疗方法不包括（　　）。

A. 戒烟　　B. 使用支气管扩张剂　　C. 长期使用抗生素

D. 氧疗　　E. 肺康复训练

答案：C

解析：长期使用抗生素不推荐，除非有明确的细菌感染证据。

A2 型题

1. 李爷爷，65 岁，长期吸烟史 30 年，近 5 年来每年冬季出现咳嗽、咳痰，持续 3 个月以上。近 1 周症状加重，伴有喘息和轻度发热。查体：双肺可闻及散在干啰音，胸片显示肺纹理增粗。最可能的诊断（　　）。

A. 支气管哮喘　　B. 慢性阻塞性肺疾病

C. 慢性支气管炎　　D. 肺结核　　E. 肺癌

答案：C

解析：李爷爷有长期吸烟史，每年冬季咳嗽、咳痰持续 3 个月以上，连续 2 年，符合疾病诊断标准。

2. 李奶奶，70 岁，慢性咳嗽、咳痰 15 年，近 1 周因受凉后出现发热、咳黄脓痰，气促加重。查体：双肺可闻及散在干湿啰音。血常规示白细胞水平升高。最可能的诊断是(　　)。

A. 慢性支气管炎急性发作　　B. 支气管哮喘　　C. 支气管扩张

D. 肺结核　　E. 肺癌

答案：A

解析：患者有慢性咳嗽、咳痰史，近期感染后症状加重，符合慢性支气管炎急性发作的表现。

3. 王爷爷，70 岁，慢性支气管炎病史 10 年，长期吸烟史。近 1 周咳嗽加重，痰液黏稠不易咳出，无发热。查体：双肺可闻及散在干啰音，血常规正常。针对该老年人的首要照护措施是（　　）。

A. 立即使用抗生素　　B. 指导患者戒烟　　C. 高流量氧疗

D. 鼓励剧烈咳嗽排痰　　E. 口服糖皮质激素

答案：B

解析：戒烟是延缓疾病进展的核心措施，即使已患病，戒烟仍可减少急性发作。

4. 田奶奶，68 岁，慢性支气管炎病史 8 年，近期因受凉后出现咳嗽、黄脓痰、低热（体温 37.8 ℃）。患者有糖尿病病史。照护中应重点采取的措施是（　　）。

A. 立即静脉注射抗生素　　B. 协助患者取半卧位并拍背排痰

C. 鼓励进食高糖食物以补充能量　　D. 限制每日饮水量

E. 建议每日跑步增强体质

答案：B

解析：患者痰液黏稠，体位引流和拍背可促进排痰，减少气道阻塞。

5. 赵爷爷，75 岁，慢性支气管炎病史 12 年，每年冬季症状加重。目前病情稳定，无急性感染。预防其急性发作的最佳措施是（　　）。

A. 长期口服抗生素　　B. 接种流感疫苗和肺炎球菌疫苗

C. 每日吸入高浓度氧气　　D. 减少蛋白质摄入以减轻痰液生成

E. 长期口服糖皮质激素

答案：B

解析：疫苗接种可有效减少呼吸道感染风险，是预防急性发作的关键。

任务三　慢性阻塞性肺疾病照护

扫码获取
数字资源

案例导入

戴爷爷，72 岁，有吸烟史 12 年，1 年前因肺部感染、渐进性呼吸困难，前往医院就诊，诊断为"慢性支气管炎，慢性阻塞性肺气肿"。经治疗后病情趋于稳定，但易复发感染，症状呈逐渐加重趋势。老伴已故，现与儿子同住。近期，戴爷爷再次出现咳嗽、痰量增多、轻微憋喘等症状，遵医嘱需进行雾化治疗及呼吸功能训练。其子每日送戴爷爷至社区日间照护中心接受日托服务，并在中心完成治疗和康复。戴爷爷抵触前往日间照护中心，原因包括中心禁止吸烟，加之身体咳嗽不适，情绪烦躁且配合度不高。（本案例改编自全国职业院校技能大赛"健康养老照护"赛项赛题）

任务描述

1. 依据康复方案，指导并协助老年人进行呼吸功能训练。
2. 为老年人实施超声雾化吸入。
3. 协助老年人戒烟并安抚其情绪。

知识殿堂

慢性阻塞性肺疾病（chronic obstructive pulmonary diseases，COPD），简称慢阻肺，是一组以持续气流受限为特征的疾病。气流受限呈不完全可逆，且通常呈进行性发展，并与气道和肺组织暴露于香烟烟雾等有害气体或颗粒物所引发的慢性异常炎症反应有关。

慢阻肺与慢性支气管炎及肺气肿密切相关。当慢性支气管炎和肺气肿老年人肺功能检查出现气流受限时，可诊断为慢阻肺。若老年人只有慢性支气管炎和（或）肺气肿，而无持续气流受限，则不能诊断为慢阻肺。

慢阻肺是老年呼吸系统疾病中的常见疾病和多发病。调查显示，近 1/4 的 40 岁以上人群存在气道受阻症状，且随着年龄增加，患病率呈显著上升趋势。我国流行病学调查显示，60 岁以上人群慢阻肺患病率超过 27%，全国总患病人数约 1 亿人，严重影响老年人的生活质量，是严重的公共卫生问题。

一、病因

慢阻肺的病因复杂，是内外因素相互作用的结果。

（一）吸烟

吸烟是主要的危险因素。吸烟的时间越长、吸烟量越大，慢阻肺的患病率就越高。

（二）理化因素

长期暴露于高浓度的刺激性气体、职业粉尘、大气污染物、工业废气及室内空气污染物等环境中，可导致慢阻肺的发生；气候变化也可能加剧其发展。

（三）感染因素

感染是慢阻肺发生与发展的重要因素，反复呼吸道感染可使疾病不断进展。

（四）蛋白酶一抗蛋白酶体系失衡

蛋白酶增多或抗蛋白酶不足，可破坏肺组织结构引起肺气肿。

（五）炎症机制

气道、肺实质及肺血管的慢性炎症是慢阻肺的特征性改变，中性粒细胞、巨噬细胞、T 淋巴细胞等炎症细胞均参与了慢阻肺的发病过程。

（六）其他因素

如自主神经功能失调、营养不良、气温变化等都有可能参与慢阻肺的发生与发展过程。

二、临床表现

慢阻肺起病缓慢，病程长，可反复发作，后期可并发自发性气胸、肺部感染、肺性脑病、呼吸衰竭等。

（一）症状

1. 慢性咳嗽

慢性咳嗽是慢阻肺最早出现的症状，随着病程发展可终身不愈。晨间咳嗽明显，夜间有阵咳或排痰。

2. 咳痰

一般为白色黏液或浆液性泡沫痰，偶带血丝，清晨排痰较多。急性发作期痰量增多，可有脓性痰。

3. 气短或呼吸困难

活动后呼吸困难是慢阻肺的“标志性症状”。早期在劳累时出现，后逐渐加重，以致在日常生活甚至休息时也感到气短，也是导致老年人焦虑不安的原因。

4. 喘息和胸闷

部分老年人，特别是在病情急性加重时，会出现相关症状。

5. 其他

病情严重时有食欲减退、疲乏、消瘦、焦虑等症状。

（二）体征

1. 视诊及触诊

胸廓前后径增大，肋间隙增宽，剑突下胸骨下角增宽，呈桶状胸；呼吸运动变浅、频率增快，严重者可有缩唇呼吸等。触诊示双侧语颤减弱或消失。

2. 叩诊

肺部呈过清音，心浊音界缩小，肺下界和肝浊音界下移。

3. 听诊

双肺呼吸音减弱，呼气相延长；并发感染时，可闻及湿性啰音；合并哮喘时，可闻及哮鸣音。

（三）并发症

可并发慢性呼吸衰竭、自发性气胸、慢性肺源性心脏病。

（四）老年慢阻肺的特点

1. 呼吸困难更为显著

随着气道阻力的增加及呼吸功能失代偿，老年人在轻度活动甚至静息时即出现胸闷、气促。

2. 典型症状弱化或缺失

老年人在急性感染时体温不升、咳嗽不明显、气促不显著、白细胞不升高，可表现为厌食、胸闷、发绀、精神萎靡等。

3. 容易反复感染，并发症多

心血管系统疾病是最重要的并发症，是导致慢阻肺老年人死亡的首要原因。

知识拓展

慢阻肺病情严重程度评估可采用改良版英国医学研究委员会呼吸困难问卷（mMRC）进行评估，具体见表 3-3-1。

表 3-3-1　mMRC 问卷

分级	mMRC 评估呼吸困难症状
0 级	剧烈活动时出现呼吸困难
1 级	平地快步行走或爬缓坡时出现呼吸困难
2 级	平地行走时比同龄人慢或需要停下来休息
3 级	平地行走 100 米左右或数分钟后需要停下来喘气
4 级	因严重呼吸困难而不能离开家，或在穿、脱衣服时出现呼吸困难

三、辅助检查

（一）肺功能检查

是慢阻肺诊断的“金标准”，有助于判断病变程度和预后。在吸入支气管扩张剂后，若第一秒用力呼气容积（FEV1）/ 用力肺活量（FVC）＜ 70% 且 FEV1 ＜ 80% 时，表明存在持续气流受限。

（二）影像学检查

1. 胸部 X 线检查

无特征性改变，早期 X 线无明显变化，随病情进展可出现肺纹理增粗、紊乱等征象。

2. 胸部 CT 检查

具有较高的敏感性和特异性，常用于鉴别诊断。

（三）血气检查

血气检查有助于提示当前病情的严重程度，当 FEV1 ＜ 50% 预计值、有呼吸衰竭或者存在右心衰竭临床表现的慢阻肺老年人均应做此检查。

四、治疗要点

（一）稳定期治疗

1. 老年人教育和管理

核心内容包括：戒烟宣教、长期规律使用药物的重要性、吸入药物及吸入装置的正确使用方法、呼吸康复训练知识、急性加重的识别与处理等。戒烟是减轻慢阻肺功能损害最有效的措施。

2. 药物治疗

（1）支气管舒张药：是慢阻肺稳定期最主要的治疗药物，常用的有 β_2 受体激动剂、抗胆碱能药和茶碱类药，药物联合应用可增加治疗效果。

（2）糖皮质激素：对于急性加重风险较高的患者，长期吸入糖皮质激素与长效 β_2 受体激动剂的联合制剂能降低急性加重的发作频率，提高运动耐量，改善生活质量。

（3）镇咳祛痰药：镇咳祛痰药仅用于痰黏难咳者，不推荐常规使用。镇咳药不利于痰液引流，应慎用。

3. 长期家庭氧疗

对于明显缺氧患者，可采用长期家庭氧疗，一般鼻导管吸氧，氧流量为 1 ～ 2 L/min，吸氧时间超过 15 h/d。目的是使老年人在海平面、静息状态下，达到 $PaO_2 \geqq 60$ mmHg 和（或）SaO_2 升至 90% 以上。

（二）急性加重期治疗

1. 低流量吸氧

氧疗是慢阻肺急性加重期的基础治疗，可通过鼻导管或者通过面罩吸氧，一般吸氧浓度流量为 1 ～ 2 L/min，维持血氧饱和度在 88% ～ 92%。

2. 药物治疗

（1）抗感染药：慢阻肺急性加重并有脓性痰是应用抗生素的指征。适用于以下 3 种情况：①呼吸困难加重，痰量增多，咳脓痰。②脓痰增多，并有其他症状。③需要机械通气。应根据所在地常见病原菌和药物敏感试验情况选择合理的抗生素。

（2）支气管扩张剂：是慢阻肺急性加重期的一线基础治疗药物，可遵医嘱单独使用短效支气管扩张剂如沙丁胺醇、特布他林、左旋沙丁胺醇等吸入治疗。也可遵医嘱联用短效抗胆碱药物如异丙托溴铵吸入治疗。

（3）糖皮质激素：住院治疗的急性加重期老年人可遵医嘱口服泼尼松龙 30 ～ 40 mg/d，或静脉使用甲泼尼龙 40 ～ 80 mg/d，连续用药 5 ～ 7 天。

（三）中医治疗

可通过针灸、推拿、气功等方法辨证施治。针灸常用穴位包括：肺俞、天突、丰隆、膻中、定喘等。

五、照护措施

（一）生活照护

1. 环境与休息

定时通风，保持室内空气清新，调节至适宜的温湿度。冬季注意保暖。急性发作期以卧床休息为主，照护员协助老年人采取舒适的体位；晚期老年人宜取坐位、身体前倾位，使用辅助呼吸机参与呼吸。

2. 合理饮食

摄入高热量、高蛋白、高维生素、清淡易消化的食物，以提高机体的抵抗力；避免食用过冷、过热、产气食物或引起便秘的食物，以防因腹胀影响膈肌运动。为减少呼吸困难，餐前至少休息 30 min，餐后避免平卧。病情允许的情况下，多饮水，以湿化气道、促进排痰。

（二）基础照护

1. 病情观察

密切观察咳、痰、喘症状和加重情况，尤其注意痰液量、黏稠度、性状。关注老年人的肺功能分级和呼吸困难程度，如有呼吸加快、口唇发绀、心悸胸闷、乏力气短、难以平卧等症状需立即给予吸氧并及时就医，以缓解缺氧状态、预防呼吸衰竭的发生。

2. 对症照护

对发热者予以降温，并加强发热老年人的照护工作。若喘息严重，及时吸入气雾剂、给予氧疗。呼吸困难伴低氧血症者，遵医嘱给予氧疗。氧疗有效指标：老年人呼吸困难减轻、呼吸频率减慢、发绀减轻、心率减慢、活动耐力增加。慢阻肺常见的并发症是呼吸衰竭，预防的关键在于净化呼吸道、保持气道通畅。

3. 用药照护

督促老年人遵医嘱服用药物，指导老年人正确使用气雾剂，观察疗效及不良反应。

（三）心理照护

了解老年人对疾病的态度，关心体贴老年人，引导老年人以积极的心态对待疾病，培养老年人的兴趣爱好，以分散其注意力，帮助老年人树立信心。

（四）康复照护

1. 呼吸功能训练

指导老年人进行呼吸功能训练，如缩唇呼吸或腹式呼吸（表 3–3–2）以及使用阻力器等，以加强呼吸肌的肌力和耐力，改善呼吸功能。缩唇呼吸和腹式呼吸，建议每日训练 3 ~ 4 次，每次重复 8 ~ 10 次。

表 3–3–2　腹式呼吸

腹式呼吸
●方法：①患者可取仰卧位，用鼻吸气，吸气时胸腹部放松，让腹部自然隆起；②用口呼气，呼气时轻轻收腹，要尽量做到深吸慢呼，吸气与呼气时间比为 1∶2 或 1∶3，每分钟 10 次左右。 ●练习数次后患者可稍事休息，每日训练 2 次，每次 10 ~ 15 min，熟练后可增加训练次数和时间。 ●作用：腹式呼吸可增强膈肌的肌力和活动度，增加肺泡通气量。

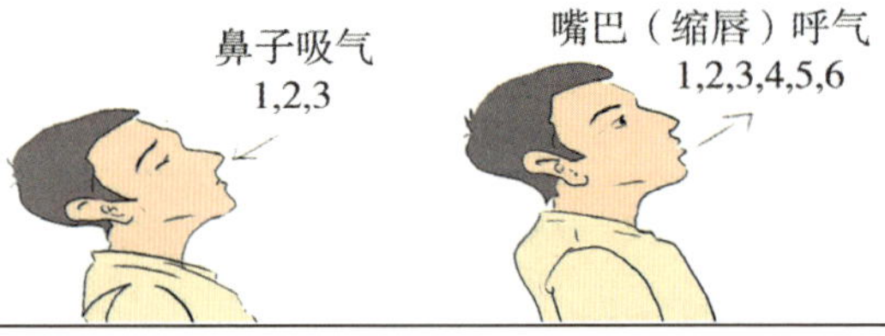

2. 有效咳嗽训练

有效咳嗽（图 3–3–1）能够帮助支气管分泌物排出气道，在不加重病情或增加支气管痉挛的前提下，提高分泌物清除效率。

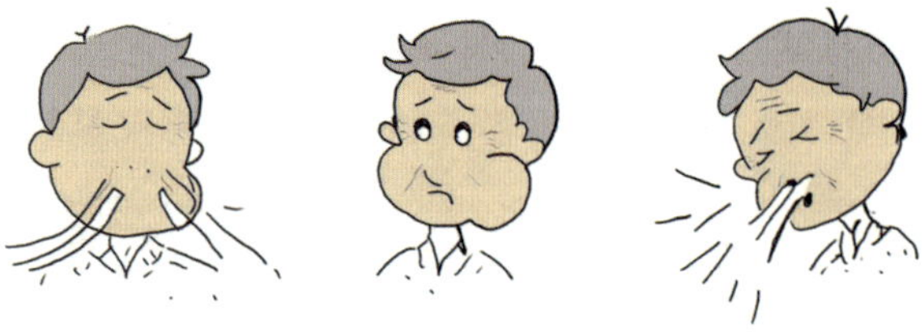

图 3–3–1　有效咳嗽

3. 骨骼肌运动训练

包括步行、打太极拳、打八段锦等，注意训练强度为无明显呼吸困难情况下接近老年人的最大耐受水平。

六、健康指导

（一）疾病知识指导

向患者及其家属介绍慢阻肺的相关知识，使其理解该病虽不可逆，但积极的治疗与自我管理能有效减少急性加重。指导老年人及其家属掌握长期家庭氧疗的正确方法与注意事项，教育和督促老年人戒烟，以改善呼吸功能、延缓病情的发展，从而提高生活质量。

（二）疾病预防指导

1. 生活规律，劳逸结合，适当参与室外活动。坚持规律且适当的体育活动，以增强体质，如散步、气功、八段锦、太极拳等；加强呼吸训练（腹式呼吸或缩唇腹式呼吸），提升肺活量和呼吸功能；可用冷水擦洗脸和颈部，增强耐寒能力。

2. 避免发病诱因，积极预防呼吸道感染。建议戒烟、改善居住环境、加强身体锻炼、坚持长期呼吸功能锻炼和家庭氧疗等，减少烟雾、粉尘和刺激性气体对呼吸道的影响。

3. 合理规划休息与活动，保持情绪稳定，避免过度紧张与疲劳。注意气温变化，避免淋雨、受凉等削弱机体抵抗力的因素。感冒流行季节尽量不到公共场所，若出现感染症状，应及时治疗。

4. 帮助老年人树立预防为主、康复锻炼的理念，充分发挥老年人参与康复锻炼的主观能动性。必要时可接种流感疫苗以降低感染风险。

（三）病情监测指导

指导老年人监测呼吸困难的程度，如有呼吸加快、心悸胸闷、乏力气短、难以平卧时，应马上吸氧、及时就医，以缓解缺氧状态并预防呼吸衰竭。

【练习题】

A1 型题

1. 慢性阻塞性肺疾病的主要特征是（　　）。

A. 气道结构重塑　　B. 肺泡通气量下降　　C. 持续性气流受限

D. 肺泡弹性回缩力减退　　E. 明显的肺外效应

答案：C

解析：COPD 的主要特征是持续性气流受限，通常由气道炎症和肺泡结构破坏引起。

2. 慢性阻塞性肺疾病最常见的病因（　　）。

A. 慢性支气管炎　　B. 支气管肺炎　　C. 支气管扩张症

D. 支气管哮喘　　E. α_1 抗胰蛋白酶不足

答案：A

解析：慢性支气管炎是 COPD 最常见的病因。

3. 慢性阻塞性肺疾病患者最常见的症状（　　）。

A. 突发性呼吸困难　　B. 夜间阵发性呼吸困难

C. 逐渐加重的呼吸困难，以活动后为重

D. 发绀　　E. 心悸

答案：C

解析：通常表现为逐渐加重的呼吸困难，尤其在活动后加重。

4. 慢性阻塞性肺疾病急性加重最常见的原因（　　）。

A. 空气污染　　B. 过敏　　C. 感染

D. 治疗不规律　　E. 气候变化

答案：C

解析：感染（尤其是呼吸道感染）是 COPD 急性加重的最常见诱因。

5. 慢性阻塞性肺疾病患者最常用的氧疗是（　　）。

A. 有创机械通气　　B. 无创机械通气　　C. 间断高浓度吸氧

D. 长期家庭氧疗　　E. 持续低流量吸氧

答案：E

解析：COPD 患者通常采用持续低流量吸氧，避免二氧化碳潴留。

A2 型题

1. 李奶奶，68 岁，患有慢性阻塞性肺疾病，长期吸烟。为预防病情步恶化，以下哪项措施最为关键（　　）。

A. 定期进行肺功能检查　　B. 每年接种流感疫苗　　C. 戒烟

D. 增加营养摄入　　E. 家庭氧疗

答案：C

解析：戒烟是预防慢性阻塞性肺疾病进展最为关键的措施，可以显著降低疾病进展速度和急性加重频率。

2. 王爷爷，75 岁，慢性阻塞性肺疾病患者，近期天气寒冷，容易感冒。为预防呼吸道感染，以下哪项措施不恰当（　　）。

A. 保持室内空气流通　　B. 减少外出，避免人群聚集

C. 每天进行户外剧烈运动　　D. 佩戴口罩　　E. 勤洗手

答案：C

解析：在寒冷季节应避免剧烈运动。

3. 刘爷爷，68 岁，反复咳嗽、咳痰 20 年，气短 5 年，近 2 天因受凉后出现呼吸困难加重。查体：口唇发绀，桶状胸，双肺呼吸音减弱。动脉血气分析示 PaO_2 为 55 mmHg，$PaCO_2$ 为 65 mmHg。最可能的诊断是（　　）。

A. 慢性阻塞性肺疾病急性加重　　B. 急性左心衰竭　　C. 肺栓塞

D. 自发性气胸　　E. 支气管哮喘

答案：A

解析：患者有 COPD 病史，近期感染后出现呼吸衰竭，符合 COPD 急性加重的表现。

4. 赵爷爷，72 岁，慢性阻塞性肺疾病患者，近期出现食欲缺乏、体重下降。为改善营养状况，以下哪种饮食最合适（　　）。

A. 高热量、高蛋白、低维生素饮食　　B. 多吃产气食物，增加饱腹感

C. 高脂肪、高碳水化合物的饮食　　D. 少食多餐，避免过饱

E. 多喝果汁，补充维生素

答案：D

解析：慢性阻塞性肺疾病患者应采用高热量、高蛋白、高维生素的饮食，同时避免过饱和产气食物，以免影响呼吸。少食多餐是适合患者的饮食方式，既能保证营养摄入，又不会加重呼吸负担。

5. 张奶奶，75 岁，慢性咳嗽、咳痰 20 年，近 1 周因受凉后出现嗜睡、意识不清。查体：球结膜水肿，口唇发绀，双肺可闻及湿啰音。最可能的诊断是（　　）

A. 电解质紊乱　　B. 左心衰竭　　C. 脑梗死

D. 肺性脑病　　E. 感染

答案：D

解析：COPD 患者出现意识障碍和二氧化碳潴留，符合肺性脑病的表现。

任务四　肺炎照护

扫码获取
数字资源

案例导入

刘爷爷，68 岁，独居。慢性支气管炎、肺气肿、慢阻肺 6 年，高血压病史 3 年，现血压平稳。平均每天吸烟 20 支，偶尔饮酒。10 天前以“咳嗽、咳痰、发热”入院，诊断为“肺炎”，经住院治疗 1 周后出院。今晨起出现咳嗽、气短、咳白色黏痰，自测体温 37.9 ℃，前往照护中心寻求帮助。（本案例改编自全国职业院校技能大赛“健康养老照护”赛项赛题）

任务描述

1. 协助老年人遵医嘱服药。
2. 为老年人绘制关于肺炎防治的健康教育海报。

知识殿堂

肺炎是一种发生在终末气道、肺泡和肺间质的炎症，可由感染、理化因素、免疫损伤等多种病因引起，是呼吸系统的常见疾病，尽管新的强效抗生素和有效疫苗不断用于临床，其发病率和病死率仍很高，这可能与人口老龄化、病原体的变异、医院获得性肺炎发病率增高、病原学诊断困难和不合理应用抗生素引起细菌耐药性增高等有关。

老年肺炎的发生率大约是青年人的 10 倍。在老年人群中，肺炎是高发病率、高死亡率的疾病，是导致老年人死亡最常见的感染性疾病。

一、病因

（一）生理退化

老化导致上呼吸道保护性防御反射减弱，呼吸道纤毛运动能力减弱；喉反射减弱，吞咽功能减退等。

（二）口腔卫生

口咽部细菌定植密度增加，菌群平衡失调，吸入后可导致肺炎。大部分虚弱高龄的老年人口腔卫生状况较差，更易发生细菌定植。

（三）病原体

细菌感染最常见。院外感染以肺炎链球菌多见，院内感染以革兰阴性杆菌多见，如肺炎克雷白杆菌等。对高龄、衰弱、意识障碍、吞咽障碍的老年人，厌氧菌感染是常见致病菌，误吸是厌氧菌肺炎的主要原因。另外，老年人也是病毒、真菌的易感者，老年肺炎常由多种病原体混合感染引起，以吸入性肺炎和坠积性肺炎较为常见。

二、分类

（一）按病因分类

按病因分类对于肺炎的治疗具有重要指导意义，具体内容见表 3–4–1。

表 3-4-1　肺炎的病因分类

类型	病原体
细菌性肺炎（最常见）	肺炎链球菌（最常见）、金黄色葡萄球菌、甲型溶血性链球菌等需氧革兰阳性球菌，肺炎克雷白杆菌、流感嗜血杆菌、铜绿假单胞菌等需氧革兰阴性杆菌，棒状杆菌、梭形杆菌等厌氧杆菌
病毒性肺炎	冠状病毒、腺病毒、呼吸道合胞病毒、流感病毒等
真菌性肺炎	念珠菌、曲霉菌、隐球菌等
非典型病原体所致肺炎	支原体、军团菌和衣原体等
其他病原体所致肺炎	立克次体、弓形虫、原虫（卡氏肺囊虫）、寄生虫（肺包虫、肺吸虫）等
理化因素所致肺炎	放射性损伤引起的放射性肺炎，吸入胃酸、刺激性气体、液体等化学物质引起的化学性肺炎

（二）按患病环境分类

按患病环境分类有助于指导肺炎的经验性抗菌治疗，可分为社区获得性肺炎和医院获得性肺炎两类（表 3–4–2）。

表 3-4-2　肺炎的患病环境分类

概念	社区获得性肺炎	医院获得性肺炎
定义	又称医院外获得性肺炎，指在医院外罹患的感染性肺实质炎症，包括有明确潜伏期的病原体感染但在入院后平均潜伏期内发病的肺炎	简称医院内肺炎，指患者在入院时既不存在，也不处于潜伏期，而是在住院 48 h 后发生的感染，也包括出院后 48 h 内发生的肺炎。其中以呼吸机相关肺炎最为多见，治疗和预防较困难
传播途径	吸入飞沫、空气或血源传播	误吸口咽部定植菌
病原体	肺炎链球菌、流感嗜血杆菌和非典型病原体	铜绿假单胞菌、大肠杆菌、克雷白杆菌、金黄色葡萄球菌、肺炎链球菌、流感嗜血杆菌等

（三）按解剖分类

可分为大叶性肺炎、小叶性肺炎和间质性肺炎，具体见表 3–4–3。

表 3-4-3　肺炎的解剖分类

类型	病原体	病变过程	主要表现
大叶性肺炎（又称肺泡性肺炎）	致病菌以肺炎链球菌最为常见	病原体先在肺泡引起炎症，经肺泡间孔向其他肺泡扩散，致使病变累及部分或整个肺段、肺叶	肺实质炎症，通常不累及支气管
小叶性肺炎（又称支气管肺炎）	致病菌有肺炎链球菌、葡萄球菌、病毒、肺炎支原体等	病变起于支气管或细支气管，继而累及终末细支气管和肺泡	X 线片显示病灶融合成不规则的片状或大片状阴影，密度深浅不一，且不受肺叶和肺段限制，区别于大叶性肺炎
间质性肺炎	可由细菌、支原体、衣原体、病毒或肺孢子菌等引起	是以肺间质为主的炎症，病变主要累及支气管壁及其周围组织。由于病变在肺间质，呼吸道症状较轻，异常体征较少	X 线片通常表现为肺下部的不规则条索状阴影

三、临床表现

（一）症状

发病前常有上呼吸道感染、受凉、淋雨、疲劳等诱因。典型表现为起病急骤、高热、寒战，呈稽留热，伴全身肌肉酸痛。患侧胸痛明显，咳嗽时加剧。咳嗽以干咳为主，有少量黏痰。感染严重者可发生休克，表现为出冷汗、四肢厥冷、少尿或无尿及神经精神症状。

（二）体征

呈急性病容，面颊绯红、鼻翼扇动、呼吸浅快，患侧呼吸运动减弱；语颤增强；叩诊呈浊音；听诊可闻及支气管呼吸音、干湿啰音，累及胸膜时可闻及胸膜摩擦音。

（三）老年人肺炎特点

症状不典型是老年肺炎区别于年轻人肺炎最显著的特点，其临床表现因病原体和宿主状态不同而存在差异。

1. 起病隐匿

老年肺炎常表现为健康状况逐渐恶化，如厌食、乏力、食欲减退、精神萎靡、头晕、营养不良等非特异性表现。出现嗜睡、意识模糊等意识障碍者，肺炎发病率和死亡率更高。

2. 临床表现不典型

老年肺炎缺乏典型症状，多无咳嗽、咳痰、发热、胸痛等特异症状，有症状者约占 35%，高热者约占 34%。其中，较常见的表现是呼吸频率和心率增快，表现为呼吸困难或呼吸急促，全身中毒症状较常见且在疾病早期出现。极少出现典型肺炎的语颤增强、支气管呼吸音等肺实变体征。

3. 并发症多且严重

老年人常患多种疾病，机体免疫功能较差，一旦发生肺炎常易并发呼吸衰竭、心力衰竭、电解质紊乱、败血症、休克、弥散性血管内凝血等严重并发症。病程后期，呼吸衰竭、心力衰竭、多脏器功能衰竭是老年肺炎的重要死因。

4. 病程迁延

常与合并多种病原体感染、耐药、病灶吸收缓慢等因素有关。

四、辅助检查

（一）影像学检查

1. 胸部 X 线检查

是肺炎诊断和疗效判定的重要依据，约 80% 老年肺炎为支气管肺炎，典型的大叶性肺炎相对少见。

2. 胸部 CT 检查

在评估和诊断老年肺炎的严重性方面，胸部 CT 的敏感性通常优于 X 线检查，条件允许时，应尽可能进行此项检查。

（二）炎性标志物

老年人的炎性反应敏感性下降，外周血白细胞和中性粒细胞数量可无明显升高。因此，需要结合其他炎症指标进行综合判断。血清降钙素原（PCT）是诊断和监测细菌感染的重要生物学指标。

五、治疗要点

（一）一般治疗

1. 纠正缺氧

一般采用鼻导管或面罩给氧。对于不伴有 CO_2 潴留的低氧血症老年人，可给予较高浓度（40% ~ 60%）吸氧；对于伴有明显 CO_2 潴留的慢性呼吸衰竭，应给予低浓度（< 35%）持续吸氧。

2. 促进排痰

老年人常因咳嗽无力、排痰困难导致痰液阻塞，严重时可引发窒息而危及生命。痰液黏稠者可适当多饮水，使痰液稀释，并辅以雾化吸入治疗。对于卧床老年人，应定时帮助其翻身、叩背，鼓励其咳嗽，当老年人无力将痰咳出而堆积在气管或咽喉部时，应及时应用吸引装置吸痰。

（二）抗感染治疗

抗感染治疗是肺炎治疗的核心环节，强调早期、足量应用抗菌药物，必要时联合用药，疗程应适当延长。重症肺炎的治疗首先应选择广谱的强力抗菌药物，应根据抗菌药物敏感试验结果随时调整，用药过程中注意过敏反应，如肝、肾功能损害及耳毒性等不良反应。抗生素治疗后 48 ~ 72 h，应对病情进行评估。治疗有效表现为体温下降、症状改善、白细胞计数逐渐降低或恢复正常。

（三）对症支持治疗

及时补液，纠正酸碱失衡、电解质紊乱。老年高热患者慎用退热剂，以防虚脱、休克。罹患肺炎时，原有慢性疾病可恶化，所以治疗肺炎的同时，必须积极管理基础疾病，如控制血压、血糖，改善心脑循环、纠正心力衰竭，高度重视并及时处理肺炎相关并发症。

六、照护措施

（一）生活照护

1. 环境与休息

照护员应为老年人提供安静、清洁、舒适、温湿度适宜的环境，一般室温维持在 18 ~ 22 ℃，湿度以 50% ~ 60% 为宜。发热者应卧床休息，减少活动。应协助老年人取半卧位或端坐卧位，以缓解呼吸困难。

2. 合理饮食

饮食应清淡易消化，给予高热量、足够蛋白质、充足的维生素，避免进食辛辣等刺激性食物，少食多餐。鼓励老年人多饮水，每日饮水量在 2000 mL 以上。

（二）基础照护

1. 病情观察

密切观察老年人的意识状态、生命体征，注意其体温、呼吸频率、节律，有无呼吸困难，能否排痰；注意观察有无早期休克征象，如烦躁不安、面色苍白、四肢湿冷、脉搏细速、血压下降、尿量减少等。若血压＜ 90/60 mmHg，尿量＜ 20 mL/h 等，则提示病情严重，照护员应立即报告医护人员。

2. 保持呼吸道通畅，纠正缺氧

密切观察咳嗽、咳痰的程度及痰液的性状等病情变化。鼓励老年人有效咳嗽、咳痰，协助其翻身叩背及深呼吸以促进排痰，保持呼吸道通畅。对呼吸困难、发绀者给予半卧位，遵医嘱及时吸氧。

3. 对症照护

（1）对高热老年人，照护员应做好物理降温，可在其头部、腋下、腹股沟等处放置冰袋，或采用温水擦浴降温，并嘱老年人多饮水或遵医嘱给予小剂量退热药。当老年人大量出汗时，照护员应及时协助其擦拭和更换衣服。

（2）对呼吸困难者，照护员应帮助其取半卧位（图 3-4-1），遵医嘱吸氧，注意无菌操作，如氧气湿化瓶与鼻导管应每日消毒更换，防止发生医源性感染；嘱胸痛患者取患侧卧位；协助休克征象者取仰卧中凹位（图 3-4-2），使其头胸部抬高约 20°，下肢抬高约 30°，注意保护；长期卧床者，若无禁忌证可抬高床头 30° ~ 45°，头偏向一侧，防止发生吸入性肺炎。

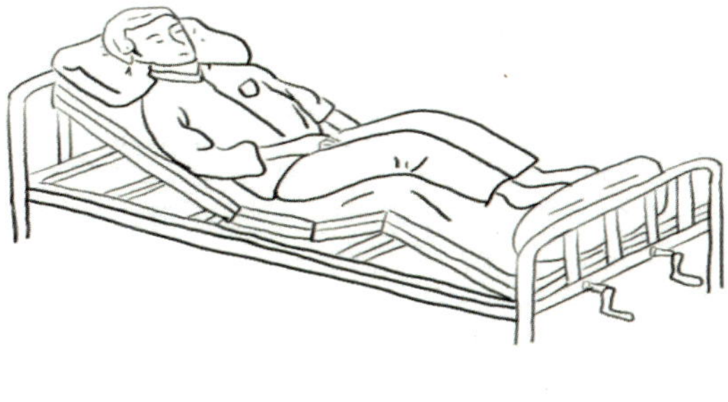

图 3-4-1　半卧位

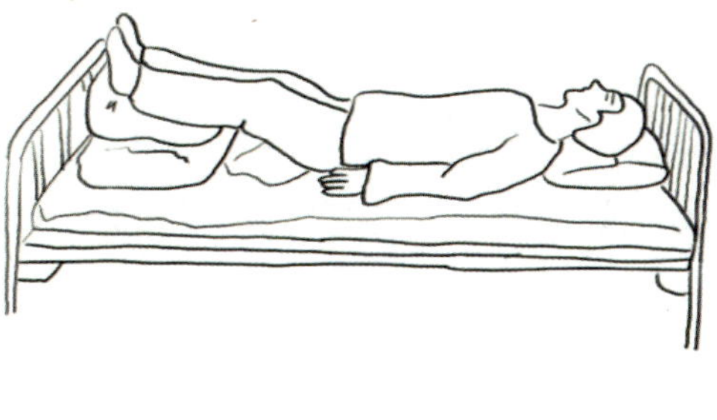

图 3-4-2　仰卧中凹位

（3）对痰液黏稠者，照护员应鼓励其多饮水，亦可遵医嘱给予其雾化吸入或应用祛痰剂，以稀释痰液，并配合翻身、叩背促进痰液排出，并鼓励老年人有效咳嗽、咳痰。做好老年人的口腔护理，指导老年人坚持每日多次漱口，保持口腔清洁，针对性地选择口腔漱口液（表 3-4-4）。

表 3-4-4　口腔漱口液

溶液名称	浓度	作用
氯化钠溶液	0.9%	清洁口腔
硼酸溶液	2% ~ 3%	抑菌
过氧化氢溶液	1% ~ 3%	防腐防臭
碳酸氢钠溶液	1% ~ 4%	抗真菌感染
呋喃西林溶液	0.02%	清洁口腔，广谱抗菌
醋酸溶液	0.1%	抑制绿脓杆菌、假单胞菌属感染
甲硝唑溶液	0.08%	抑制厌氧菌感染
柠檬酸	0.1%	增加唾液分泌
氯己定	0.02%	清洁口腔，广谱抗菌

4. 用药照护

照护员应遵医嘱用药，注意观察药物的疗效及不良反应，避免发生二重感染。

（三）心理照护

照护员应指导老年人及其家属了解肺炎预防的相关知识，加强锻炼，增加机体的抗病能力。照护员应随时了解老年人的心理变化，倾听老年人的想法，解除其思想顾虑，帮助老年人树立战胜疾病的信心。

（四）康复照护

指导老年人练习腹式呼吸，并嘱其每天锻炼 3 ～ 5 次，持续时间因人而异，以不产生疲劳为宜。若合并吞咽障碍，需要进行吞咽康复训练。如每天进餐前，练习空吞咽动作，每次 10 下；进餐时，向左右侧转头，并同时进行吞咽，每餐 3 次；进餐后，交替后仰和前屈颈部，并在颈部前屈时完成空吞咽动作，以清除咽部残留食物。此外，可配合老年体操、步行等全身运动，提高老年人的通气储备能力。

七、健康指导

（一）疾病知识指导

照护员应加强老年肺炎基本知识的宣教，强调预防的重要性；指导易感者在呼吸道传染病流行期间接种疫苗，尽量少去公共场所，避免发生呼吸道感染。对出院后继续用药者，要做好用药指导，并告知其复诊时间。

（二）疾病预防指导

1. 加强营养，适当运动，保证充足睡眠，增强体质，避免交叉感染，提高免疫力及抗感染能力。

2. 注意天气变化，及时增减衣服，注意保暖，预防上呼吸道感染。

3. 戒烟，保持室内通风换气。烟草依赖已被 WHO 定性为慢性疾病，老年肺炎患者应把戒烟作为治疗目标之一。

4. 对有误吸史的老年人应指导其选择正确的营养方式，调配固体食物进食，避免进食流质食物或饮水时发生误吸；于饭后半小时后睡眠，不宜平卧，可抬高头部，以防误吸；对于假性延髓性麻痹所致吞咽障碍、全身衰竭的老年人应插胃管鼻饲补充营养并定期翻身、叩背以助排痰；可遵医嘱使用吞咽功能训练仪进行康复训练。

5. 接种肺炎疫苗。临床指南推荐≥ 65 岁的人群和伴有高危并发症者接种肺炎球菌多糖疫苗。

（三）病情监测指导

指导老年人定时监测体温及呼吸困难的程度，如有高热不退、气急加重、口唇发绀等症状，须及时就医。经常改变体位，翻身叩背，促进气道痰液排出。

（四）延续照护

老年人出院后的居家延续照护至关重要。一方面，要加强老年人的日常生活活动能力，如进食、床—椅转移、个人清洁卫生等；另一方面，需提高老年人的社会支持度，良好的社会支持有助于缓解老年人的不良情绪，满足其社会参与的需求。

【练习题】

A1 型题

1. 老年肺炎患者可减轻胸痛的最常用体位是（　　）。

A. 坐位　　B. 仰卧位　　C. 患侧卧位
D. 健侧卧位　　E. 俯卧位

答案：C

解析：老年肺炎患者为缓解胸痛，宜取患侧卧位。

2. 老年肺炎病原体中最常见的是（　　）。

A. 肺炎链球菌　　B. 金黄色葡萄球菌　　C. 铜绿假单胞菌
D. 肺炎克雷白杆菌　　E. 流感嗜血杆菌

答案：A

解析：社区获得性肺炎中，肺炎链球菌是最常见的病原体，尤其在老年人中更为多见。

3. 关于老年肺炎的治疗，以下说法错误的是（　　）。

A. 应根据病原体选择敏感抗生素　　B. 治疗过程中需密切监测肾功能
C. 症状缓解后可立即停用抗生素　　D. 对于吞咽困难的患者需注意预防误吸
E. 治疗时需关注患者全身状况

答案：C

解析：老年肺炎患者症状缓解后仍需继续使用抗生素至足疗程，通常为 7 ~ 10 天，以防止复发。

4. 老年肺炎患者易出现意识障碍的原因是（　　）。

A. 脑血管意外　　B. 电解质紊乱

C. 缺氧或感染中毒性脑病　　D. 脑炎　　E. 脑肿瘤

答案：C

解析：老年肺炎患者常因缺氧或感染中毒性脑病导致意识障碍，结合病史和影像学检查，考虑为肺性脑病。

5. 老年肺炎患者在治疗过程中需特别注意的药物是（　　）。

A. 青霉素类　　B. 氨基糖苷类　　C. 头孢菌素类

D. 大环内酯类　　E. 喹诺酮类

答案：B

解析：氨基糖苷类药物主要经肾脏排泄，老年患者肾功能减退，使用时需特别注意调整剂量，避免肾毒性。

A2型题

1. 陈爷爷，男，75岁，因“反复咳嗽、咳痰30年，加重伴发热、气促3天”入院。查体：体温38.5 ℃，呼吸急促，双肺可闻及大量湿啰音，双下肢轻度水肿。血常规示：白细胞15×109/L，中性粒细胞85%。该患者最可能的诊断是（　　）。

A. 慢性支气管炎急性发作　　B. 肺炎　　C. 支气管扩张

D. 肺心病　　E. 心力衰竭

答案：B

解析：患者有发热、白细胞升高，双肺湿啰音，提示肺部感染，结合病史考虑为肺炎。

2. 吴奶奶，女，78岁，因“咳嗽、咳痰1周，意识模糊1天”入院。查体：体温37.8 ℃，意识模糊，双肺可闻及少量湿啰音。胸部X线示：双下肺斑片状阴影。血常规示：白细胞10×109/L。该患者意识模糊的原因最可能是（　　）。

A. 脑血管意外　　B. 电解质紊乱　　C. 肺性脑病

D. 脑炎　　E. 脑肿瘤

答案：C

解析：老年肺炎患者常因缺氧或感染中毒性脑病导致意识障碍，结合病史和影像学检查，考虑为肺性脑病。

3. 李爷爷，男，72岁，因“反复咳嗽、咳痰20年，加重伴发热、呼吸困难2天”入院。查体：体温39 ℃，呼吸急促，口唇发绀，双肺可闻及湿啰音。血气分析示：pH 7.30，PaO_2 50 mmHg，$PaCO_2$ 70 mmHg。该患者目前的病情属于（　　）。

A. Ⅰ型呼吸衰竭　　B. Ⅱ型呼吸衰竭　　C. 肺性脑病

D. 休克　　E. 心力衰竭

答案：B

解析：根据血气分析结果，PaO_2<60 mmHg，$PaCO_2$>50 mmHg，符合Ⅱ型呼吸衰竭的诊断。

4. 孙爷爷，80岁，养老院居住，咳嗽、咳黄痰伴发热3天，体温38.5 ℃，SpO_2 88%。

既往有高血压和糖尿病史。以下哪项是最可能的诊断（　　）。

A. 慢性阻塞性肺疾病急性加重　B. 社区获得性肺炎　C. 心力衰竭

D. 肺栓塞　E. 肺癌

答案：B

解析：孙爷爷有发热、咳嗽、咳黄痰及低氧血症，符合社区获得性肺炎的表现。养老院居住增加了感染风险，需优先考虑肺炎。

5. 张爷爷，79 岁，肺炎治疗后出院，家属询问居家护理注意事项。以下哪项建议最重要（　　）。

A. 定期监测体温和 SpO_2　B. 继续口服抗生素至疗程结束

C. 保持室内空气流通　D. 增加高蛋白饮食　E. 避免与感冒患者接触

答案：A

解析：居家护理中，监测体温和 SpO_2 可早期发现病情复发或加重，是最重要的措施。

拓展阅读

钟红平是某养老院的护理员，她曾照顾一位患有严重呼吸系统疾病的王奶奶。在一个寒冷的冬夜，王奶奶身体不适，出现呼吸困难的症状，钟红平刚下晚班就立刻带她去医院。她脱下自己的外套给老人保暖，并全程陪护，添衣送水。小年夜时，王奶奶病情危急，钟红平放下与家人团聚的机会，赶到老人身边陪伴她走完最后一程。

钟红平的无微不至让老人在生命的最后时刻感受到了温暖和关怀。2019 年，钟红平荣获上海市“最美养老护理员”称号。

点燃思考

丁爷爷，69 岁，离异，接受社区中心的居家照护服务。他有 40 年吸烟史，一年前因肺部感染和呼吸困难被诊断出慢性支气管炎和肺气肿。尽管病情稳定，但易复发且症状加重。最近，他出现咳嗽、痰多和呼吸困难，医师建议雾化治疗和呼吸训练。（本案例改编自全国职业院校技能大赛“健康养老照护”赛项赛题）

照护任务：

1. 根据提供的设备为老年人进行雾化吸入治疗。
2. 按照康复方案指导老年人进行呼吸功能训练。
3. 绘制关于慢性阻塞性肺气肿的健康教育海报。

项目四
老年循环系统常见疾病照护

学习目标

素质目标

1. 树立“尊老敬老、以人为本、爱岗敬业、爱心奉献”的职业精神。
2. 具备急救意识，能够识别并迅速对循环系统各类急危重症老年人实施院前初步照护。

知识目标

1. 了解老年循环系统常见疾病的病因和治疗要点。
2. 熟悉老年循环系统常见疾病的临床表现与并发症。
3. 掌握老年循环系统常见疾病的照护措施和健康指导方法。

能力目标

1. 准确识别并评估老年循环系统常见疾病的症状。
2. 为患有循环系统疾病的老年人制订个性化的照护方案。
3. 对老年人开展循环系统常见疾病的健康教育。

知识导读

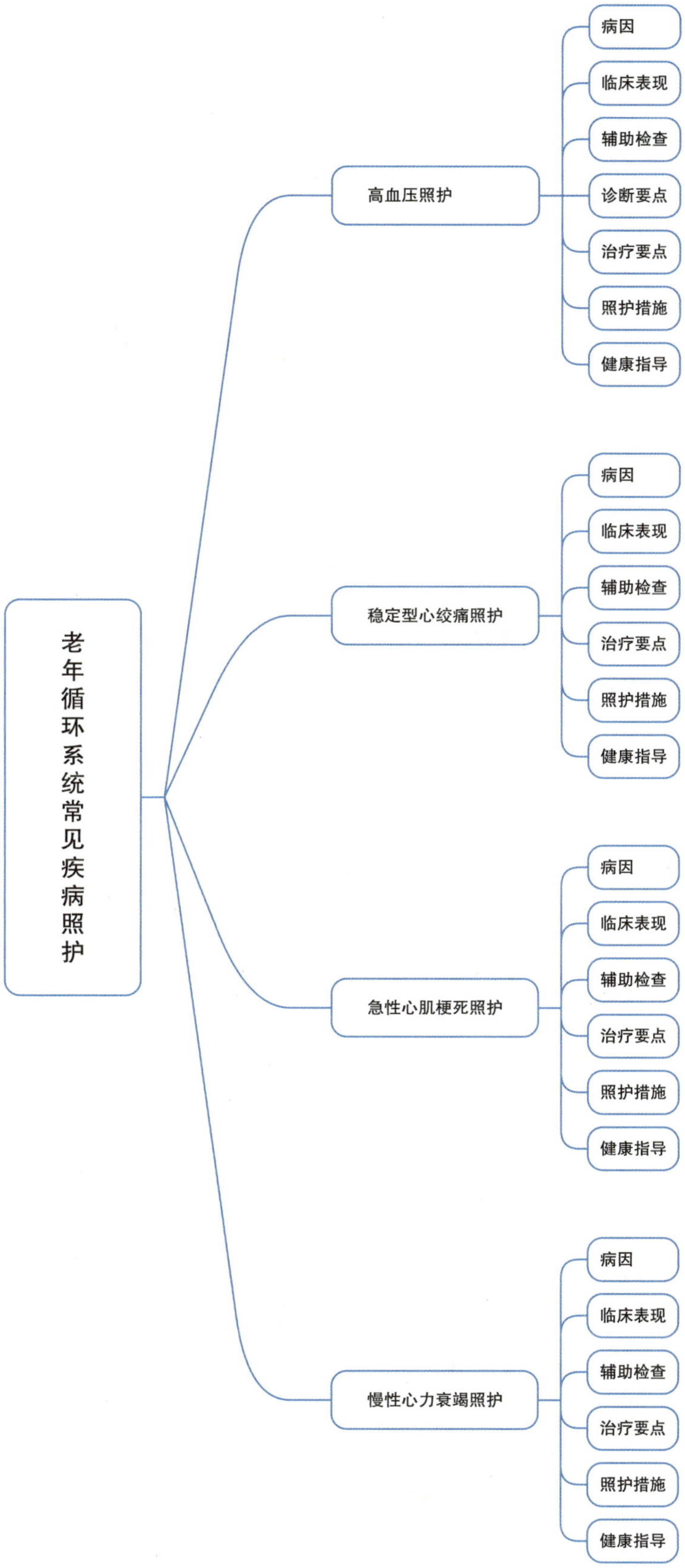
老年循环系统常见疾病照护
高血压照护
病因
临床表现
辅助检查
诊断要点
治疗要点
照护措施
健康指导
稳定型心绞痛照护
病因
临床表现
辅助检查
治疗要点
照护措施
健康指导
急性心肌梗死照护
病因
临床表现
辅助检查
治疗要点
照护措施
健康指导
慢性心力衰竭照护
病因
临床表现
辅助检查
治疗要点
照护措施
健康指导

赛证对接

本项目通过真实情境下的照护任务，综合考查选手的知识、能力与素质目标。在高血压照护项目中，选手需基于老年人的具体情况，协助并指导老年人进行血压测量、病情监测、异常情况应对及健康教育等内容。此外，还包括制订照护计划、设计健康教育海报和撰写反思报告等环节。本项目紧密结合技能竞赛与职业技能等级证书考核要求，将循环系统疾病的专业知识融入老年人群的健康管理与照护需求中。通过大赛和认证体系的实践平台推动学生相关技能的提升和标准化实践，为其未来职业发展奠定坚实基础。

任务一 高血压照护

扫码获取数字资源

案例导入

张奶奶，76 岁，有 15 年的高血压病史，育有一子，目前与儿子同住。由于儿子工作繁忙，无法提供日常照顾，因此主要依赖照护员定期上门提供照护服务。张奶奶偶尔会忘记按时服用降压药物，最近因头晕无法继续弹琴和书法，以致情绪低落。为了改善她的状况，照护员需要为张奶奶量身定制一套个性化的照护计划。（本案例改编自全国职业院校技能大赛“健康养老照护”赛项赛题）

任务描述

1. 使用电子血压计为老年人测量血压。
2. 协助老年患者按时服药。
3. 为老年人开展高血压的健康教育。

知识殿堂

高血压是以体循环动脉压升高为主要临床表现的心血管综合征，分为原发性高血压和继发性高血压。原发性高血压，约占 95%；继发性高血压是由某些确定疾病引起的血压升高，约占 5%。老年人高血压是指年龄≧ 60 岁人群，在未服用降压药物的情况下，血压持续或 3 次非同日的血压测量为收缩压≥ 140 mmHg 和（或）舒张压≥ 90 mmHg 的情况。若收缩压≥ 140 mmHg，舒张压＜ 90 mmHg 则定义为单纯收缩期高血压。曾明确诊断为高血压且正在接受降压药物治疗的老年人，虽然他们的血压＜ 140/90 mmHg，但也应诊断为高血压。

老年人高血压往往伴随心、脑、肾等靶器官的损害，是一种排除继发性高血压或假性高血压的全身性疾病，也是造成老年人心血管疾病、主动脉瘤、脑卒中、肾衰竭等疾病的重要诱发因素与发病原因。流行病学资料显示，老年人高血压患病率为 50%~75%。

一、病因

高血压的病因至今尚未完全阐明，目前认为是遗传因素和环境因素交互作用的结果。

（一）遗传因素

高血压具有明显的家族遗传倾向。父母双方无高血压、一方有高血压、双方均有高血压，其子女高血压的发病率分别是3%、28%和46%。在遗传上，不仅高血压的发病率具有遗传性，血压升高程度、并发症发生风险以及其他相关因素也受遗传影响。

（二）环境因素

1. 饮食因素

高钠低钾饮食是重要的发病危险因素，中国人群普遍对钠敏感。高蛋白质摄入、饮食中饱和脂肪酸或饱和脂肪酸与不饱和脂肪酸比值升高也是升压因素。

2. 超重和肥胖

体重对血压水平和高血压的患病率有显著影响。超重和肥胖者高血压的患病率是正常体重者的3~4倍。

3. 精神应激

长期精神紧张会激活交感神经系统，导致血压升高。此外，长期处于噪声环境也容易诱发高血压。

（三）其他因素

吸烟、长期过量饮酒、缺乏体力活动、大气污染、气候寒冷等均是高血压的危险因素。

二、临床表现

（一）症状

多数起病缓慢，并无特殊症状，常导致诊断延迟，多在测血压或者出现心、脑、肾并发症时才被发现。常见的症状包括头晕、头痛、疲劳、心悸、颈部僵硬、耳鸣等，在劳累或紧张后加重，但不一定与血压水平成正比。偶可出现视物模糊、鼻出血等较为严重的症状。

（二）体征

一般较少，心脏听诊可有主动脉瓣区第二心音亢进及收缩期杂音。重点应检查有无周围血管搏动、血管杂音、心脏杂音等。

（三）并发症

1. 脑血管疾病

最常见，包括脑梗死、短暂性脑缺血发作、脑出血等。可表现为头晕、头痛、失语、肢体瘫痪甚至意识障碍等。

2. 心力衰竭和冠心病

长期血压升高使左心室负荷增加，导致左心室肥厚、扩大，最终形成高血压性心脏病并引发左心衰竭。合并冠心病者可出现心绞痛、心肌梗死。

3. 慢性肾衰竭

长期血压升高导致肾功能减退，早期表现为多尿、夜尿增多、蛋白尿等，晚期进展为氮质血症及尿毒症等。

4. 其他

眼底改变及相应的视力、视野异常，主动脉夹层等。

（四）高血压急症和亚急症

两者关键区别在于是否存在新近发生的急性进行性靶器官损害。

1. 高血压急症

在老年人高血压患者群体中，特定诱因（紧张、疲劳、寒冷、骤然停用降压药物）可导致血压急剧升高，通常超过 180/120 mmHg，并伴随心、脑、肾等重要靶器官的渐进性损害。这些损害表现为高血压脑病（如剧烈头痛、呕吐、意识改变，严重者可出现抽搐、癫痫样发作乃至昏迷）、颅内出血、脑梗死、急性心力衰竭等症状。在少数情况下，老年人的舒张压持续 ≥ 130 mmHg，同时伴有头痛、视力模糊、眼底出血等，肾脏损害尤为显著，表现为持续性蛋白尿、血尿和管型尿，此状况被称为恶性高血压。

2. 高血压亚急症

血压显著升高但不伴有靶器官损害。患者常伴有血压明显升高引起的症状，如胸闷、头痛、鼻出血、烦躁等。

（五）老年人高血压特点

1. 单纯收缩期高血压为主

因大动脉弹性降低等原因，老年患者收缩压通常显著升高，舒张压降低或不变，导致脉压增大。脉压增大是动脉损害程度的重要标志。

2. 血压波动大

老年人的压力感受器敏感性降低，而动脉血管壁僵硬度增加，因情绪、体位变化，血压容易出现明显波动，尤其是收缩压，24 h 内波动可达 40 mmHg。80 岁以上高龄老年人的血压昼夜节律常常消失，可显著增加心血管事件发生风险。

3. 易发生直立性低血压

直立性低血压是老年人高血压比较常见的症状，尤其是在降压治疗过程中发生。直立性低血压是指在体位改变时（尤其是从卧位或坐位变为直立位时）发生的血压突然过度下降，同时伴有头晕及晕厥、心悸、出汗、恶心、呕吐等低血流灌注症状。

4. 常与多种疾病并存

老年人高血压常与动脉粥样硬化、高脂血症、糖尿病等疾病并存，使脑血管意外的发生率显著上升。此外，若血压长期得不到有效控制，更易引发或加剧器官损害。

5. 并发症多症状不明显

在靶器官明显损害之前，多数老年人高血压患者常无症状，因此常缺乏足够重视。但老年人高血压并发症多且严重，例如心力衰竭、脑卒中等。

三、辅助检查

老年人高血压的辅助检查（如心电图、胸部 X 线、眼底检查）与一般成年人高血压相似，不同点常体现在以下方面。

（一）血压监测

血压监测是诊断高血压及评估其严重程度的主要手段。因老年人血压波动大，部分高龄老年人的血压昼夜节律消失。因此，建议进行 24 h 动态监测。

（二）常规检查

血常规、尿常规、血糖、血胆固醇、肾功能、心电图、眼底检查等，有助于发现相关危险因素及高血压对靶器官的损害程度。

四、诊断要点

根据《中国高血压防治指南（2018 年修订版）》和《中国老年高血压管理指南（2023）》，老年人血压水平概念和分类见表 4–1–1。

表 4–1–1　高血压分级

分类	收缩压（SBP）/ mmHg		舒张压（DBP）/ mmHg
正常血压	＜ 120	和	80
正常高值	120 ～ 139	和（或）	80 ～ 89
高血压	≧ 140	和（或）	≧ 90
1 级高血压（轻度）	140 ～ 159	和（或）	90 ～ 99
2 级高血压（中度）	160 ～ 179	和（或）	100 ～ 109
3 级高血压（重度）	≧ 180	和（或）	≧ 110
单纯收缩期高血压	≧ 140	和	＜ 90

注：当 SBP 和 DBP 分属不同等级时，以较高级别为准

五、治疗要点

老年人高血压患者的治疗目标是最大限度地降低心脑血管疾病的发病率和死亡率。老年患者多合并其他慢性疾病，需权衡降压治疗的获益与对患者功能状态及生活质量的可能影响。根据《中国老年高血压管理指南》建议，对于耐受降压治疗的老年患者，血压控制目标宜为收缩压 135 ～ 140 mmHg，舒张压 85 ～ 90 mmHg，并应根据个体耐受性调整。

（一）非药物治疗

高血压的非药物治疗主要通过改善生活方式来实现，目前已经成为高血压治疗的基本策略，适用于所有高血压患者。主要包括：①限制钠盐摄入。②适当运动。③控制体重。④戒烟，限制饮酒。⑤减少脂肪摄入，补充适量蛋白质，多吃蔬菜和水果，摄入富含钾、钙、镁的食物。⑥劳逸结合，保证充足睡眠和良好休息。⑦减轻精神压力，保持乐观情绪。

（二）药物治疗

凡高血压 2 级或以上，高血压合并糖尿病，或者已有心脏、脑、肾靶器官损害和并发症；血压持续升高 6 个月以上，经非药物治疗手段仍不能有效控制血压者，必须使用降压药物治疗。目前常用降压药包括利尿剂、β 受体阻滞剂、钙通道阻滞剂、血管紧张素 Ⅱ 转换酶抑制剂、血管紧张素 Ⅱ 受体拮抗剂和 α 受体阻滞剂 6 种，具体见表 4–1–2。

表 4-1-2　高血压常用药物

药物分类		常用药物名称
利尿剂	袢利尿剂	呋塞米、托拉塞米
	噻嗪类利尿剂	氢氯噻嗪、氯噻酮
	保钾利尿剂	阿米洛利
	醛固酮受体拮抗剂	螺内酯
β 受体阻滞剂		普萘洛尔、美托洛尔、比索洛尔
钙通道阻滞剂	二氢吡啶类	硝苯地平、非洛地平、氨氯地平
	非二氢吡啶类	维拉帕米、地尔硫草
血管紧张素转换酶抑制剂		卡托普利、贝那普利、福辛普利、培哚普利
血管紧张素Ⅱ受体拮抗剂		氯沙坦、缬沙坦、厄贝沙坦
α 受体阻滞剂		酚妥拉明、特拉唑嗪

（三）高血压急症的治疗

此时，应遵医嘱尽快应用适宜的药物降压，初始阶段（一般为数分钟至 1 h）血压的控制目标为平均动脉压的降幅不超过治疗前水平的 25%。在其后的 2 ～ 6 h 将血压降至安全水平，一般为 160/100 mmHg。若临床情况稳定，在之后的 24 ～ 48 h 逐步降低血压至正常水平。常用降压药为硝普钠、硝酸甘油、尼卡地平等，首选硝普钠。高血压脑病患者遵医嘱给予 20% 甘露醇或呋塞米进行脱水治疗。

（四）中医药治疗

中药、针灸、推拿等方法对老年人高血压具有一定的疗效。如遵医嘱艾灸足三里、合谷、太冲等穴位。配合耳穴压丸法，取穴：降压沟、肝、角窝上、肾、心、肾上腺、神门；头疼加颞，头晕加额。操作：可用王不留行籽贴压耳穴并适当按压，使耳郭有发热、胀痛感。每天患者可自行按压数次，3 ～ 5 天更换 1 次，双耳交替贴压（本书后面章节关于耳穴压丸法，均参考此处操作方法）。

知识拓展

取足三里、合谷、太冲、曲池等穴位进行按揉，每穴按揉 1 ～ 3 min，以老年人有酸胀并能耐受、感觉舒适为宜（图 4-1-1）。按摩时要注意力度适中。

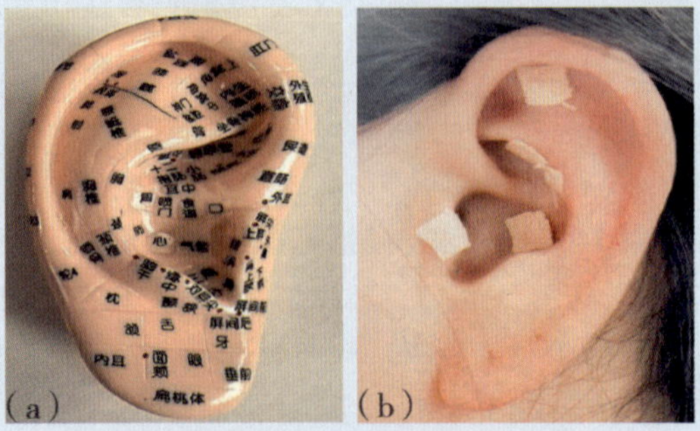

图 4-1-1　耳穴压丸法

六、照护措施

（一）生活照护

1. 环境

保持良好的生活环境，如室内光线明亮、地面防滑、无障碍物等，防止受伤。病室安静、温湿度合适，减少痰湿。各种照护操作动作轻稳并集中进行，防止干扰患者。

2. 合理饮食

限制食盐摄入，每天最多不超过 5 g，建议使用定量的盐勺，减少含钠较高的加工食品和调味品的使用量；戒烟限酒，建议男性每日饮酒量＜ 25 g，女性每日饮酒量＜ 15 g。超重或肥胖的老年人适当控制热量摄入，纠正腹型肥胖（男性、女性腹围分别≥ 90 cm、85 cm），维持理想体重（体重指数 20.0 ~ 23.9 kg/m^2）。多吃蔬菜、水果、豆制品、粗粮、脱脂奶以及其他富含钙、钾、膳食纤维、多不饱和脂肪酸的食物。

3. 休息与活动

初期应适当休息，保证充足的睡眠，血压较高、症状较多、有并发症的老年患者应卧床休息，并协助进行生活照料。根据年龄和身体状况选择合适的有氧运动，例如散步、慢跑、太极拳、保健操和游泳等，避免速度和力量要求较高的运动项目。运动量和运动方式的选择以运动后自我感觉良好为标准，常用的运动强度评估可采用靶心率计算法，其公式为“170 －年龄（次 /min）”。运动频率建议每周不少于 5 天，每次持续不少于 30 min。

（二）基础照护

1. 病情观察

应每日在固定时间点测量血压做好记录，观察血压变化。若老年人出现心悸、端坐呼吸、肢体麻木、意识改变等，必须立即通知医师。

2. 对症照护

（1）老年人出现头痛时，应卧床休息，并抬高床头，改变体位时动作一定缓慢。避免情绪激动、精神紧张，环境嘈杂等负性刺激。同时向老年人解释头痛和高血压的关系，血压恢复正常且平稳后头痛可减轻或消失。指导老年人掌握缓慢呼吸、音乐治疗等放松疗法。

（2）老年人容易出现直立性低血压，主要发生在首次服药或加量、联合用药时。因此，应避免长时间站立，尤其是在服药后的最初几个小时内；建议先在床上休息一段时间再下床活动；当老年人起床或改变体位、姿势时，动作应缓慢；不宜大量饮酒；避免用过热的水洗澡或进行蒸气浴；一旦出现直立性低血压，采取平卧位并将下肢抬高。

3. 用药照护

遵医嘱使用降压药物，密切监测血压的波动以评估治疗效果。注意可能出现的药物不良反应。例如，噻嗪类利尿剂会引起低血钾并影响血中尿酸代谢，痛风老年人禁用；钙通道阻滞剂可能导致头痛、面部潮红、下肢水肿等；血管紧张素转换酶抑制剂可能会引起刺激性干咳和血管性水肿等。

4. 高血压急症的照护

（1）指导老年人避免情绪激动，遵医嘱服用降压药，不可擅自停药或增减药物剂量。

（2）做好血压监测，一旦出现血压急剧升高、剧烈头痛、视物模糊等症状，立即拨打急救电话或通知医师处理。

（3）一旦发生高血压急症，老年人应严格卧床休息，抬高床头，避免一切不良刺激和不必要的活动，协助进行生活照护。保持呼吸道通畅，吸氧。稳定老年人的紧张害怕心理。用药过程中严密监测血压，密切观察药物不良反应。

（三）心理照护

照护员应帮助老年人识别生活中的压力源，包括疾病、丧偶、子女工作、社会角色和家庭角色的转变、经济状况的变化等。根据老年人的具体情况提供个性化的心理指导，帮助老年人有效缓解压力，避免情绪波动。指导老年人掌握放松技巧，如想象疗法、缓慢呼吸等。

（四）康复照护

康复照护的核心目标是帮助老年人实现维持血压稳定，增强活动耐力，减少并发症的发生，提高生活质量。根据高血压危险程度分层确定活动量。极高危组老年人要绝对卧床休息；高危组老年人以休息为主，可根据身体情况指导其进行适量运动。中危及低危组老年人要选择适宜的运动方式。

知识扩展

美国运动医学会提出“体适能”的概念，即机体在不过度疲劳状态下，能以最大的活力从事体育休闲活动的能力，以及应对不可预测的紧急情况的能力和从事日常工作的能力。

七、健康指导

（一）疾病知识指导

普及高血压相关知识，提高疾病认知，指导老年人养成健康的生活方式，定期监测血压变化。

（二）生活方式指导

参考高血压的非药物治疗。

（三）用药指导

强调长期用药的重要性，遵医嘱按时按量服用药物，不能擅自突然停药，避免出现不愿服药、服药不规则、不愿遵医嘱服药的误区，经治疗血压得到控制后，可遵医嘱逐步减少剂量。

（四）血压定期监测

建议家庭配备血压计，并指导老年人及其家属掌握正确的使用方法。建议每天定时监测血压并做好记录，特别是在出现身体不适或情绪波动时，应立即进行血压测量。若发现血压超出正常范围，应立即前往医院接受诊治。

【练习题】

A1 型题

1. 老年人高血压的主要病因不包括（　　）。

A. 遗传因素　　B. 长期精神紧张、压力　　C. 过度肥胖

D. 大量饮酒　　E. 频繁食用高蛋白食物

答案：E

解析：高蛋白食物并非老年人高血压的主要病因。高血压的主要病因包括遗传因素、长期精神紧张、压力、过度肥胖、大量饮酒等。

2. 老年人高血压最常见的症状是（　　）。

A. 持续性头痛　　B. 顽固性头痛　　C. 阵发性头痛伴心悸

D. 头晕占多数　　E. 无明显症状

答案：D

解析：老年人高血压起病缓慢，初期可能无症状，但在出现症状时，头晕占多数，头痛、心悸等也是常见症状，但头晕更为普遍。

3. 关于老年人高血压的照护，以下哪项不正确（　　）。

A. 保证合理的休息及睡眠

B. 提倡剧烈体育活动以增强体质

C. 避免劳累，提倡适当的有氧运动

D. 进行心理疏导，帮助病人训练自我控制能力

E. 饮食以低盐、低热能、低脂、低胆固醇为主

答案：B

解析：老年人高血压应避免剧烈体育活动。

4. 老年人高血压治疗中，服用降压药的注意事项不包括（　　）。

A. 从小剂量开始，逐渐加量

B. 血压下降过快时，应立即停药并就医

C. 密切观察疗效，根据血压变化调整药物剂量

D. 血压长期控制稳定后，可按医嘱逐渐减量

E. 某些降压药物可能引起直立性低血压，需特别注意

答案：B

解析：当血压下降过快时，应调整药物剂量，而不是立即停药。突然停药可能导致血压反弹，对健康不利。

5. 在老年人高血压的照护中，以下哪项措施对预防脑出血最为关键（　　）。

A. 定期测量血压并记录

B. 严格控制饮食，避免高脂食物

C. 保持情绪稳定，避免血压骤然升高

D. 每日进行适量的有氧运动

E. 按时服用降压药，无论血压是否稳定

答案：C

解析：情绪波动可能导致血压急剧升高，增加脑出血的风险。

A2 型题

1. 刘奶奶，72 岁，有高血压病史多年，近期血压波动较大，自述夜间常有失眠和心悸。以下哪项照护措施最为关键（　　）。

A. 增加夜间降压药物的剂量

B. 调整降压药物种类，选择长效降压药物

C. 睡前进行剧烈运动以促进血液循环

D. 给予镇静剂以改善失眠症状

E. 减少日常饮食中的盐分摄入

答案：B

解析：对于血压波动较大的老年人高血压选择长效降压药物可以更有效地控制血压，增加夜间降压药物剂量可能导致夜间血压过低，而睡前剧烈运动则可能加重心脏负担。

2. 赵爷爷，81 岁，高血压病史 16 年，长期服用降压药物，今日突然感到头晕、乏力，测血压为 90/60 mmHg。以下哪项处理措施最适宜（　　）。

A. 立即让老年人平卧，抬高下肢以增加回心血量

B. 加大降压药物剂量以控制血压

C. 给予高盐、高糖饮食以提升血压

D. 立即送医，进行详细的身体检查

E. 自行购买升压药物进行服用

答案：D

解析：无。

3. 张爷爷，75 岁，高血压病史 10 年，近期出现记忆力减退、反应迟钝等症状。以下哪项评估内容最为重要（　　）。

A. 血压控制情况　　B. 血脂水平　　C. 是否存在脑血管病变

D. 肝肾功能　　E. 电解质平衡

答案：C

解析：老年人高血压出现记忆力减退、反应迟钝等症状，可能提示存在脑血管病变。

4. 吴奶奶，83 岁，高血压病史 13 年。因情绪激动导致血压急剧升高，自述头痛剧烈。以下哪项处理措施最为紧急（　　）。

A. 立即给予降压药物口服　　B. 保持安静，避免进一步刺激

C. 按摩头部以缓解疼痛　　D. 给予吸氧以缓解缺氧症状

E. 立即送医，进行紧急处理

答案：E

解析：立即送医进行紧急处理。保持安静、避免进一步刺激是必要的，但紧急就医更为关键。

5. 张爷爷，70 岁，老年人高血压病史 4 年，长期卧床，近期出现下肢水肿。以下哪项措

施对于缓解该症状最为有效（　　）。

A. 抬高下肢以促进血液回流　　　　B. 增加蛋白质摄入以改善营养状况

C. 调整降压药物种类和剂量　　　　D. 给予利尿剂以减轻水肿

E. 进行下肢按摩以促进血液循环

答案：D

解析：给予利尿剂可以有效减轻水肿症状，同时也有助于改善心脏功能。

任务二　稳定型心绞痛照护

扫码获取
数字资源

案例导入

张爷爷，78 岁，高血压病史 20 年。10 天前，张爷爷在无明显诱因下自觉胸痛发作频繁，位于心前区，持续 3 ~ 4 min，气短明显，活动后加重，稍事休息可自行缓解，门诊以“心绞痛”收住院。经治疗，张爷爷病情缓解，2 天前带药出院。出院后口服阿司匹林肠溶片、硫酸氢氯吡格雷片等药物。自本次发病以来，张爷爷的精神、饮食、睡眠都欠佳。

任务描述

1. 遵医嘱协助老年人服药。
2. 为老年人绘制关于心绞痛的健康教育海报。

知识殿堂

冠状动脉粥样硬化性心脏病，简称冠心病，是指冠状动脉粥样硬化使血管腔狭窄或阻塞，和（或）冠状动脉功能性改变（痉挛）导致心肌缺血缺氧或坏死而引起的心脏病，统称冠状动脉性心脏病，也称缺血性心脏病，是老年人最常见的心脏病。冠心病患病率和死亡率均随年龄的增加而明显提高。

WHO 将冠心病分为 5 大类，分别是无症状性心肌缺血型（隐匿型冠心病）、心绞痛型、心肌梗死型、缺血性心肌病型和猝死型。本节重点介绍老年稳定型心绞痛的预防与照护。

稳定型心绞痛是在冠状动脉狭窄的基础上，由于心肌负荷的增加而引起心肌急剧且暂时的缺血与缺氧临床综合征。90% 的老年人心绞痛是因冠状动脉粥样硬化引起的，也可由冠状动脉狭窄或两者并存引起。

一、病因

本病病因至今未完全阐明，目前认为是多种因素综合作用导致的冠状动脉粥样硬化，这些因素也称为危险因素。

（一）年龄和性别

发病率和死亡率均随着年龄增加而升高，不论男女都具有这个特点。女性在绝经期前，发病风险低于男性；绝经期后女性发病率上升，男女间差异缩小。近年来，发病年龄有年轻化趋势。

（二）血脂异常

脂质代谢异常是动脉粥样硬化最重要的危险因素。总胆固醇、甘油三酯、低密度脂蛋白、极低密度脂蛋白、载脂蛋白的升高以及高密度脂蛋白的降低均为危险因素。

（三）高血压

血压升高与本病密切相关。60% ~ 70% 的冠状动脉粥样硬化老年人都有高血压，高血压老年人患本病的概率较血压正常者高 3 ~ 4 倍，收缩压和舒张压增高都与本病关系密切。

（四）糖尿病和糖耐量异常

与无糖尿病老年人相比，糖尿病老年人患心血管疾病风险增加 2 ~ 5 倍，且动脉粥样斑块进展迅速，未来 10 年发生心肌梗死风险高达 20%。糖耐量降低也常见于本病老年人。

（五）吸烟

吸烟者与不吸烟者比较，本病的发病率和病死率增高 2 ~ 6 倍，且与每天吸烟的支数成正比，被动吸烟也是冠心病的危险因素。

（六）其他因素

体力活动减少、超重或肥胖、不合理膳食（高脂、高胆固醇、高热量、缺乏膳食纤维等）、过量饮酒、精神应激等也与本病的发病相关。

二、临床表现

（一）症状

1. 诱因

体力劳动、情绪激动、饱餐、用力排便、寒冷、吸烟、心动过速、休克等情况均可诱发胸痛。其中，体力劳动和情绪激动是老年患者的常见诱因。

2. 部位

以胸骨体中段或上段之后常见，其次为心前区，可放射至左肩、左臂内侧（可达无名指和小指），或至颈、咽、背、上腹部（图 4-2-1）。

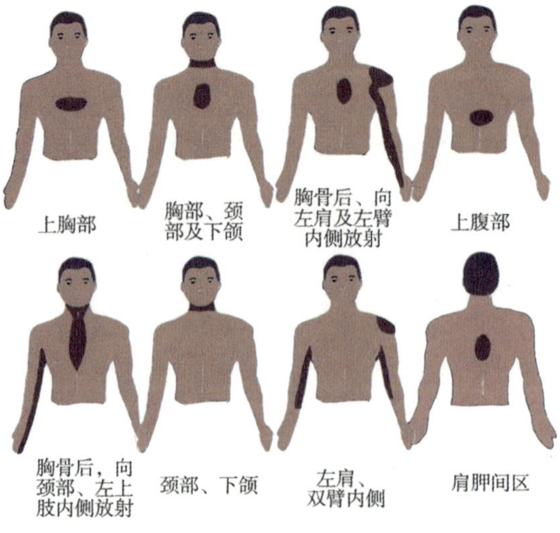

图 4-2-1　稳定型心绞痛的部位

3. 性质

常为压迫感、烦闷感、紧缩感，但不尖锐，偶可伴濒死感。

4. 持续时间

疼痛出现后多于休息或舌下含服硝酸甘油后 3 ~ 5 min 消失，一般不超过 15 min，可数天或数周发作一次，亦可在 1 天内发作多次。

5. 缓解方式

一般在停止原来诱发症状的活动后即可缓解，舌下含服硝酸甘油等也可在几分钟内缓解。

（二）体征

一般无异常体征。疾病发作时部分患者可出现面色苍白、血压升高、皮肤湿冷或出汗等。心尖部听诊可出现奔马律。

（三）老年人心绞痛的特点

1. 疼痛部位不典型

可发生在上颌部与上腹部之间的任何部位，或仅有胸骨后压迫感、窒息感等。发作时间多在夜间，白天脑力体力活动过度、受到精神刺激也可诱发本病。

2. 疼痛性质不典型

30% ~ 40% 的老年人无典型心绞痛症状，表现为恶心、呕吐、腹泻等。此外，较多表现为喉部发紧、左上肢酸胀、胃部灼热、气促、疲倦等；少部分有心前区针刺痛、压榨样痛。大多数老年人心绞痛无阳性体征，且容易并发心律失常，如心房颤动、室性心动过速、心动过缓等。

四、辅助检查

（一）心电图

常规 12 导联心电图是诊断心绞痛最常用的检查方法。患者可出现非特异性 ST–T 段或间期改变。

（二）心电图负荷试验

最常用的是运动负荷试验，主要有分级活动平板试验和踏车试验。但是，老年患者常因体力不支或心肺功能差等原因影响结果判断。

（三）放射性核素检查

更适用于不能运动的老年人，可早期显示心脏缺血区的部位和范围，结合临床资料，对心肌缺血有诊断价值。

（四）冠状动脉造影

为有创性检查，是诊断冠心病以及明确其严重程度的金标准。冠状动脉造影可使左、右冠状动脉及主要分支得到清楚的显影，根据结果可选择治疗方案并判断预后效果。

（五）其他

血糖、血脂检查可了解有无冠心病危险因素，胸痛明显者需检测血清心肌损伤标志物。

知识拓展

根据加拿大心血管病学会分级，可将心绞痛按严重程度不同分成 4 级。见表 4–2–1。

表 4-2-1　心绞痛分级

分级	界定
Ⅰ级	一般体力活动（步行、登楼）不受限，仅仅在强、快、持续用力时发生
Ⅱ级	一般体力活动轻度受限。饭后、快步、精神刺激或醒后数小时内发生，一般平地行走 200 米以上或登楼一层以上发生
Ⅲ级	一般体力活动明显受限，一般情况下平地行走 20 米或登楼一层发生
Ⅳ级	休息时或轻微活动即可发生

五、治疗要点

老年人心绞痛的治疗原则是改善冠状动脉供血和降低心肌耗氧量，提高运动耐量。

（一）急性发作时的治疗

1. 休息

发作时，要立即休息。一般在停止活动后症状即逐渐消失。

2. 药物治疗

若症状仍不缓解，可使用作用较快的硝酸酯类药物。常用药物为硝酸甘油和硝酸异山梨酯，可通过舌下含化迅速被唾液溶解吸收。也可含服一些起效快的中药制剂，如速效救心丸、复方丹参滴丸等。

（二）缓解期的治疗

1. 尽量避免各种诱因

如避免进食过饱，避免饱餐后运动，保持充足睡眠，减轻精神负担，避免过度劳累，戒烟限酒等，一般不需卧床休息。

2. 药物治疗

以改善预后和减轻症状为主，常用作用持久的抗心绞痛的药物，如抗血小板药物、β 受体阻滞剂、钙通道阻滞剂、他汀类等。

3. 血管重建治疗

目前，常用的方法包括经皮冠状动脉介入术（PCI）和冠状动脉旁路移植术（CABG）。

（三）常见的中医疗法

目前常采用“活血化瘀”“祛痰通络”“芳香温通”的中药治疗。此外，可取心俞、厥阴俞、神门、内关等穴位进行温和灸。或取心、神门、交感、皮质下、小肠等穴，行耳穴压丸法。

温和灸操作方法：将艾条点燃端对准应灸的腧穴或部位上距离皮肤 2 ~ 3 cm 处施灸，一般以灸至患者有温热感而无灼痛、皮肤稍有红晕为度。操作者可将示指、中指两指张开平放在施灸部位两侧，通过操作者手指来感知患者局部受热程度，以便随时调整施灸的距离和时间，从而防止烫伤。每穴灸 15 ~ 20 min，每日 1 次。本书后面章节关于温和灸法可参考此处。

六、照护措施

（一）生活照护

1. 合理饮食

宜摄入低热量、低脂、低胆固醇、低盐饮食。多摄入新鲜蔬菜、水果、不饱和脂肪酸、坚果和鱼类等，少食多餐，不宜过饱。戒烟限酒。

2. 休息与活动

心绞痛发作时应立即停止活动，就地休息。缓解期的稳定型心绞痛患者一般不需要卧床休息，根据老年人的活动能力制订活动计划，鼓励参加适当的体力劳动和体育锻炼，最大活动量以不发生心绞痛症状为度，避免竞赛活动和屏气用力动作，避免长时间和过度紧张的工作。

（二）基础照护

1. 病情观察

密切观察老年人胸痛的特点和伴随症状，监测生命体征、心电图的变化，注意有无心肌梗死的可能。一旦出现心前区不适感、疲乏、牙痛等征兆，必须立即通知医师。

2. 对症照护

心绞痛发作时，要立即停止活动并休息。呼吸困难的患者给予鼻导管或面罩吸氧，氧流量为 2 ~ 3 L/min。若症状仍不缓解，可遵医嘱服用药物，缓解后预防疾病再次发作。

3. 用药照护

指导老年人遵医嘱服药，不要擅自增减药量，教会老年人监测药物的不良反应。例如，首次使用硝酸甘油时宜平卧片刻，若服药后 3 ~ 5 min 仍不缓解可每隔 5 min 重复使用。常见不良反应包括：面部潮红、头晕、心动过速等。

（三）心理照护

由于病情反复发作，患者容易出现紧张、焦虑、恐惧等情绪。因此，当老年人出现紧张、焦虑或烦躁等不良情绪时，应及时给予理解并进行心理疏导，以减轻其心理负担。老年人家属要积极配合和支持，创造一个良好的身心休养环境。

（四）康复照护

在全面评估老年人病情的基础上，结合其自身运动习惯，有针对性地制定运动计划，并遵循循序渐进的原则。活动过程通常从仰卧位开始，逐步过渡到坐位、站立及下地活动。若活动时未出现不良反应，可逐步增加运动量至老年人能耐受的水平；若出现不良反应，无论处于站立还是坐姿，均需立即终止运动，并重新从低一级别运动量开始。此外，中医按摩、气功等疗法对心绞痛康复亦有辅助作用。例如，指导老年人取坐位或卧位，采用指按揉法施术于神门、膻中、内关穴各 5 min；横擦前胸部至局部透热；再以指按揉法按揉心俞、厥阴俞穴各 5 min；横擦后背至透热为度。心绞痛康复早期建议习练静气功，病情稳定后可转为动气功。适合老年人的气功强调“放松、入静、意守丹田”及“意到、气到、力到”等核心原则。

七、健康指导

（一）疾病知识指导

向老年人及其家属介绍稳定型心绞痛的相关知识，包括疾病症状、病程、缓解方法等，建立健康的生活方式，并采取适当的自我管理措施，增强用药依从性。

（二）避免诱发因素

告知老年人及其家属应尽量避免情绪激动、饱餐、用力排便、寒冷刺激、过度劳累等诱因。

（三）病情监测指导

指导老年人及其家属掌握心绞痛发作时的缓解方法，胸痛发作时应立即停止活动或舌下含服硝酸甘油。如连续含服硝酸甘油 3 次仍不缓解，或心绞痛发作比以往频繁，程度加重，疼痛时间延长等症状，应及时就医，警惕心肌梗死的发生。

此外，不典型心绞痛发作时可能表现为牙痛、肩周炎、上腹痛等症状，为防止误诊，可先按心绞痛发作处理并及时就医。

【练习题】

A1 型题

1. 老年稳定型心绞痛疼痛发作时，首选的缓解药物是（　　）。

A. 硝苯地平　　B. 普萘洛尔　　C. 阿司匹林
D. 硝酸甘油　　E. 阿托品

答案：D

解析：心绞痛发作时首选硝酸甘油舌下含服，3 ~ 5 min 可缓解。

2. 关于老年稳定型心绞痛疼痛特点的描述，错误的是（　　）。

A. 阵发性胸骨体中、上段疼痛　　B. 劳累或情绪激动时发作
C. 可放射至心前区、左上肢　　D. 持续时间长，像针刺刀扎样痛
E. 持续数分钟，为压榨性疼痛

答案：D

解析：心绞痛持续时间短，一般为数分钟，为压榨性疼痛。

3. 老年稳定型心绞痛最应避免的是（　　）。

A. 低盐低脂饮食　　B. 卧床休息　　C. 情绪激动
D. 按时服药　　E. 适量锻炼

答案：C

解析：应避免情绪激动，因为情绪激动是心绞痛发作的常见诱因。

4. 哪种药物需要避光保存，不适合放在透明容器中（　　）。

A. 氨氯地平　　B. 阿司匹林　　C. 辛伐他汀
D. 硝酸甘油　　E. 普萘洛尔

答案：D

解析：硝酸甘油见光分解，不应放在透明容器中，应避光保存。

5. 老年稳定型心绞痛日常饮食的食盐摄入量应不超过（　　）。

A.3 g　　B.5 g　　C.9 g

D.12 g　　E.15 g

答案：B

解析：应低盐低脂饮食，食盐的摄入量每天不超过 5 g。

A2 型题

1. 张爷爷，65 岁，冠心病病史 10 年。今晨散步时突发胸骨后压榨性疼痛，向左肩放射，伴冷汗。最优先的处理措施是（　　）。

A. 立即搀扶患者回家休息　　B. 舌下含服硝酸甘油后观察

C. 拨打急救电话并让患者原地静坐　　D. 口服阿司匹林 300 mg

E. 尝试按摩疼痛部位缓解疼痛

答案：C

解析：原地静坐休息可降低心脏负荷，同时立即拨打急救电话确保及时救治。

2. 王奶奶，68 岁，稳定型心绞痛。照护员指导其日常用药，以下错误的是（　　）。

A. 硝酸甘油片需舌下含服，不可吞服

B. 胸痛发作时立即含服硝酸甘油 1 片，若无效可 5 分钟后再服 1 片

C. 外出时需随身携带硝酸甘油，但避免放在贴身口袋以防体温影响药效

D. 硝酸甘油开封后需每 3 个月更换新药

E. 睡前可口服长效硝酸酯类药物预防夜间发作

答案：C

解析：硝酸甘油需避光、密封、阴凉保存，贴身携带可借助体温防止药片受潮失效。

3. 李爷爷，65 岁，心绞痛入院。照护员进行饮食指导时，应强调避免摄入的食物是（　　）。

A. 全谷物杂粮　　B. 深海鱼类　　C. 动物内脏

D. 低脂牛奶　　E. 新鲜蔬菜

答案：C

解析：需遵循低盐低脂饮食，尤其需限制高胆固醇食物（如动物内脏、肥肉）。

4. 刘奶奶，70 岁，心绞痛发作频繁，含服硝酸甘油效果变差。照护员评估病情后，最应警惕的是（　　）。

A. 药物过期失效　　B. 进展为不稳定型心绞痛　　C. 合并胃食管反流

D. 患者出现药物耐受　　E. 冠心病合并焦虑症

答案：B

解析：心绞痛发作频率增加、硝酸甘油疗效下降是不稳定型心绞痛的典型表现，提示冠状动脉病变加重，可能进展为心肌梗死。

5. 张爷爷，65 岁，心绞痛病史 3 年。照护员指导其运动康复，以下正确的是（ ）。
A. 选择剧烈运动如快跑以增强心功能
B. 运动时心率应达到最大心率的 80% 以上
C. 运动前后需充分热身和放松
D. 胸痛发作时坚持运动以促进侧支循环
E. 运动后立即洗冷水澡增强血管弹性
答案：C
解析：运动强度以不诱发胸痛为宜，心率控制在最大心率的 60% ~ 70%。

任务三 急性心肌梗死照护

扫码获取数字资源

案例导入

卢爷爷，73 岁，反复心悸、气短、胸闷，冠心病病史 20 年，平素服用硝苯地平缓释片、复方丹参滴丸等药物治疗，常因情绪波动、劳累等发病。入院前 4 h，饱餐后出现心悸、气短加重，伴心前区疼痛，自服硝酸甘油无缓解，伴大汗淋漓、呼吸困难及濒死感。否认食物及药物过敏史。心电图检查示：窦性心律，左室高电压，Ⅱ、Ⅲ、aVF 导联 ST 弓背样抬高，T 波低平。自本次发病以来，卢爷爷的精神、饮食、睡眠都欠佳。

任务描述

1. 指导老年人掌握紧急救护措施。
2. 为老年人提供心肌梗死相关知识的健康教育。

知识殿堂

急性心肌梗死（acute myocardial infarction，AMI）是突发性冠状动脉血流急剧减少或完全阻断而引发的心肌急性缺血、损伤和坏死，出现以剧烈胸痛、心电图和心肌酶学异常变化为特征的一种严重的临床急症。

一、病因

基本病因是冠状动脉粥样硬化，导致一支或多支血管狭窄及心肌供血不足，而侧支循环尚未充分建立。一旦血供急剧减少或中断，使心肌严重而持久地急性缺血达 20 ~ 30 min，即可引发急性心肌梗死。

心肌梗死的主要诱因多是不稳定型冠状动脉粥样硬化斑块破裂，继而造成出血或形成管腔内血栓，使血管完全闭塞。冠状动脉粥样硬化斑块破裂出血及血栓形成的诱因包括以下几种。

1. 晨起 6：00~12：00 交感神经活动增强，机体应激反应升高。
2. 饱餐，尤其是摄入大量高脂饮食时。
3. 重体力活动、情绪过分激动、血压骤升或用力排便。
4. 休克、脱水、出血、外科手术或严重心律失常时。

二、临床表现

急性心肌梗死的临床表现与梗死部位、梗死范围、侧支循环状况密切相关。

（一）症状

1. 前驱症状

发病前数日可有乏力、胸部不适、活动时心悸、气急、烦躁、心绞痛等前驱症状，其中新发心绞痛或原有心绞痛的加重尤为显著。

2. 疼痛

是最早出现且突出的症状，多发生在清晨。与心绞痛相比，疼痛更为剧烈，多伴有大汗、烦躁不安、恐惧及濒死感，持续时间可达数小时或数天，休息和服用硝酸甘油不会缓解。

3. 胃肠道症状

疼痛剧烈时常伴恶心、呕吐、上腹胀痛，与迷走神经受坏死心肌刺激和心排血量降低及组织灌注不足等有关。肠胀气亦不少见，重者可发生呃逆。

4. 全身症状

一般在疼痛发生后 24 ~ 48 h 出现，表现为发热、心动过速、白细胞计数升高和红细胞沉降率（血沉）增快等，由坏死物质吸收所致。体温可升高至 38 ℃左右，持续约一周。

5. 低血压和休克

疼痛发作期间血压下降较为常见，但未必提示休克。若疼痛缓解后收缩压仍低于 80 mmHg，且伴有烦躁不安、面色苍白、皮肤湿冷、脉细速、大汗淋漓、少尿、神志迟钝甚至晕厥等表现，则提示休克。此类情况通常发生于起病后数日。

6. 心律失常

见于 75% ~ 95% 的患者，多发生于起病 1 ~ 2 天，其中 24 h 内最为多见。以室性心律失常最常见，尤其是室性期前收缩，常为心室颤动（室颤）的先兆。室颤是急性心肌梗死早期（尤其是入院前）的主要死因。

7. 心力衰竭

主要表现为急性左心衰竭，可在发病最初数日内发生，或于疼痛、休克缓解阶段出现，系因梗死后心脏收缩与舒张功能显著减弱或失调所致。若患者反复出现端坐呼吸或夜间阵发性呼吸困难，需警惕此为急性心肌梗死的唯一临床表现。对于无明确诱因的老年患者，突发哮喘样呼吸困难应高度怀疑心肌梗死可能。

（二）体征

1. 心脏体征

心浊音界可正常，亦可呈轻度至中度增大。心率常加快，少数病例表现为减慢。心尖区第一心音减弱，可闻及第四心音奔马律，少数患者伴第三心音奔马律。

2. 血压

除极早期可能出现血压升高外，绝大多数患者表现为血压降低。若患者发病前存在高血压，其血压可降至正常范围，且可能无法恢复至发病前水平。

3. 其他

可有心律失常、休克或心力衰竭相关的体征。

（三）老年人急性心肌梗死的临床特点

与年轻人不同，缺乏体育锻炼和社交活动是老年人急性心肌梗死的主要危险因素。超过 50% 的老年人在发病前会出现乏力、胸部不适、活动时心悸、气急、烦躁等前驱症状。

1. 发病表现差异大

约 1/3 老年人发病急骤，约 1/2 老年人症状轻微，诱因不明显。流行病学调查显示，急性心肌梗死约 50% 在发病后 1 h 内死于致命性心律失常。

2. 症状不典型

老年人首发症状中，胸痛随增龄而减少，气促、意识障碍随着增龄而增多。2/3 以上的老年人缺乏典型症状，高龄患者尤为突出。部分老年人疼痛可向上腹部放射而被误诊为急腹症或因疼痛向锁骨、颈部、背部放射而误诊为其他疾病。少数老年人无疼痛，一开始即表现为休克或急性心力衰竭。

3. 并发症多

老年人各种并发症的发生率明显高于中青年人群，且容易高发心律失常、全身性血栓等严重并发症。室壁瘤的发生率是中青年的 2 倍，70 岁以上老年人心脏破裂的发生率是中青年的 3 倍，院内感染发生率是中青年的近 4 倍（老年人 20.4%，中青年 5.7%）。

三、辅助检查

（一）心电图

心电图是诊断急性心肌梗死最有价值的方法。除具有特征性及动态变化的心电图表现外，老年急性心肌梗死患者的心电图可能仅表现为 ST–T 改变，且病理性 Q 波未检出的比例较高。

（二）超声心动图

二维和 M 型超声能够评估心室壁运动、左心室梗死面积及功能，可用于诊断室壁瘤和乳头肌功能不全。

（三）放射性核素检查

可显示心肌梗死的部位和范围，有助于判断心室的功能。

（四）心肌坏死标志物

肌钙蛋白 I 或 T 是诊断心肌坏死最具特异性和敏感性的首选指标，同时也是老年患者的重要生物标志物。肌红蛋白有助于早期诊断，但其特异性较低。肌酸激酶同工酶具有较高的特异性，适用于早期（<4 h）急性心肌梗死及再发心肌梗死的诊断。

四、治疗要点

治疗原则是尽快恢复心肌血供，以挽救濒死的心肌，防止梗死面积扩大、缩小心肌缺血范围，保护和维持心脏功能，及时处理各种并发症，防止猝死。

（一）监护和一般治疗

发病 12 h 内要绝对卧床休息，减少探视，保持环境安静。一旦诊断为急性心肌梗死，应立即进入心脏重症监护病房，进行心电、血压、呼吸的监测。将监护仪报警声尽量调低，以免影响老年患者的休息，各种检查最好集中进行，各项抢救工作应紧张有序，避免慌乱。患者若有呼吸困难等表现，遵医嘱采用鼻导管或面罩吸氧，使氧饱和度＞90%。

（二）正确用药

治疗方案包括镇痛、抗血小板聚集及硝酸酯类药物的应用。镇痛药常选用吗啡或哌替啶，抗血小板聚集治疗以阿司匹林为核心，尤其可使 70 岁以上老年患者获益更为显著，现已成为老年急性心肌梗死的标准治疗方案。硝酸酯类药物可通过舌下含服或静脉给药方式给药，旨在降低心脏前负荷。

（三）再灌注治疗

使闭塞的冠状动脉再通，利于梗死后的心肌重塑。包括介入治疗和溶栓治疗。

1. 介入治疗

介入治疗具有较低的脑出血风险且应用更安全，对于年龄≥ 75 岁的老年患者，可将其作为首选治疗方案。

2. 溶栓治疗

早期溶栓可挽救已受损但仍存活的心肌，旨在限制心肌梗死范围，从而降低病死率。对于无介入治疗条件且无溶栓禁忌证者，应尽可能在发病后 3~6 h 且尽量不超过 12 h 接受溶栓治疗。常用药物包括尿激酶、链激酶及重组组织型纤溶酶原激活剂。年龄≥ 75 岁的老年患者经充分评估风险与获益后，亦可考虑采用溶栓治疗。

（四）并发症治疗

1. 消除心律失常

若老年人出现缓慢的心律失常，采用阿托品静脉或肌内注射；出现室性期前收缩或室性心动过速，可使用利多卡因静脉注射；药物治疗心动过速效果不佳时，尽早进行同步直流电复律；出现心室颤动时，进行非同步直流电复律。

2. 纠正休克

通过输注 5% ~ 10% 葡萄糖注射液补充血容量，联合应用多巴胺等升压药物，配合硝酸甘油等血管扩张剂，同时采取纠正酸中毒、保护肾功能等对症治疗措施。

3. 治疗心力衰竭

以利尿剂治疗为主，也可选择血管扩张药减轻心脏前、后负荷。

五、照护措施

（一）生活照护

1. 环境

同本节治疗要点的监护和一般治疗。

2. 合理饮食

发病 4 ~ 12 h 内给予流质饮食，随后过渡到低脂、低钠、低胆固醇清淡饮食，少量多餐，避免进食过饱。

3. 休息与活动

急性期卧床休息，病情稳定后可逐渐增加活动量。

（二）基础照护

1. 病情观察

密切观察老年患者的病情变化，若出现端坐呼吸、喘息、发绀及咳粉红色泡沫样痰等表现，需高度警惕急性左心衰竭的可能；若出现血压骤升伴头痛、视物模糊、恶心、呕吐、抽搐、意识障碍或肢体瘫痪等症状，应考虑脑血管意外的可能。一旦发现上述情况，须立即报告医师并启动应急处理流程。同时，务必确保除颤仪始终处于备用状态。

2. 对症照护

对有呼吸困难的老年人应进行鼻导管吸氧，氧流量为 2 ～ 5 L/min, 以减轻心肌缺血，缓解症状。

3. 用药照护

需密切观察患者是否存在药物不良反应。应用吗啡时，应重点监测呼吸抑制及低血压等不良反应；使用溶栓药物时，需警惕头痛、意识障碍等症状，同时持续监测血压与心率变化，以便早期识别颅内出血征象；对于硝酸酯类药物治疗，亦需实时监测血压波动，确保收缩压不低于 100 mmHg。

（三）心理照护

应加强对老年人的心理支持，缓解其紧张、焦虑等负面情绪，从而增强他们战胜疾病的信心。

（四）康复照护

美国学者 Wenger 提出的心肌梗死急性期的康复模式适用老年人。他将心脏康复分成 4 个阶段：第一阶段为急性期，即从入院到出院阶段；第二阶段为恢复期，即在家延续第一阶段的训练直至心肌梗死瘢痕成熟；第三阶段为训练期，即心肌梗死愈合后的安全有氧训练阶段；第四阶段为维持期，即终身有规律的运动。一般从第二阶段正规康复训练开始，运动处方要求基本同心绞痛，具体请参考心绞痛的康复照护内容。

六、健康指导

老年人急性心肌梗死的健康指导内容基本同老年稳定型心绞痛，不同之处主要表现在健康教育和康复运动这两个方面。

（一）健康教育

教会家属心肺复苏技术，确保其在必要时能够进行正确施救。

（二）康复运动

具体请参考本病康复照护内容。

知识拓展

指导老年人积极落实全面综合的二级预防，预防再梗死和其他心血管事件。以下为冠心病二级预防的“ABCDE”。A：血管紧张素转化酶抑制剂与阿司匹林。B：β 受体阻滞剂与控制血压。C：戒烟与降胆固醇。D：合理饮食与控制糖尿病。E：运动与教育。

【练习题】

A1 型题

1. 急性心肌梗死老年人发病后多少小时内应绝对卧床休息（　　）。

A.6 h　　B.12 h　　C.24 h

D.48 h　　E.72 h

答案：B

解析：急性心肌梗死发病后的 12 h 内，应绝对卧床休息，以减轻心脏负担，避免病情恶化。

2. 急性心肌梗死老年人最常见的先兆症状是（　　）。

A. 心悸　　B. 呼吸困难　　C. 心绞痛频发或加重

D. 晕厥　　E. 乏力

答案：C

解析：心绞痛频发或加重是急性心肌梗死最常见的先兆症状，提示可能即将发生心肌梗死。

3. 急性心肌梗死老年人应避免的食物是（　　）。

A. 高蛋白食物　　B. 高纤维食物　　C. 高脂肪食物

D. 高维生素食物　　E. 低盐食物

答案：C

解析：高脂肪食物可增加心脏负担。

4. 急性心肌梗死老年人发病时，应首先采取的措施是（　　）。

A. 立即拨打急救电话　　B. 自行服用止痛药　　C. 尝试深呼吸放松

D. 躺下休息等待缓解　　E. 立即进行心肺复苏

答案：A

解析：急性心肌梗死发病时，应立即拨打急救电话，以便尽快得到专业救治。

5. 急性心肌梗死老年人康复期的运动建议不包括（　　）。

A. 逐渐增加运动量　　B. 避免剧烈运动　　C. 以有氧运动为主

D. 运动前无须咨询医师　　E. 根据个人体能制订计划

答案：D

解析：急性心肌梗死老年人在康复期进行运动前，应咨询医师，以确保运动的安全性和有效性。

A2 型题

1. 刘爷爷，男，78 岁，因急性心肌梗死入院治疗。在照护时，以下哪项措施是不恰当的（　　）。

A. 密切监测心电图变化　　B. 鼓励尽早下床活动以促进康复

C. 保持病房安静，减少探视　　D. 给予低脂、低盐、易消化的饮食

E. 遵医嘱给予抗凝、溶栓等药物治疗

答案：B

解析：急性期应卧床休息，减少心肌耗氧量。

2. 张奶奶，女，80 岁，心肌梗死康复期。在为其制订饮食计划时，以下哪项建议是不合理的（　　）。

A. 控制总热量摄入，避免肥胖

B. 增加膳食纤维摄入，促进肠道蠕动

C. 多吃富含饱和脂肪酸的食物，如动物内脏

D. 适量摄入优质蛋白质，如鱼、瘦肉等

E. 避免刺激性食物和饮料，如辣椒、咖啡等

答案：C

解析：应限制饱和脂肪酸的摄入，避免加重心脏负担。

3. 齐爷爷，75 岁，心肌梗死恢复期。在为其进行康复指导时，以下哪项内容是不必要的（　　）。

A. 告知避免过度劳累和情绪激动

B. 指导进行适当的康复训练，如散步、太极拳等

C. 鼓励戒烟、限酒，保持良好的生活习惯

D. 提醒定期监测血压、血糖、血脂等指标

E. 告知心肌梗死已治愈，无须再担心复发

答案：E

解析：心肌梗死即使经过治疗进入恢复期，仍需注意预防复发。

4. 王奶奶，女，72 岁，因急性心肌梗死接受溶栓治疗。在溶栓治疗后的照护中，以下哪项措施最关键（　　）。

A. 密切监测生命体征　　B. 鼓励多喝水以促进排尿

C. 给予高蛋白、高热量的饮食　　D. 协助进行床上翻身和拍背

E. 告知溶栓治疗无副作用，无须担心

答案：A

解析：溶栓治疗是心肌梗死的重要治疗手段，但也可能会引起出血。

任务四　慢性心力衰竭照护

扫码获取数字资源

案例导入

康爷爷，68 岁，高血压病史 15 年，慢性心力衰竭病史 2 年。近 2 日，活动后自觉乏力、气促，晚上睡眠不佳，膝盖和脚轻微水肿，活动不便，今日测得体温为 37.6 ℃，打电话给日间照料中心求助。（本案例改编自全国职业院校技能大赛“健康养老照护”赛项赛题）

任务描述

1. 为老年人测量体温。

2. 为老年人提供关于慢性心力衰竭的健康教育。

知识殿堂

心力衰竭简称心衰，是各种心脏结构或功能性疾病导致心室充盈和（或）射血功能受损而引起的一组综合征。由于心室收缩功能下降，射血功能受损，心排血量不能满足机体代谢的需要，器官、组织血液灌注不足，同时出现肺循环和（或）体循环淤血，主要表现为呼吸困难、乏力和水肿，是各种心脏疾病的终末阶段和最主要的死亡原因。根据发病的缓急程度，心力衰竭可分为急性心力衰竭和慢性心力衰竭两种，以慢性心力衰竭多见。本教材重点介绍慢性心力衰竭。

慢性心力衰竭是慢性原发性心肌病变和心室因长期压力或容量负荷过重，使心肌收缩力降低，从而不能维持心排血量的一种疾病。

一、病因

（一）基本病因

1. 原发性心肌损害

包括缺血性心肌损害，如冠心病心肌缺血或心肌梗死、心肌炎等。

2. 心脏负荷增加

（1）心脏前负荷增加：如二尖瓣关闭不全等引起的血液反流，室间隔缺损等心脏病引起的血液分流。此外，甲状腺功能亢进、慢性贫血等也会造成静脉回心血量增加。

（2）心脏后负荷增加：如高血压、主动脉狭窄等左心室后负荷增加和肺动脉高压、肺动脉瓣狭窄等右心室后负荷增加。

（二）诱因

老年人心力衰竭发作与加重的常见诱因与其他年龄组相同，但老年人心脏储备功能较差，因此更易诱发心力衰竭。

1. 感染

呼吸道感染是最常见、最重要的心力衰竭诱因，在老年人群中尤为显著。感染性心内膜炎也是较常见的诱因，常因发病隐匿而被漏诊。

2. 治疗不当

主要为洋地黄用量不当（过量或不足），以及不恰当停用利尿剂或降压药等。

3. 心律失常

心房颤动是诱发心力衰竭的重要因素。

4. 过度劳累或精神紧张

如剧烈运动、暴怒等。

5. 血容量增加

如输液或输血过快、过多，钠盐摄入过多等。

6. 原有心脏病加重或并发其他疾病。

如缺血性心脏病、高血压、心脏瓣膜病等。

二、临床表现

根据主要受累心腔和淤血的部位，可分为左心衰竭、右心衰竭和全心衰竭。

（一）左心衰竭

以肺循环淤血和心排血量降低为主要表现。

1. 症状

（1）呼吸困难：是左心衰竭最主要的症状。最初仅发生在重体力劳动时，休息可缓解，称为“劳力性呼吸困难”。进而发展为夜间熟睡中突发胸闷气促，需坐起缓解，称为“阵发性夜间呼吸困难”。随着病情的发展，在较轻的体力活动时亦可出现呼吸困难；病情严重时，即使平卧休息也会出现呼吸困难，被迫采取半卧位或坐位，称为“端坐呼吸困难”。严重者可出现急性肺水肿，表现为“极度呼吸困难”。

（2）咳嗽、咳痰、咯血：咳嗽是左心衰竭的主要症状之一，多在劳动时或夜间平卧时加重，为肺泡和支气管黏膜瘀血所致。痰液呈白色泡沫样，有时因痰中带血而呈粉红色。长期慢性肺淤血，肺静脉压升高，会造成肺循环和支气管血液循环之间形成侧支，一旦血管破裂可引起咯血。

（3）疲倦、乏力、头晕、心悸：与心排血量降低，组织器官缺血缺氧有关。

（4）少尿、肾功能损害症状：主要与肾血流量减少有关。

具体症状见表 4–4–1。

表 4–4–1　左心衰竭的临床症状

症状	原因
呼吸困难	劳力性呼吸困难、夜间阵发性呼吸困难、端坐呼吸
咳嗽	常始于夜间，坐位或立位时减轻或消失
咳痰	白色浆液泡沫样
咯血	侧支血管破裂
疲倦、乏力、头晕、心悸	心排血量降低
少尿、肾功能损害症状	肾血流量减少

2. 体征

肺部湿啰音，与因肺部毛细血管压增高，液体渗出至肺泡有关。此外，除基础心脏病体征外，还有肺动脉区第二心音亢进等杂音。

（二）右心衰竭

以体循环淤血为主要表现。

1. 症状

（1）消化道症状：最常见，常表现为食欲减退、腹胀、恶心、呕吐等，与胃肠道和肝脏淤血有关。

（2）劳力性呼吸困难：可见于继发于左心衰竭的右心衰竭患者。此外，单纯性右心衰竭（如由肺部疾病或分流性先天性心脏病所致）亦可引发明显的呼吸困难。

2. 体征

（1）颈静脉征：颈静脉搏动增强、充盈、怒张是右心衰竭的主要体征，肝颈静脉反流征阳性更具有特征性。

（2）肝大：肝大常伴有压痛，持续性右心衰竭可致心源性肝硬化，晚期可出现黄疸、腹水等肝功能受损表现。

（3）水肿：对称性、下垂性、凹陷性水肿，重者可延及全身。可伴有胸腔积液，以双侧多见，若单侧则以右侧更多见。

具体体征见表 4-4-2。

表 4-4-2　右心衰竭的临床体征

体征	特点
水肿	对称性、下垂性、凹陷性
颈静脉怒张	主要体征，肝颈静脉回流征阳性更具特异性
肝大	伴压痛

（三）全心衰竭

当双侧心室同时受累或继发于右心衰竭时会发生全心衰竭。右心衰竭时，右心排血量减少，因此阵发性夜间呼吸困难等肺淤血表现反而有可能减轻或不明显。

（四）心功能分级

心力衰竭的严重程度常采用美国纽约心脏病协会（NYHA）的心功能分级方法。

1.I 级

患有心脏病，但日常活动量不受限制，一般活动不引起疲乏、心悸、呼吸困难或心绞痛。

2. Ⅱ级

体力活动受到轻度的限制，休息时无自觉症状，但平时一般活动下可出现疲乏、心悸和呼吸困难或心绞痛。

3. Ⅲ级

体力活动明显受限，小于平时一般活动下可出现疲乏、心悸、呼吸困难或心绞痛。

4. Ⅳ级

不能从事任何体力活动，休息状态也出现心衰的症状，体力活动后加重。如无须静脉给药，可在室内或床边行动为 IVa 级，不能下床并需静脉给药支持者为 IVb 级。

三、辅助检查

（一）影像学检查

1.X 线检查

是确诊左心衰竭肺水肿的主要依据，可见整个肺野透明度降低、肺门影增宽及肺纹增粗等肺淤血表现。

2. 超声心动图

相较于X线检查，能更准确地评价心脏各腔大小变化和心脏瓣膜结构及功能，是诊断心衰最主要的检查。

3. 心脏磁共振成像

是评价心室容积、心室壁运动的金标准。

（二）心电图检查

心力衰竭本身无特异性心电图变化，但有助于心脏基本病变的诊断，如提示心房、心室肥大，心肌劳损、心肌缺血，从而有助于各类心脏病的诊断。

（三）实验室检查

1. 利钠肽

利钠肽是心力衰竭诊断、患者管理及临床事件风险评估的重要生物标志物。临床上常用血浆脑钠肽（BNP）和氨基末端B型利钠肽原（NT-proBNP）作为检测指标。

2. 肌钙蛋白

其核心临床价值在于判断老年患者是否存在急性冠脉综合征。若肌钙蛋白与利钠肽水平同步升高，则提示心力衰竭患者预后不良，是重要的风险预测因子。

四、治疗要点

（一）病因治疗

积极控制诱发心衰的危险因素，如患有心脏病的老年人血压水平应在安全范围。

（二）避免诱因

控制各种感染（尤其是上呼吸道和肺部感染）、心律失常；如有电解质紊乱、酸碱失衡、肾功能损害等，应及时处理或纠正。

（三）药物治疗

常用的药物有利尿剂、血管紧张素转化酶抑制剂（ACEI）和血管紧张素Ⅱ受体拮抗剂（ARB）、β受体阻滞剂、洋地黄类药物等。

（四）非药物治疗

1. 心脏再同步化治疗和心脏再同步化治疗除颤器

心脏再同步化治疗（CRT）和心脏再同步化治疗除颤器（CRT-D）适合经过3～6月仍持续有症状、预期生存大于1年、状态良好的患者。

2. 植入型心律转复除颤器

对于重度心衰符合该治疗适应证的老年人，植入型心律转复除颤器（ICD）能降低猝死率，可用于慢性心力衰竭猝死的一级预防，也可降低心脏停搏存活者及有症状的持续性室性心律失常的病死率，即作为慢性心力衰竭猝死的二级预防。

五、照护措施

（一）生活照护

1. 环境

保持病室内安静，温度、湿度适宜，减少不必要的刺激，协助患者完成生活自理活动，以促进其身心恢复。

2. 合理饮食

给予低盐、低热量、易消化的清淡饮食，少量多餐，不宜过饱，水肿患者钠摄入量为< 2 g/d。低蛋白血症患者宜适量补充蛋白质，必要时可静脉输注人血白蛋白。建议增加新鲜蔬菜、水果等富含膳食纤维的食物摄入，以保持大便通畅。每日液体摄入量< 1.5 L。患者需严格戒烟并戒酒。

3. 休息与活动

注意休息，避免劳累。对于有明显呼吸困难的老年人，应协助其采取半卧位或高枕卧位；若出现端坐呼吸，需为患者提供床上小桌支撑，必要时保持双腿下垂体位。待心功能逐步改善后，可逐步鼓励老年人进行适度的下床活动。

（二）基础照护

1. 病情观察

监测血压、呼吸、血氧饱和度、心率、心电图，检查电解质、血气分析等，准确记录 24 h 液体出入量。每天在同一时间、同一体重计、着同类服装测量体重，建议测量时间在老年人晨起排尿后、早餐前。有腹水者应每天测量腹围。

2. 对症照护

对有缺氧表现或伴有肺炎、急性心肌梗死等所致的心衰应给予吸氧，氧流量一般为 2 ~ 4 L/min。若有便秘，则遵医嘱给予通便措施。

3. 用药照护

观察药物的疗效和不良反应。例如，洋地黄中毒最重要的不良反应是各类心律失常，其中以室性期前收缩最常见，其他如胃肠道反应（厌食、恶心、呕吐、腹痛和腹泻）和神经系统反应（头痛、头晕、疲倦、视物模糊、黄视、绿视等）在维持量法给药时已相对少见。袢利尿剂和噻嗪类利尿剂最主要的不良反应是低钾血症，应监测血钾及观察有无乏力、腹胀、肠鸣音减弱等低钾血症的表现，同时多补充含钾丰富的食物，如鲜橙汁、香蕉、枣、马铃薯、菠菜等，必要时遵医嘱补充钾盐。螺内酯的不良反应有嗜睡、运动失调、男性乳房发育、面部多毛等，肾功能不全及高钾血症者禁用。β 受体阻滞剂应监测心率和血压，当心率低于 50 次 /min 时，暂停给药。使用血管紧张素转化酶抑制剂时，若老年人出现不能耐受的咳嗽或血管神经性水肿应停止用药。

（三）心理照护

紧张、焦虑或烦躁等不良情绪对心衰病情的恶化有不良影响，要积极对老年人进行疏导。必要时请心理科会诊，酌情使用抗焦虑药等。

（四）康复照护

心力衰竭康复训练包括有监测的运动训练、医学评估、心理和营养咨询、教育及危险因素的控制等方面的综合医疗，其中有监测的运动训练是心脏康复的重要组成部分，必须严格按照心功能分级进行运动训练。

1. 制订运动计划

无禁忌证的老年人，鼓励其坚持动静结合，循序渐进增加活动量。可根据心功能分级安排活动量。具体见表 4-4-3。

表 4-4-3 心功能分级情况对应的活动安排

心功能分级	活动安排
Ⅰ级	不限制一般体力活动，鼓励参加体育锻炼，但应避免剧烈运动
Ⅱ级	适当限制体力活动，增加午睡时间，鼓励运动康复
Ⅲ级	严格限制一般体力活动，鼓励每天下床行走和日常生活自理
Ⅳa级	下床站立或室内缓步行走，在协助下进行生活自理，以不引起症状加重为度
Ⅳb级	卧床休息，日常生活由他人照顾。为防止长期卧床并发症，应进行被动或主动运动，如翻身、四肢屈伸运动、踝泵运动、呼吸功能训练等

注：稳定性心衰的老年人可根据心肺运动试验结果，如六分钟步行试验的结果来制订个体化的运动处方

2. 做好活动监测

若活动中出现呼吸困难、胸痛、心悸、头晕、疲劳、大汗、面色苍白等情况时应停止活动。经休息后症状仍持续不缓解，应及时通知医师。

六、健康指导

（一）疾病知识指导

向老年人及其家属介绍心力衰竭的相关知识，使他们对疾病有正确认识，积极配合治疗，控制疾病发展。饮食应强调低盐低钠低脂饮食，每餐不宜过饱。稳定性慢性心力衰竭且能参加体力适应计划的老年人，要依据心功能状态制订活动目标和计划，维持心脏功能。

（二）疾病预防指导

指导老年人积极避免各种危险因素，例如积极治疗原发疾病，控制血压、血脂、血糖。避免各种诱发因素，如感染（尤其是呼吸道感染）、过度劳累、情绪激动、输液、输血过快过多等。避免吸烟、饮酒。

（三）病情监测指导

一般每 1 ~ 2 个月随访 1 次，根据病情及时调整药物剂量，及早发现病情变化，防止病情进展。指导老年人及其家属学会观察并判断病情，若疲乏加重、活动后气急加重、水肿再次出现或加重、静息时心率增加≥ 15 次 /min，常提示心力衰竭复发，应及时就医。每周测量体重，若 3 天内体重增加 2 kg 以上，提示水钠潴留，应遵医嘱调节利尿剂等药物剂量。指导老年人自测脉搏，当脉搏低于 60 次 /min 遵医嘱暂缓或停用 β 受体阻滞剂和地高辛等。

（四）照护者指导

老年人家属要保持情绪稳定，帮助老年人树立战胜疾病的信心。必要时应教会家属掌握心肺复苏术。

【练习题】

A1 型题

1. 慢性心力衰竭治疗中最常用的药物是（ ）。

A. 血管紧张素转换酶抑制剂 B. 洋地黄类药物 C. 醛固酮拮抗剂

D. 利尿剂 E. 受体阻滞剂

答案：D

解析：利尿剂主要通过增加尿量，减轻心脏负担。

2. 慢性心力衰竭老年人应用 β 受体阻滞剂的作用是（ ）。

A. 减轻心脏前负荷 B. 改善呼吸困难 C. 增强心肌收缩力

D. 减轻心脏后负荷 E. 降低心率和心肌收缩力

答案：E

解析：β 受体阻滞剂能够降低心率和心肌收缩力，降低心衰的死亡率和住院率。

3. 导致左心衰竭症状的原因主要是（ ）。

A. 高血压 B. 肺循环淤血 C. 体循环淤血

D. 循环血量减少 E. 心室重塑

答案：B

解析：左心衰竭时，导致肺循环淤血，进而出现呼吸困难、咳嗽、咳痰等症状。

4. 最能提示右心衰竭的表现是（ ）。

A. 交替脉 B. 两肺底湿啰音 C. 右心室增大

D. 舒张期奔马律 E. 肝颈静脉回流征阳性

答案：E

解析：肝颈静脉反流征阳性是右心衰竭的典型体征。

5. 下列哪项不是治疗心力衰竭的正性肌力药物（ ）。

A. 硝酸异山梨酯 B. 地高辛 C. 多巴胺

D. 毛花苷 C E. 多巴酚丁胺

答案：A

解析：硝酸异山梨酯主要用于扩张冠状动脉，不具有正性肌力作用。

A2型题

1. 刘爷爷，71 岁，有高血压病史多年。近日，出现呼吸困难、咳嗽、咳粉红色泡沫样痰、双肺底有湿啰音。最可能的诊断是（ ）。

A. 慢性支气管炎 B. 大叶性肺炎 C. 左心衰竭

D. 阻塞性肺气肿 E. 急性心包炎

答案：C

解析：老年人有高血压病史多年，近日出现呼吸困难、咳嗽、咳粉红色泡沫样痰、双肺底湿啰音，这些都是左心衰竭的典型表现。

2. 王奶奶，65 岁，有风湿性心脏病史 5 年。最近感冒后出现胸闷、气急、不能平卧，伴双下肢水肿。其心功能分级是（　　）。

A. Ⅰ级　　B. Ⅱ级

C. Ⅲ级　　D. Ⅳ级

答案：D

解析：多年风湿性心脏病史，感冒后出现胸闷、气急、不能平卧及双下肢水肿，提示心功能严重受损，符合心功能四级的表现。

3. 赵爷爷，72 岁，心功能为Ⅳ级。因急性心肌梗死入院，现病情稳定可以出院，在活动方面说法错误的是（　　）。

A. 在协助下生活自理，以不引起症状加重为度　　B. 可下床站立或室内缓步行走

C. 活动遵循卧床休息→床边活动　　D. 活动遵循床边活动→病室内活动

E. 活动遵循病室内活动→上下楼梯

答案：E

解析：心功能为在协助下生活自理，以不引起症状加重为度，可下床站立或室内缓步行走，活动遵循卧床休息→床边活动→病室内活动→病室外活动→上下楼梯的步骤。

4. 秦爷爷，60 岁，高血压病史 10 年。昨夜，突然阵发性呼吸困难、端坐位、面色苍白、口唇发绀、出汗多、咳嗽、咳粉红色泡沫样痰。最可能的诊断是（　　）。

A. 慢性支气管炎急性发作　　B. 支气管哮喘　　C. 肺栓塞

D. 急性左心衰　　E. 阻塞性肺气肿

答案：D

解析：老年人患高血压多年，突然出现的阵发性呼吸困难、端坐位、咳粉红色泡沫样痰等症状是急性左心衰的典型表现。

5. 周奶奶，68 岁，高血压病史 20 年，活动后心悸、气短 3 年。1 周前受凉后咳嗽、咳黄痰，喘憋加重，不能平卧。查体：BP 170/100 mmHg，心率 115 次 / 分，P2 亢进，心律齐，双肺满布哮鸣音及中小水泡音。其喘憋最可能的原因是（　　）。

A. 支气管哮喘　　B. 慢性支气管炎急性发作　　C. 肺栓塞

D. 心力衰竭　　E. 急性心包炎

答案：D

解析：老年人患高血压多年，活动后心悸、气短，受凉后喘憋加重，不能平卧，查体见血压升高、心率增快、P2 亢进及双肺满布哮鸣音及中小水泡音，这些都是心力衰竭的典型表现。

拓展阅读

用整体观来看待心肌梗死

老年人发生心肌梗死后，死亡率更高，预后更差。老年人心肌梗死病后心前区疼痛症状不典型，通常以后背部痛、牙痛、胃痛等不典型症状就诊，极易漏诊或误诊。心脏与各器官系统之间密切相关。因此，要摆脱“头痛医头，脚痛医脚”的单一思维模式，用整体观来看待疾病，并透过现象看本质，考虑疾病之间的内部联系，以及时且准确地把握疾病的特征。

点燃思考

邱奶奶，69 岁，退休教师，有高血压病史 8 年，平时靠服用降压药物控制血压。近期，由于工作压力（虽然已退休，但仍参与社区教育活动）和情绪烦躁，邱奶奶的血压控制不稳定，多次测量均偏高，且伴有头晕、心悸等症状。上周，邱奶奶在社区医院进行了全面检查，医师诊断为“高血压 3 级”，并调整了降压药物方案，同时建议邱奶奶应调整生活方式并进行定期的血压监测。

照护任务：

1. 为老年人进行血压监测和记录。
2. 按照康复方案指导老年人调整生活方式。
3. 缓解老年人烦躁的情绪。

项目五
老年消化系统常见疾病照护

学习目标

素质目标

1. 具备“尊老敬老、人文关怀、爱心奉献”的职业精神。
2. 能够细心、耐心地指导老年人预防消化系统疾病，并为老年人实施饮食和排泄照护。

知识目标

1. 了解消化系统常见疾病的病因和治疗要点。
2. 熟悉消化系统常见疾病的临床表现、并发症。
3. 掌握消化系统常见疾病的照护措施和健康指导方法。

能力目标

1. 准确识别并评估消化系统常见疾病的症状。
2. 为患有消化系统疾病的老年人制订个性化的照护方案。
3. 对老年人进行消化系统常见疾病的健康教育。

知识导读

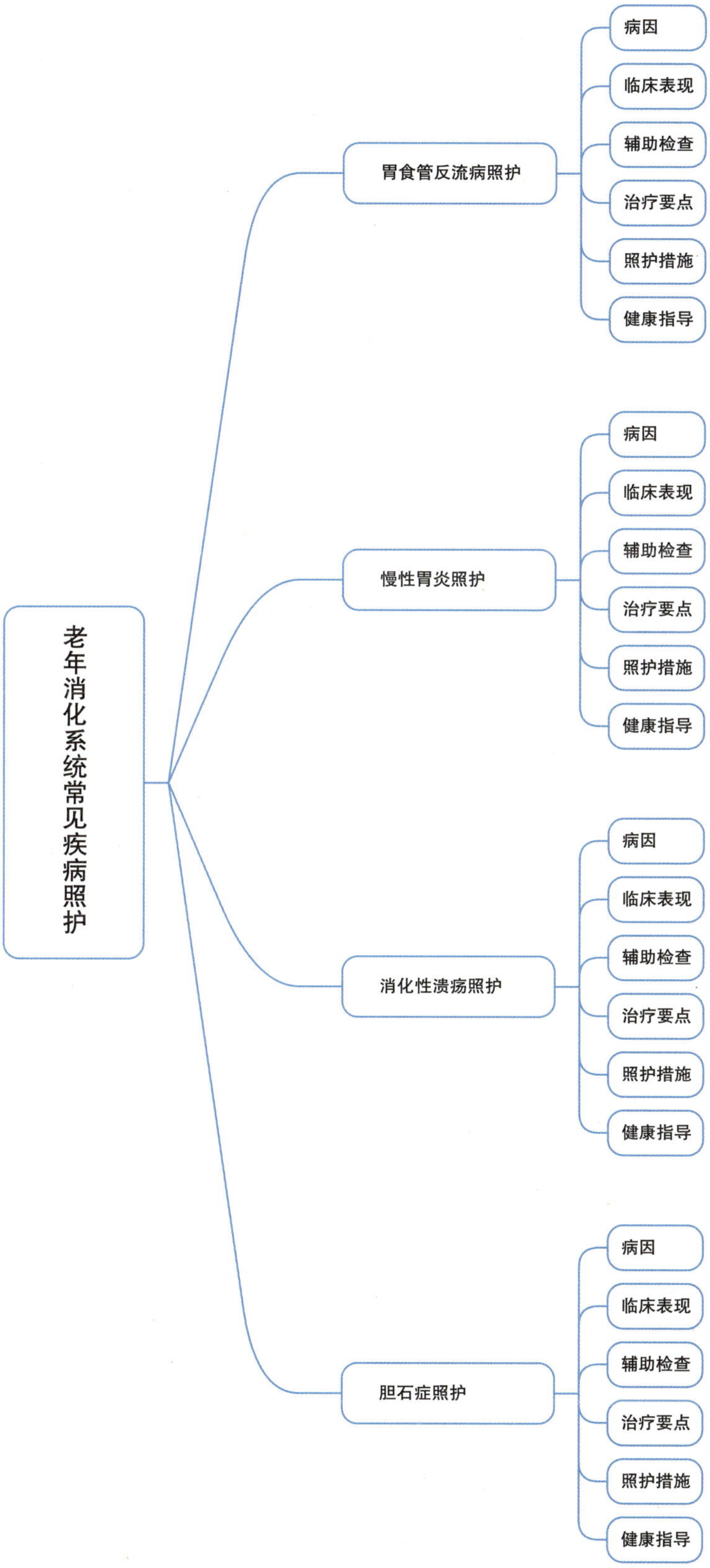

老年消化系统常见疾病照护
胃食管反流病照护
病因
临床表现
辅助检查
治疗要点
照护措施
健康指导
慢性胃炎照护
病因
临床表现
辅助检查
治疗要点
照护措施
健康指导
消化性溃疡照护
病因
临床表现
辅助检查
治疗要点
照护措施
健康指导
胆石症照护
病因
临床表现
辅助检查
治疗要点
照护措施
健康指导

赛证对接

本项目通过真实情境下的照护任务，综合考查选手的知识、能力与素质目标。如对消化性溃疡等疾病进行照护。参赛选手需根据老年人的具体情况，协助并指导其进行病情监测、异常情况应对并对其进行健康教育，同时完成制订疾病照护计划、设计健康教育海报和撰写反思报告等任务。这些内容不仅契合照护员的技能要求，也满足了“岗课赛证”融通的教学目标，为学生考取职业技能等级证书和未来职业发展奠定坚实基础。

任务一　胃食管反流病照护

扫码获取
数字资源

案例导入

周奶奶，70岁，退休教师，独居儿子定居外地。胃食管反流病5年，长期服用奥美拉唑。近1个月因频繁参加社区老年合唱团聚餐，反酸、胸骨后烧灼感加重，夜间常因反酸惊醒。自行增加奥美拉唑剂量至每日2次，出现头晕、乏力；情绪焦虑，担心“胃癌风险”，拒绝外出社交；家中床头未抬高，喜穿紧身衣物，晚餐多选择油炸食品。通过社区智慧养老平台预约居家照护服务，要求照护员协助改善反流症状和生活质量。

任务描述

1. 协助老年人缓解不适症状。
2. 为老年人制订个性化的照护计划。

知识殿堂

胃食管反流病（gastroesophageal reflux disease，GERD）是由胃十二指肠内容物反流到食管，刺激食管壁，引起食管黏膜损伤或症状的慢性疾病。根据食管黏膜有无糜烂、溃疡分为两类。一类是反流性食管炎，由于胃十二指肠内容物反流引起的食管黏膜损伤，主要原因是食管抗反流屏障减弱。另一类是非糜烂性反流，有反酸、胃灼热典型症状，但未见食管黏膜糜烂损伤。

胃食管反流病是一种慢性消化系统疾病，老年人因食管括约肌松弛，食管裂孔疝的发生率较高，所以发病率显著升高。

一、病因

（一）抗反流屏障结构与功能异常

食管裂孔疝、胃排空延迟、腹内压增高等均可使食管下括约肌结构受损，导致抗反流屏障失效。

（二）食管清除作用减弱

常见于导致食管蠕动异常的疾病。

（三）食管黏膜屏障功能降低

长期吸烟、饮酒、食物或药物刺激可使食管黏膜屏障功能降低。

二、临床表现

（一）典型症状

反流和胃灼热是最常见和典型的症状。胃十二指肠内容物在无恶心的情况下涌入口腔和咽喉部的感觉称为反流，反流物呈酸性，称为反酸。胃灼热指胸骨后烧灼感。常在餐后 1 h 出现。饱餐后、平卧、弯腰或用力屏气时更为明显，可发生于熟睡时。

（二）非典型症状

1. 胸痛

常发生于胸骨后，呈烧灼样疼痛，严重时为剧烈刺痛，可向心前区、肩胛区、颈部、耳后及手臂放射，类似心绞痛，伴有或不伴有反流和胃灼热。需与心绞痛相鉴别。

2. 吞咽疼痛与吞咽困难

吞咽疼痛常发生于炎症加重或并发食管溃疡时，多在摄入刺激性食物时发生。部分老年患者会出现吞咽困难，可能由于食管痉挛或功能紊乱所致，呈胸骨后异物感，进食固体或液体食物时均可发生，呈间歇性。

3. 其他

反流物还可损伤其他的组织器官，可导致咽炎、声音嘶哑、哮喘发作，严重者可出现吸入性肺炎。有的老年人表现为咽部不适，有堵塞感，但无真正的吞咽困难，称为癔球症，也是由胃食管反流病引起的。

（三）并发症

1. 食管狭窄

长期的食管炎可导致食管壁纤维化，形成狭窄，阻碍食物通过。

2. 出血

食管黏膜的溃疡或糜烂导致出血，表现为黑便或呕血。

3. 巴雷特食管

巴雷特食管（Barrett esophagus）有发生癌变的倾向。

（四）老年人胃食管反流病的特点

1. 症状不典型

在老年群体中，胃食管反流病可能不会经历典型的胃灼热和反酸症状，而是更多地表现出非特异性的症状，例如胸痛、上腹部不适或疼痛等食管外症状。此外，鉴于老年人群常伴随多种慢性疾病，由胃食管反流病引起的胸痛可能会与心绞痛相混淆，从而被误诊为心脏病或其他内科疾病。因此，必须通过心电图、食管滴酸试验等检查手段进行鉴别诊断。

2. 并发症较多

老年人更容易出现胃食管反流病相关的并发症，如食管狭窄、巴雷特食管甚至食管癌。这是因为随着年龄的增长，食管黏膜对胃酸损伤的抵抗力下降，同时老年人的身体修复机制也相对较弱。酸性反流物还可能直接刺激、损害咽喉部或吸入肺部，引起哮喘、喉炎、咽炎、咳嗽等问题。

三、辅助检查

（一）胃镜检查

通过胃镜直接观察食管及胃黏膜情况，可发现食管炎症、糜烂、溃疡等病变，是诊断胃食管反流病的重要直观手段。

（二）24 h 食管 pH 监测

通过放置在食管内的 pH 电极，连续记录 24 h 内食管 pH 值的变化，评估胃食管酸反流的情况，对诊断酸性反流具有重要意义。

（三）食管测压

通过食管测压仪测定食管下括约肌的压力及食管体部的蠕动功能，了解食管动力状态有助于判断胃食管反流病的病因及严重程度。

（四）食管 X 线钡餐检查

食管 X 线钡餐检查对诊断反流性食管炎的敏感性较低，但可排除食管癌等其他食管疾病。该检查适用于不愿接受或不能耐受内镜检查的老年人。

四、治疗要点

胃食管反流病应遵循个体化、综合化的治疗原则，根据老年人的病情轻重、生活习惯、心理状态等因素，制订针对性的治疗方案。治疗的目的在于缓解症状、预防并发症、提高生活质量，并尽可能减少药物依赖和手术风险。

（一）非药物治疗

控制饮食，维持适宜体重，避免过饱饮食，减少高脂肪、辛辣、酸性食物及咖啡因的摄入。晚餐不宜过饱，睡前 2 h 内避免进食，以减少夜间反流。戒烟限酒。睡眠时适当抬高床头 15° ~ 20° ，利用重力作用减少夜间反流。穿着宽松衣物，避免增加腹压的活动。

（二）药物治疗

1. 抑酸药

首选质子泵抑制剂（奥美拉唑、雷贝拉唑等），能强效抑制胃酸分泌，减轻胃酸对食管黏膜的刺激。

2. 促动力药

对于伴有胃动力障碍的老年人，可加用促动力药（吗丁啉、莫沙必利等），促进胃排空，减少反流。

3. 黏膜保护剂

对于症状较轻的老年人，可使用黏膜保护剂（铝碳酸镁、硫糖铝等）暂时缓解症状。

（三）内镜治疗

对于药物治疗效果不佳或不愿长期服药的老年人，可考虑内镜治疗。如射频治疗、内镜下胃腔内缝合、折叠治疗等，旨在通过物理手段增强胃食管交界处的抗反流能力。

（四）手术治疗

对于病情严重、药物治疗及内镜治疗均无效的老年人，可考虑手术治疗。如腹腔镜下胃底折叠术、内镜下抗反流术等，通过修复或重建胃食管交界处的解剖结构，从根本上解决反流问题。

五、照护措施

（一）生活照护

1. 合理饮食

鼓励老年人选择清淡、易消化的食物，如瘦肉、牛奶、豆制品、鸡蛋清及新鲜蔬菜和水果，避免高脂肪、巧克力、咖啡、辛辣食物等。少量多餐，避免过饱。餐后避免立即躺下，等待 2 ~ 3 h 再休息，以减少胃酸反流的风险。戒烟戒酒。

2. 休息与活动

保持规律的作息，避免熬夜和过度疲劳，保证充足的睡眠时间。避免穿紧身衣物，睡眠时建议老年人在床头垫高 15 ~ 20 cm，白天坐立时，保持良好的坐姿，避免弯腰和压迫腹部。剧烈的运动或重体力劳动可能导致腹内压力增高，从而引发反流。餐后应避免进行剧烈运动或搬重物，避免长时间弯腰或压迫腹部的姿势。

（二）基础照护

1. 病情观察

密切观察胸痛的性质、程度和部位，以及与饮食的关系，有助于了解病情的严重程度和变化。记录反流的次数、性质、量和气味，对于评估治疗效果和调整治疗方案至关重要。注意是否伴有咳嗽、咽喉症状或哮喘等症状，这些可能是反流引起的并发症，需要及时处理。

2. 对症照护

对于有明显胸痛或胸骨后烧灼感的老年人，除了抬高床头或取半卧位外，还可以采用热敷、按摩等方式缓解疼痛。指导老年人在餐后进行适量的活动，如散步等，以促进胃肠蠕动，减少食物在胃内的滞留时间，从而降低反流的风险。

3. 用药照护

强调老年人必须严格按照医师的处方用药，不得自行增减剂量或停药。向老年人介绍常用药物的作用机制、用法用量及可能的不良反应，以便老年人更好地理解和配合治疗。定期监测老年人的用药效果及不良反应，及时调整治疗方案。

（三）心理照护

照护员应耐心倾听老年人的诉说，给予情感支持，帮助老年人缓解不良情绪。向老年人普及胃食管反流病的相关知识，包括病因、发病机制、治疗方法及预后等，增强老年人的治疗信心。

（四）康复照护

鼓励老年人遵医嘱定期进行胃镜检查和相关的实验室检查，以监测病情变化和治疗效果。根据老年人的具体情况，提供个性化的生活指导，如饮食调整、运动建议等，以促进老年人的全面康复。

六、健康指导

（一）疾病知识指导

向老年人及其家属普及胃食管反流病相关知识，帮助他们认识到及早发现疾病的重要性以及治疗的必要性。胃食管反流病不仅影响消化系统，还可能引发呼吸科、耳鼻喉科等多学科症状。

（二）疾病预防指导

戒烟限酒，避免过度劳累和精神紧张，保持规律的作息。睡觉时可将床头抬高 15 ~ 20 cm，采用左侧卧睡姿势，以减少反流。避免穿着过紧的衣物，以减少腹部压力。避免食用过多油腻、辛辣、酸性、刺激性食物，如油炸食品、辣椒、咖啡、茶、碳酸饮料等。保持饮食规律，少量多餐，避免暴饮暴食。

（三）病情监测指导

对于有胃食管反流病症状的老年人，应定期进行胃镜检查，以便及时发现和治疗可能存在的并发症。

【练习题】

A1 型题

1. 胃食管反流病的主要发病机制是（　　）。

A. 食管下括约肌松弛　B. 胃酸分泌过多　C. 胃排空延迟
D. 食管蠕动减弱　E. 幽门螺杆菌感染

答案：A

解析：胃食管反流病的主要发病机制是食管下括约肌功能障碍或松弛，导致胃内容物反流至食管。

2. 胃食管反流病老年人应避免以下哪种行为（　　）。

A. 散步　B. 瑜伽　C. 弯腰
D. 站立　E. 慢跑

答案：C

解析：弯腰会增加腹内压力，促使胃酸反流。

3. 胃食管反流病老年人在饮食上不应避免（　　）。

A. 高脂肪食物　B. 辛辣食物　C. 酸性食物
D. 高纤维食物　E. 碳酸饮料

答案：D

解析：胃食管反流病老年人在饮食上应避免高脂肪食物、辛辣食物、酸性食物和碳酸饮料等。高纤维食物有助于改善胃肠道功能，不是胃食管反流病老年人需要避免的食物。

4. 胃食管反流病老年人睡觉时采取哪种体位有助于减少反流（　　）。

A. 平卧位　B. 俯卧位　C. 左侧卧位
D. 右侧卧位　E. 头低脚高位

答案：C

解析：取左侧卧位时，胃内容物不易通过贲门反流至食管。

5. 下列哪项检查对胃食管反流病的诊断具有确诊意义（ ）。

A. 血常规　B. 胃镜　C. 胸部 X 线

D. 心电图　E. 腹部 B 超

答案：B

解析：胃镜可以直接观察食管黏膜的病变情况，对胃食管反流病具有确诊意义。血常规、胸部 X 线、心电图和腹部 B 超等检查对诊断无特异性。

A2 型题

1. 张爷爷，65 岁，因“反酸、胃灼热 2 月”就诊。查体：无特殊。胃镜检查示食管下段黏膜充血、水肿。最可能的诊断是（ ）。

A. 慢性胃炎　B. 消化性溃疡　C. 胃食管反流病

D. 食管癌　E. 贲门失弛缓症

答案：C

解析：慢性胃炎、消化性溃疡主要表现为上腹痛、腹胀等，食管癌主要表现为进行性吞咽困难，贲门失弛缓症主要表现为间歇性咽下困难。

2. 王奶奶，62 岁，因“餐后饱胀、嗳气 1 周”就诊。自述近期工作压力大，饮食不规律。为预防胃食管反流病，应采取的措施是（ ）。

A. 餐后立即剧烈运动　B. 穿着紧身衣裤　C. 睡前 2 h 内进食

D. 保持心情愉悦，规律饮食　E. 经常食用高脂肪、辛辣食物

答案：D

解析：老年人应保持心情愉悦，减轻工作压力，同时规律饮食，避免暴饮暴食。

3. 赵爷爷，64 岁，因“反酸、胃灼热伴咳嗽 1 月”就诊。查体：咽部充血，双肺听诊无异常。胃镜检查示食管下段黏膜糜烂。治疗时应首选的药物是（ ）。

A. 抗生素　B. 质子泵抑制剂　C. 支气管扩张剂

D. 抗过敏药物　E. 镇痛药物

答案：B

解析：质子泵抑制剂能抑制胃酸分泌，减少反流物对食管黏膜的刺激。

4. 刘奶奶，64 岁，因“反酸、胃灼热 5 年，加重 1 周”就诊。自述近期体重增加明显。查体：BMI 28 kg/m²。为减轻胃食管反流病症状，应采取的措施是（ ）。

A. 增加脂肪含量高的食物摄入　B. 睡前大量饮水　C. 控制体重，适量运动

D. 餐后立即平卧休息　E. 经常食用酸性食物

答案：C

解析：增加脂肪含量高的食物摄入、睡前大量饮水、餐后立即平卧休息以及经常食用酸性食物均会加重胃食管反流病的症状。

5. 陈爷爷，70 岁，因“反酸、胃灼热伴胸痛 2 月”就诊。胃镜检查示食管下段多条纵行

糜烂带。为预防胃食管反流病复发，应注意避免（　　）。

A. 戒烟限酒　　B. 少量多餐　　C. 餐后立即弯腰或搬重物

D. 睡觉时床头抬高　　E. 避免穿着过紧的衣物

答案：C

解析：老年人应注意避免餐后立即弯腰或搬重物，以免增加腹腔压力，加重反流症状。

任务二　慢性胃炎照护

扫码获取数字资源

案例导入

田奶奶，72岁，退休工人，患有慢性胃炎10年。近年来，症状逐渐加重，表现为餐后上腹部饱胀、反酸、嗳气，偶有恶心，但无呕吐。田奶奶与老伴同住，子女均在外地工作，日常起居由老伴照顾。因长期受胃部不适困扰，田奶奶情绪较为低落，食欲减退，体重下降。

任务描述

1. 为老年人提供心理照护。
2. 为老年人及其家属进行慢性胃炎的健康教育。

知识殿堂

胃炎指各种病因引起的胃黏膜炎症，常伴有上皮损伤和细胞再生。按临床发病的缓急和病程的长短，一般分为急性胃炎和慢性胃炎。慢性胃炎是由多种病因引起的胃黏膜慢性炎症，是老年人常见的消化系统疾病之一，其发病率随年龄增长而升高。

一、病因

（一）幽门螺杆菌感染

幽门螺杆菌（Hp）是慢性胃炎的主要病因之一。该细菌可在胃黏膜中生存并释放毒素，破坏胃黏膜屏障，引发慢性炎症。

（二）药物因素

长期使用非甾体抗炎药（NSAID），如阿司匹林、布洛芬，可直接损伤胃黏膜，抑制前列腺素合成，削弱胃黏膜的保护功能，从而导致炎症。

（三）饮食与生活习惯

长期摄入辛辣、油腻、过热或过冷的食物，以及酗酒、吸烟等，会反复刺激胃黏膜，增加慢性胃炎的发生风险。

（四）自身免疫因素

在某些情况下，免疫系统会错误地攻击胃壁细胞，导致胃黏膜萎缩，形成自身免疫性胃炎。

（五）胆汁反流

胆汁或十二指肠液反流入胃，可破坏胃黏膜屏障，导致胃黏膜炎症。

（六）心理因素

长期的精神紧张、焦虑、抑郁等情绪状态可通过神经内分泌途径影响胃黏膜功能，增加慢性胃炎的发病风险。

（七）其他因素

年龄增长导致的胃黏膜修复能力下降、遗传因素、慢性肝病、糖尿病等，也可能与慢性胃炎的发生有关。

二、临床表现

（一）症状

1. 消化系统症状

上腹部不适，常表现为隐痛、胀满、烧灼感，多在餐后加重，尤其在进食刺激性食物后更为明显。还可表现为食欲减退、嗳气与反酸、恶心与呕吐等症状。

2. 全身症状

长期食欲减退或营养吸收不良可能导致乏力、消瘦，尤其在萎缩性胃炎老年人中较为常见。慢性萎缩性胃炎可能导致胃酸分泌减少，影响铁和维生素 B_{12} 吸收，从而引发缺铁性贫血或巨幼红细胞贫血。

3. 特殊类型胃炎的表现

自身免疫性胃炎多表现为贫血症状，如头晕、乏力、面色苍白等，部分老年人可伴有舌炎。胆汁反流性胃炎以反酸、胃灼热为主，常伴有上腹部疼痛，进食后加重。

（二）体征

慢性胃炎老年人体征通常不明显，少数老年人可能出现上腹部轻压痛。在严重萎缩性胃炎老年人中，可能观察到舌炎、舌萎缩等体征。

（三）并发症

可能出现上消化道出血、胃溃疡、胃癌等。

（四）老年人慢性胃炎特点

1. 症状不典型

老年人慢性胃炎的症状往往不如年轻人明显，可能仅表现为轻微的胃部不适或食欲减退，容易被忽视。疼痛、胀满等典型胃炎症状在老年人中可能较轻或缺失，进一步增加了诊断的难度。

2. 并发症多见

老年人由于身体机能下降，慢性胃炎容易并发其他消化系统疾病，如消化性溃疡、胃食管反流等。同时，慢性胃炎还可能加重老年人已有的慢性疾病，如心脑血管疾病、糖尿病等，形成恶性循环。

3. 胃黏膜萎缩明显

老年人慢性胃炎中，胃黏膜萎缩的情况较为普遍，且程度可能较重。胃黏膜萎缩导致胃酸分泌减少，影响食物的消化和吸收，进而加重营养不良和贫血等症状。

4. 治疗反应差

老年人对药物的代谢和反应能力下降，使得慢性胃炎的治疗效果不如年轻人明显。同时，老年人可能同时患有多种疾病，需要服用多种药物，药物间的相互作用也会影响胃炎的治疗效果。

5. 病情易反复

老年人慢性胃炎的病情往往容易反复，可能与身体抵抗力下降、饮食习惯不佳、情绪波动等因素有关。病情的反复不仅影响老年人的生活质量，还可能加重原有的慢性疾病，增加治疗难度。

三、辅助检查

（一）胃镜检查及病理组织学检查

这是诊断慢性胃炎最直接有效的方法。胃镜检查能够直观地观察到胃黏膜的病变情况，如充血、水肿、糜烂、萎缩等。病理组织学检查能够明确炎症的性质、程度，以及是否存在萎缩、肠上皮化生、异型增生等病理改变，是确诊慢性胃炎的金标准。

（二）幽门螺杆菌（Hp）检测

检测方法包括侵入性和非侵入性两类。侵入性方法需通过胃镜获取胃黏膜标本，如快速尿素酶试验、组织切片染色等；非侵入性方法以 ^{13}C 或 ^{14}C 尿素呼气试验最为常用，具有高敏感性和特异性。

（三）血液检查

由于患有慢性胃炎的老年人胃黏膜受损，可能影响铁元素的吸收，导致贫血。血液检查可以明确老年人是否存在缺铁现象，以辅助诊断慢性胃炎。此外，血液检查还可以检测胃泌素、抗壁细胞抗体、抗内因子抗体等指标，为慢性胃炎的诊断提供依据。

（四）胃液分析

虽然胃液分析在慢性胃炎诊断中的应用逐渐减少，但其仍具有一定的参考价值。胃酸缺乏是自身免疫性胃炎老年人的一个显著特征，而多灶萎缩性胃炎老年人胃酸分泌则正常或偏低。

四、治疗要点

（一）病因治疗

1. 根除幽门螺杆菌（Hp）

对于 Hp 感染引起的慢性胃炎，遵医嘱使用四联疗法：质子泵抑制剂（奥美拉唑）+ 铋剂（枸橼酸铋钾）+ 两种抗生素（阿莫西林、克拉霉素或甲硝唑），疗程通常为 10 ~ 14 天。

2. 调整饮食和生活习惯

避免刺激性食物，如辛辣、油腻、过冷、过热的食物。戒烟、限酒，避免长期使用非甾体抗炎药（NSAID）。

（二）对症治疗

1. 抑酸治疗

质子泵抑制剂（奥美拉唑、兰索拉唑）或 H_2 受体拮抗剂（雷尼替丁）可有效抑制胃酸分泌，减轻胃酸对胃黏膜的刺激，适用于胃酸过多或伴有反酸、胃灼热症状的老年人。

2. 胃黏膜保护剂

胶体果胶铋、硫糖铝等药物可在胃黏膜表面形成保护层，促进黏膜修复。

3. 促胃肠动力药

莫沙必利、多潘立酮等药物可改善胃肠蠕动，缓解上腹饱胀、嗳气等症状。

（三）中医药治疗

中药制剂如摩罗丹、胃复春等对缓解消化不良症状、改善胃黏膜病理状态有一定效果。按摩穴位法，可选中脘、内关、公孙、足三里、脾俞、胃俞等穴。耳穴压丸法，可选用胃、十二指肠、脾、肝、神门、交感等耳穴。

五、照护措施

（一）生活照护

1. 环境与休息

为老年人创造一个安静、舒适的生活环境，保持室内空气新鲜，温湿度适宜。鼓励老年人保持充足的睡眠，避免熬夜和过度劳累，学会减压放松，维护身体健康。

2. 合理饮食

指导老年人保持规律饮食，均衡膳食，选择易消化、无刺激性的食物，如稀粥、面条等，避免生冷、辛辣、油腻食物，定时定量。注重饮食卫生，戒烟限酒。

（二）基础照护

1. 病情观察

密切观察老年人的胃痛、胃胀、反酸、嗳气等症状变化，及时记录并向医师报告。注意老年人的面色、精神状态、体重等体征变化，以便及时发现病情变化。

2. 对症照护

对于胃痛明显的老年人，可采用热敷、按摩等方法缓解疼痛，必要时遵医嘱给予止痛药物。对于消化不良的老年人，可鼓励其适量运动，促进胃肠蠕动，或遵医嘱给予促消化药物。

3. 用药照护

向老年人详细解释药物的名称、用法、用量及注意事项，确保老年人正确用药。密切观察老年人用药后的反应，如出现不良反应，应立即停药并就医。

（三）心理照护

耐心倾听老年人的诉说，理解其焦虑、抑郁等情绪，给予安慰和支持，帮助老年人树立战胜疾病的信心。对于情绪问题严重的老年人，可邀请专业心理咨询师进行心理干预，帮助老年人调整心态，促进老年人的康复。

（四）康复照护

定期进行胃镜检查，监测胃黏膜的恢复情况。

六、健康指导

（一）疾病知识指导

让老年人及其家属了解慢性胃炎的病因、发病情况及诱因；嘱老年人遵医嘱服药，指导老年人正确服药，不随便停药，以免复发，学会观察药物的疗效及不良反应；定期复查。

（二）疾病预防指导

指导老年人建立健康的生活方式，有规律地定时进食，以维持消化活动的正常节律。避免进食刺激性食物或饮料，以清淡饮食为主，忌烟酒。适量运动，保证睡眠充足，避免过度劳累。

（三）病情监测指导

指导老年人掌握自我监测病情的方法，主要是针对胃痛发作时如何合理用药。定期进行胃部健康检查，早期筛查，遵医嘱调整治疗方案。

【练习题】

A1 型题

1. 慢性胃炎老年人饮食调养的首要原则是（　　）。

A. 高蛋白摄入　　B. 低脂饮食　　C. 均衡膳食
D. 避免甜食　　E. 多吃水果

答案：C

解析：均衡膳食是慢性胃炎老年人饮食调养的核心。

2. 慢性胃炎老年人应避免哪种生活习惯（　　）。

A. 规律作息　　B. 适度运动　　C. 戒烟限酒
D. 长时间空腹　　E. 保持良好心态

答案：D

解析：长时间空腹会增加胃酸分泌，加重胃黏膜损伤。

3. 慢性胃炎老年人定期复查的主要目的是（　　）。

A. 监测体重变化　　B. 评估心理状态　　C. 及时发现病情变化
D. 调整饮食习惯　　E. 锻炼身体

答案：C

解析：定期复查有助于及时发现慢性胃炎的病情变化，以便调整治疗方案。

4. 慢性胃炎老年人心理调适的关键是（　　）。

A. 药物治疗　　B. 规律饮食　　C. 保持乐观心态
D. 戒烟限酒　　E. 适度运动

答案：C

解析：保持乐观心态是慢性胃炎老年人心理调适的关键。

5. 慢性胃炎老年人用药时，以下哪项做法不正确（　　）。

A. 遵医嘱用药　　B. 自行增减剂量　　C. 观察药物反应
D. 记录用药情况　　E. 按时服药

答案：B

解析：自行增减剂量可能导致药物疗效不佳或产生不良反应。

A2 型题

1. 李爷爷，67 岁，慢性胃炎病史，近期出现胃痛加重，应首先采取的措施是（　　）。

A. 立即服用止痛药　　B. 热敷胃部缓解疼痛　　C. 自行购买胃药服用
D. 立即就医检查　　E. 调整饮食习惯

答案：D

解析：胃痛加重可能是慢性胃炎病情恶化的表现，应立即就医检查，以便及时调整治疗方案。

2. 王爷爷，64 岁，慢性胃炎，近期因家庭琐事生活压力大，出现反酸、嗳气症状加重，以下哪项建议最适合（　　）。

A. 增加工作量　　B. 服用安眠药　　C. 寻求心理支持

D. 减少运动　　E. 多吃刺激性食物

答案：C

解析：寻求心理支持有助于缓解压力，减轻症状。

3. 张爷爷，61 岁，慢性胃炎，近期体重明显下降，以下哪项处理措施最恰当（　　）。

A. 增加蛋白质摄入　　B. 减少运动量　　C. 立即进行胃镜检查

D. 服用营养补充剂　　E. 调整作息时间

答案：C

解析：体重明显下降可能是慢性胃炎病情恶化的表现，应立即进行胃镜检查，以便及时发现并处理潜在问题。

4. 刘爷爷，慢性胃炎，近期因饮食不规律导致胃痛频发，以下哪项建议最有助于缓解症状（　　）。

A. 服用止痛药　　B. 规律饮食　　C. 多吃水果

D. 戒烟限酒　　E. 服用抗生素答

案：B

解析：饮食不规律是慢性胃炎症状加重的常见原因，规律饮食有助于减轻症状。

5. 赵奶奶，慢性胃炎，近期因情绪波动大导致胃痛加重，以下哪项措施最有助于心理调适（　　）。

A. 服用抗抑郁药物　　B. 寻求家人支持　　C. 减少社交活动

D. 服用安眠药　　E. 增加运动量

答案：B

解析：寻求家人支持有助于缓解压力，减轻症状。

任务三　消化性溃疡照护

扫码获取
数字资源

案例导入

卜爷爷，75 岁，退休干部，消化性溃疡病史 10 年。10 年前开始出现上腹部疼痛，尤其在进食冷饮后症状明显。此后病情反复发作，多与食用辛辣、刺激、寒冷食物和精神紧张有关。一周前，卜爷爷因与人发生争执后上腹部疼痛加重，主要表现为腹部胀痛，进餐约半小时后出现腹部疼痛，持续 1 h 后缓解，同时伴有恶心、反酸、嗳气和食欲缺乏。

任务描述

1. 帮助老年人改善不良的饮食习惯。

2. 协助老年人规律服药，提高服药依从性。

知识殿堂

消化性溃疡主要指发生在胃和十二指肠的慢性溃疡，即胃溃疡（gastric ulcer，GU）和十二指肠溃疡（duodenal ulcer，DU），因溃疡形成与胃酸或胃蛋白酶的消化作用有关而得名。溃疡的黏膜缺损超过黏膜肌层，不同于糜烂。

消化性溃疡是全球性常见病，可发生于任何年龄，但十二指肠溃疡多见于青壮年，而胃溃疡多见于中老年，后者发病高峰比前者约迟 10 年。男性患病率比女性高。临床上十二指肠溃疡比胃溃疡更多见，两者之比为（2 ~ 3）：1，但有地区差异，在胃癌高发区，胃溃疡所占的比例增加。

一、病因

消化性溃疡的形成，根源在于胃黏膜防御机制与侵袭因素之间的失衡，这一失衡状态可由多种内外因素共同促成。

（一）幽门螺杆菌感染

幽门螺杆菌（Hp）是消化性溃疡最重要的致病因素之一。这种细菌能够破坏胃黏膜的保护屏障，使胃酸和胃蛋白酶更容易侵蚀胃黏膜，从而导致溃疡形成。

（二）胃酸与胃蛋白酶的过度作用

胃酸作为胃内主要的消化液，其分泌量在正常生理状态下受到严格调控。当胃酸分泌过多或胃蛋白酶活性异常增强时，它们将不再局限于消化食物，转而开始侵蚀胃壁自身，为溃疡的形成奠定基础。

（三）药物

长期或过量服用 NSAID（阿司匹林、布洛芬等）会损伤胃黏膜，削弱机体对胃酸的抵抗力，从而诱发溃疡。

（四）应激与心理因素

长期精神紧张、焦虑或情绪波动会通过神经内分泌机制影响胃酸分泌和胃黏膜血流，增加溃疡的发生风险。

（五）生活方式

吸烟、饮酒、饮食不规律（暴饮暴食、过度摄入辛辣或油腻食物）以及长期处于应激状态，均会增加消化性溃疡的发病风险。

（六）其他因素

胃排空延缓、胆汁反流、遗传因素、某些药物（糖皮质激素、抗肿瘤药物）以及慢性呼吸系统疾病导致的长期缺氧，也可能与消化性溃疡的发生有关。

二、临床表现

（一）临床特点

1. 慢性过程

病史可达数年至数十年。

2. 周期性发作

发作与缓解相交替，多在秋冬或冬春之交发病。

3. 节律性上腹疼痛

是消化性溃疡的特征性表现。

（二）症状

上腹痛为主要症状，性质多为灼痛，亦可为钝痛、胀痛、剧痛或饥饿样不适感。多位于中上腹，可偏右或偏左。一般为轻至中度持续性痛。疼痛常有典型的节律性。部分老年人可有反酸、嗳气、流涎、恶心、呕吐等胃肠道症状。此外，还可有自主神经功能失调表现，如失眠、多汗等。胃溃疡与十二指肠溃疡特点，见表 5–3–1。

表 5-3-1　胃溃疡与十二指肠溃疡特点

类别	常见部位	胃酸分泌	发病机制	发病年龄	疼痛时间	疼痛规律
胃溃疡	胃角或胃窦、胃小弯	正常或降低	主要是防御或修复因素减弱	老年	疼痛多在餐后 0.5~1 h 出现，持续 1~2 h 后逐渐缓解	进食–疼痛–缓解
十二指肠溃疡	十二指肠球部	增多	主要是侵袭因素增强	青壮年	疼痛常在空腹时发作，如餐前或夜间，进食后可缓解	疼痛–进食–缓解

（三）体征

溃疡活动时，上腹部可有局限性轻压痛，缓解期无明显体征。

（四）并发症

1. 出血

是消化性溃疡最常见的并发症，表现为黑便、呕血或贫血。

2. 穿孔

突发剧烈腹痛，可伴有呕吐、腹肌紧张，甚至休克。

3. 幽门梗阻

表现为餐后上腹饱胀、呕吐，呕吐物含隔夜宿食。

4. 癌变

胃溃疡可能癌变，需警惕体重减轻、贫血或持续不适。

（五）老年人消化性溃疡特点

1. 症状不典型

疼痛可无规律，与饮食关系不密切，腹痛表现比青年人轻，个别可有放射性疼痛（如出现胸骨后疼痛），易被误诊为心绞痛。

2. 多发于胃体部，呈高位性

病变靠近贲门和胃体，易与食管疾病相混淆，可出现吞咽困难、胸骨下紧迫感和疼痛。

3. 并发症多

老年消化性溃疡最常见的并发症有出血（呕血或黑便）、幽门梗阻、穿孔和癌变，其中，以出血为首发症状者占 13%。

4. 病情迁延易复发

老年消化性溃疡 80% 以上是由年轻时的溃疡病延续而来，进入老年期后新发病者较少。因此，老年人消化性溃疡具有病程长，治疗难度大，易复发等特点。

三、辅助检查

（一）胃镜检查及活检

是诊断消化性溃疡的“金标准”，可直接观察胃和十二指肠黏膜的病变情况，明确溃疡的位置、大小、形态及分期。内镜下溃疡通常呈圆形或椭圆形，边缘光整，底部覆有灰白色或灰黄色渗出物。同时，胃镜下还可取活组织进行病理学检查，以排除癌变。

知识拓展

胶囊胃镜这一技术源自对无创、便捷医疗的追求。它如同一位微型探险家，携带着高清摄像头，随吞咽动作进入消化道，进行全方位、无死角的探查。胶囊胃镜不仅极大地减轻了患者的检查痛苦，提高了诊断的准确率，还为消化性溃疡的早期发现与精准治疗提供了强有力的支持。这一技术的革新应用，不仅体现了医学科技的飞速进步，更彰显了以人为本、追求卓越的医学精神，为消化性溃疡照护开启了全新的篇章。

（二）X 线钡餐检查

适用于胃镜禁忌或不愿接受胃镜检查的老年人。钡餐检查通过口服硫酸钡后进行 X 线摄片，直接征象为龛影，对溃疡有确诊价值；间接征象包括局部压痛、十二指肠球部激惹和球部畸形等。

（三）幽门螺杆菌检测

幽门螺杆菌（Hp）感染是消化性溃疡的重要病因之一，检测 Hp 对于诊断和治疗具有重要意义。检测方法分为侵入性（快速尿素酶试验、组织学检查）和非侵入性（^{13}C 或 ^{14}C 尿素呼气试验、粪便抗原检测）。

（四）粪便隐血试验

用于检测溃疡是否有活动性出血。活动性溃疡老年人粪便隐血试验常呈阳性，若持续阳性需警惕癌变可能。

（五）血常规及其他实验室检查

血常规检查可评估是否存在贫血，提示慢性失血可能；血清胃泌素测定可用于鉴别胃泌素瘤。

（六）其他检查

1.CT 检查

对于穿透性溃疡或穿孔，CT 可显示穿孔周围炎症、积液或游离气体。

2. 胃液分析

主要用于评估胃酸分泌情况，但临床应用较少。

四、治疗要点

消化性溃疡的治疗目标是去除病因、缓解症状、促进溃疡愈合、预防复发及避免并发症。

（一）药物治疗

1. 抑酸治疗

质子泵抑制剂（PPI），如奥美拉唑、兰索拉唑、泮托拉唑等，是治疗消化性溃疡的首选药物。H_2 受体拮抗剂（雷尼替丁、法莫替丁）可用于轻症老年人。

2. 根除幽门螺杆菌（Hp）

对于 Hp 感染者，推荐使用质子泵抑制剂 + 两种抗生素（阿莫西林、克拉霉素）+ 铋剂的四联疗法，疗程为 10 ~ 14 天。

3. 胃黏膜保护剂

如硫糖铝、胶体果胶铋、米索前列醇等，可促进溃疡愈合。

（二）内镜下治疗

对于出血、穿孔等并发症，可在内镜下进行止血、穿孔修补等治疗。

（三）手术治疗

对于药物治疗无效、穿孔、出血不止或怀疑癌变的老年人，可考虑手术治疗。

（四）中医药治疗

耳穴压丸法可参照慢性胃炎照护章节。

五、照护措施

（一）生活照护

1. 合理饮食

注意饮食卫生，选择易消化、营养丰富的食物，如米粥、面条、鸡蛋羹等，避免辛辣、油腻、过冷、过热及刺激性食物。少吃甜食、易胀气和油炸食物，少量多餐，戒烟戒酒。

2. 休息与活动

生活规律，定时作息，保证睡眠充足。适当运动，劳逸结合，避免劳累和过度精神紧张。

（二）基础照护

1. 病情观察

观察腹痛的规律、性质及与饮食、服药的关系，注意有无反酸、嗳气、恶心、呕吐等症状。警惕呕血、黑便、剧烈腹痛等并发症的出现，若发现异常，及时就医。

2. 对症照护

可采用局部热敷、按摩上腹部或遵医嘱使用解痉药物缓解疼痛。注意腹部保暖，适当按摩上腹部，促进胃肠蠕动。

3. 用药照护

遵医嘱给予药物治疗，应让老年人及其家属了解药物的作用和不良反应。抑酸药应在餐中服药，睡前加服一次。长期大量用药者，应遵医嘱减量或停药，以防反跳。老年人治疗期间应定期检测肝肾功能并进行白细胞计数。胃黏膜保护剂宜在饭前 1 h 及睡前服用，可引起恶心、便秘、口干、胃部疼痛等不良反应。

（三）心理照护

引导老年人保持良好心态，避免精神过度紧张，并帮助其缓解烦躁、激动、生气等不良情绪，维护心理健康。

七、健康指导

（一）疾病知识指导

指导老年人及其家属了解消化性溃疡相关知识，包括病因、临床表现、诱发因素、保健措施等，增加老年人预防消化性溃疡的意识，掌握自我护理方法，一旦出现呕血、黑便、大量呕吐发酵性宿食、腹痛等，应及时就诊。

（二）疾病预防指导

建议劳逸结合，情绪稳定。饮食合理，避免辛辣刺激、餐次不规律、过饥或过饱，避免服用对胃黏膜有刺激的药物等。

（三）药物指导

遵医嘱用药，不得擅自停药或减量，指导老年人观察药物疗效及不良反应。慎用或勿用可能导致溃疡发生和复发的药物，积极治疗幽门螺杆菌感染。

（四）定期复查

及时发现有无癌变的可能。

【练习题】

A1 型题

1. 消化性溃疡老年人在日常生活中的饮食管理，下列哪项不是推荐措施（　　）。

A. 避免辛辣刺激性食物　　B. 保持饮食均衡，多摄入新鲜蔬果

C. 餐后可立即进行剧烈运动以促进消化　　D. 限制酒精摄入

E. 采取软食、易消化饮食

答案：C

解析：消化性溃疡老年人应避免餐后剧烈运动，以防加重胃肠负担，引起不适。其他选项均为推荐的饮食管理措施。

2. 关于消化性溃疡的病情观察，以下哪项不是常规监测内容（　　）。

A. 腹痛的频率与程度　　B. 体温、脉搏、血压等生命体征

C. 每日排便次数与性状　　D. 老年人的情绪状态与心理变化

E. 有无黑便或呕血等出血症状

答案：D

解析：情绪状态与心理变化是心理照护的一部分。

3. 消化性溃疡老年人用药照护中，以下哪项做法不恰当（　　）。

A. 告知老年人药物名称、剂量及用法

B. 鼓励老年人自行调整药物剂量以减轻副作用

C. 观察并记录药物副作用

D. 强调按时、按量服药的重要性

E. 教育老年人药物间的相互作用

答案：B

解析：老年人不应自行调整药物剂量，这可能导致治疗失败或加重副作用。其他选项均为正确的用药照护措施。

4. 下列哪项不属于消化性溃疡的心理照护内容（　　）。

A. 提供情绪支持，缓解焦虑　B. 教授老年人应对压力的方法

C. 鼓励老年人参与社交活动　D. 评估老年人的疼痛程度

E. 讲解消化性溃疡与心理因素的关联

答案：D

解析：评估老年人的疼痛程度属于病情观察的一部分。

5. 消化性溃疡老年人康复照护中，以下哪项措施不恰当（　　）。

A. 根据病情恢复情况逐步增加活动量

B. 强调健康生活方式的重要性

C. 鼓励老年人长期卧床休息以促进恢复

D. 提供健康宣教，包括饮食调节、作息规律等

E. 定期进行病情复查，评估康复效果

答案：C

解析：长期卧床休息不利于消化性溃疡老年人的康复。

A2 型题

1. 老年人因消化性溃疡入院治疗，主诉餐后腹痛加重，下列哪项处理措施最恰当（　　）。

A. 给予高脂肪食物以减轻疼痛　　B. 鼓励老年人餐后立即进行散步

C. 餐前给予抑酸药物以缓解症状　D. 立即进行胃镜检查以确定病因

E. 给予大量饮水以稀释胃酸

答案：C

解析：餐前给予抑酸药物可有效缓解症状。

2. 老年人因消化性溃疡出血入院，以下哪项措施是首要的（　　）。

A. 给予止血药物治疗　　B. 立即进行胃镜检查以确定出血部位

C. 给予高蛋白饮食以促进恢复　D. 鼓励老年人下床活动以促进血液循环

E. 给予大量饮水以补充血容量

答案：B

解析：消化性溃疡出血时，首要措施是确定出血部位。

3. 消化性溃疡患者在服用酸性药物后出现腹泻，下列哪项处理措施最合理（　　）。

A. 立即停药并更换为其他抗酸药物　　B. 给予止泻药物治疗腹泻

C. 鼓励老年人增加饮水量以稀释药物　　D. 观察腹泻情况，必要时调整药物剂量

E. 给予抗生素以预防感染

答案：D

解析：抗酸药物引起的腹泻可能是药物副作用之一，应先观察腹泻情况，必要时调整药物剂量或种类。

4. 老年人因消化性溃疡导致情绪低落，以下哪项心理照护措施最有助于缓解其情绪（　　）。

A. 给予大量安慰剂以缓解焦虑　　B. 鼓励老年人参与社交活动以分散注意力

C. 给予镇静药物治疗以改善睡眠　　D. 立即进行胃镜检查以确定病因

E. 强调消化性溃疡的严重性以引起老年人重视

答案：B

解析：鼓励老年人参与社交活动有助于分散注意力，缓解因消化性溃疡导致的情绪低落。

5. 老年人因消化性溃疡康复出院，以下哪项康复照护建议最恰当（　　）。

A. 鼓励老年人继续卧床休息以促进恢复　　B. 给予高蛋白、高脂肪饮食以补充营养

C. 定期进行病情复查，评估康复效果　　D. 给予大量抗生素以预防感染

E. 鼓励老年人进行剧烈运动以增强体质

答案：C

解析：定期进行病情复查是评估消化性溃疡康复效果的重要措施。

任务四　胆石症照护

扫码获取数字资源

案例导入

朱爷爷，72岁，退休教师，近期频繁出现上腹部疼痛，尤其在进食油腻食物后疼痛加剧。家人陪同前往医院就诊，经B超检查确诊为胆囊结石。医师建议择期进行胆囊切除术，但在手术前，朱爷爷需要在家中进行一段时间的保守治疗和照护，以调整身体状态，减少手术风险。朱爷爷通过社区智慧健康养老服务平台求助，请照护员为其提供照护服务。

任务描述

1. 指导老年人掌握疾病识别的基本方法。

2. 为老年人绘制关于胆石症的健康教育海报。

知识殿堂

胆石症，又称胆结石，指胆管系统（包括胆囊或胆管）内形成结石的疾病。在胆道系统中，胆汁的某些成分（胆色素、胆固醇、黏液物质及钙等）可以在各种因素作用下析出、凝集而形成结石。按胆石的成分可分为胆固醇结石、胆色素结石和混合性结石三种。根据胆石发生的部位，可以分为胆囊结石、肝内胆管结石和肝外胆管结石。

一、病因

胆石症的成因十分复杂，是多因素综合作用的结果，主要包括以下几个因素。

（一）代谢异常

当某些代谢异常导致胆盐、卵磷脂减少，或胆固醇量增加时，胆固醇便会沉淀析出，形成较大结石。由于老年患者血液中胆固醇含量明显增高，故老年人易患此病。

（二）胆道感染

细菌感染除引起胆囊炎外，其菌落、脱落上皮细胞等可成为结石形成的核心，胆囊内炎性渗出物的蛋白成分，可为结石提供支架结构。

（三）其他

如胆汁瘀滞、胆汁 pH 过低、维生素 A 缺乏等。

二、临床表现

（一）主要症状

根据发生部位不同，可分为胆囊结石、肝外胆管结石、肝内胆管结石。

1. 胆囊结石

大多数老年人无症状，被称为无症状胆囊结石。常表现为右上腹或上腹部疼痛，疼痛可呈钝痛、隐痛或绞痛，部分老年人疼痛可放射至右肩部或背部。疼痛多在进食油腻食物后或夜间发作。还可能出现恶心、呕吐、腹胀等消化不良症状。

2. 肝外胆管结石

一般无症状，当结石阻塞胆管并继发感染时，其典型的临床表现为夏科（Charcot）三联征，即腹痛、寒战高热和黄疸。腹痛多为剑突下及右上腹部绞痛，呈阵发性或持续性疼痛阵发性加剧，可向右肩背部放射，重者可伴有冷汗、面色苍白、恶心与呕吐等症状。约 75% 的老年人可出现寒战、高热，体温高者可达 40 ℃。胆管梗阻后可出现黄疸，常伴有皮肤瘙痒，尿呈浓茶色，粪便色泽变淡或呈现陶土色。体检时剑突下和右上腹部可有深压痛。感染严重时可有腹膜刺激征象，并可出现肝区叩痛。胆囊可肿大并可被触及，有触痛。

3. 肝内胆管结石

可无症状，或仅表现为上腹轻度不适。但当发生急性胆管炎时，会出现夏科三联征，多数可能由合并的肝外胆管结石造成。体检可扪及肝脏不对称性肿大，少数可有肝区叩击痛，常易误诊为肝脓肿或肝炎。这种周期性的间歇发作是肝内胆管结石的特征性临床表现。

（二）老年人胆石症特点

1. 病变严重

老年人胆结石常会引起胆道较严重病变。老年人患急性胆囊炎，容易发生胆囊坏疽穿孔。胆结石也常会引起胆囊胃肠瘘、胆石性肠梗阻等并发症。而胆总管里的结石，往往会引起急性化脓性梗阻性胆管炎，病情多较凶险。

2. 症状较轻

老年人反应性较差，身体里的病变已发展到相当严重的程度，但老年人却无明显的自觉症状，有时胆囊已发生坏疽穿孔，却并不感到有剧烈腹痛和高热，这往往会耽误病情。

3. 胆总管结石多见

老年人患胆石症后，除胆囊内有结石外，胆总管里也常有结石。胆总管里的结石引起的症状一般要比胆囊结石重，对身体危害也较大。

4. 抗病能力差

老年人身体里各脏器功能有一定的减退，免疫功能较低。老年人对疾病抵抗力较差，这会给治疗带来一定困难。

三、辅助检查

（一）实验室检查

1. 血常规

可检测白细胞计数和中性粒细胞比例，判断是否存在感染。

2. 肝功能检查

检测胆红素、转氨酶等指标，评估肝脏功能及胆汁淤积程度。

3. 其他生化检查

包括血清淀粉酶、血清脂肪酶、C 反应蛋白等，可用于评估炎症反应。

（二）影像学检查

1. 腹部超声

腹部超声（B 超）是诊断胆石症的首选方法，无创、便捷，可清晰显示胆囊和胆管内结石的位置、大小及数量，诊断准确率高。

2. 计算机体层扫描

计算机体层扫描（CT）适用于复杂病例，可提供更详细的胆囊和胆管解剖结构信息，尤其在评估胆管结石和并发症时具有优势。

3. 磁共振胰胆管成像

磁共振胰胆管成像（MRCP）常无辐射，可清晰显示胆管系统，适用于评估胆总管结石和胆管梗阻。

4. 内镜逆行胰胆管造影

内镜逆行胰胆管造影（ERCP）不仅能诊断胆总管结石，还可同时进行治疗，如取石或放置支架。

5. 经皮肝穿刺胆管造影（PTC）

经皮肝穿刺胆管造影适用于复杂胆道疾病，可直接观察胆管内的结石和梗阻情况。

（三）其他检查

1. 胆囊功能检查

如胆囊造影，用于评估胆囊的收缩和排空功能。

2. 超声内镜

超声内镜（EUS）可进一步明确结石情况，适用于超声或 CT 检查结果不明确的老年人。

四、治疗要点

胆石症治疗的关键是排出或取出结石，解除梗阻，去除感染病灶，预防胆石复发。

（一）手术治疗

症状严重以及结石堵塞胆道者以手术治疗为主。

1. 首选胆囊切除术进行开腹手术，也可进行腹腔镜胆囊切除术，该术式为微创手术，具有创伤小、恢复快、瘢痕小等优点，已得到迅速普及。

2. 肝外胆管结石可根据病情采用胆总管切开取石加 T 管引流术、胆肠吻合术（如胆总管空肠 Roux–en–Y 吻合术）。

3. 肝内胆管结石手术治疗的关键在于解除狭窄，可采用肝内胆管切开取石、胆肠吻合术，对病变严重的肝（叶）段予以切除。

（二）非手术治疗

不完全性梗阻或症状较轻者可采用非手术治疗，包括解痉止痛、消炎利胆。腹痛时可使用阿托品、哌替啶等解痉药物。感染时应常规使用抗生素。伴有黄疸或皮肤瘙痒严重时，外搽炉甘石洗剂或应用抗组胺药物（苯海拉明）。

（三）其他特殊疗法

包括溶石、排石、体外冲击波碎石和内镜取石等。

（四）中医药治疗

穴位按摩法可选胆俞、阳陵泉等穴位。耳穴压丸法，可选肝、胆、十二指肠、神门、交感等穴。实证宜强刺激、虚证宜轻刺激。

五、照护措施

（一）生活照护

1. 环境与体位

保持室内干净整洁，温湿度适宜，环境安静。急性发作时应卧床休息，协助老年人采取舒适体位，指导其进行有节律地深呼吸，达到放松和减轻疼痛的效果，改善睡眠。

2. 合理饮食

多吃清淡、低脂、高糖、高维生素、易消化饮食，忌油腻食物。肝功能正常者，给予富含蛋白质饮食；病情严重者，予以禁食、胃肠减压，以减轻腹胀和腹痛，注意静脉补液或完全胃肠外营养支持。

（二）基础照护

1. 病情观察

对于患胆石症的老年人，观察腹痛情况、生命体征、是否有黄疸及黄疸程度的变化等，以判断病情并拟定治疗及康复方案。

2. 用药照护

遵医嘱准确用药，注意服药的时间、方法，同时注意观察药物的疗效和不良反应。使用外用药时，注意涂擦力度不可过大，防止擦伤皮肤。

3. 手术照护

术前常规准备，积极改善老年人营养状况。术后注意观察生命体征、黄疸消退情况、腹部体征及腹腔引流液的量、颜色、性状，及时发现有无胆瘘、胆道出血、感染等并发症的发生。术后持续胃肠减压，保持胃管通畅，妥善固定，观察引流液的颜色、量及性状，排气后可拔除胃管。此外，还需特别加强 T 管引流的护理。同时，给予全身的营养支持。

（三）心理照护

关注老年人心理健康，积极与老年人沟通，帮助其稳定情绪、缓解焦虑，提高疼痛耐受性。通过讲解有关胆石症的相关知识和手术效果，帮助患者树立信心，使其能够主动接受术前检查，积极配合手术治疗。

六、健康指导

（一）疾病知识指导

照护员应为老年人及其家属讲解胆石症知识与自我照护的方法，控制危险因素，积极控制体重，预防高脂血症等。

（二）疾病预防指导

照护员应帮助老年人建立健康的生活方式，合理膳食，少吃油腻食物，适量运动，保证睡眠充足。

（三）病情监测指导

无症状老年人每年定期复诊 1 次，若胆绞痛反复发作，应尽早手术治疗。

【练习题】

A1 型题

1. 胆石症中最常见的结石类型（　　）。

A. 胆固醇结石　　B. 胆色素结石　　C. 混合性结石

D. 磷酸钙结石　　E. 碳酸钙结石

答案：A

解析：胆石症中，胆固醇结石是最常见的类型，主要由胆固醇构成，多发生于胆囊内。

2. 以下哪项不是胆石症的典型症状（　　）。

A. 右上腹绞痛　　B. 恶心、呕吐　　C. 黄疸

D. 发热　　E. 腹泻

答案：E

解析：腹泻并非胆石症的典型症状。

3. 关于胆囊结石的超声表现，描述错误的是（　　）。

A. 强回声光团　　B. 后方伴声影　　C. 随体位改变而移动

D. 胆囊壁增厚不明显　　E. 胆总管扩张

答案：E

解析：胆总管扩张通常不是单纯胆囊结石的表现。

4. 下列哪项检查对胆总管结石的诊断价值最高（　　）。

A. 腹部 X 线平片　　B. 腹部 B 超　　C. 腹部 CT

D.MRCP（磁共振胰胆管成像）　　E. 血常规

答案：D

解析：MRCP 能够无创、清晰地显示胆道系统的全貌，包括胆总管结石的位置、大小和形态，是胆总管结石诊断的首选检查方式。

5. 胆石症老年人出现 Charcot 三联征时，提示可能并发（　　）。

A. 急性胆囊炎　　B. 急性胰腺炎　　C. 急性胆管炎

D. 胆囊穿孔　　E. 胆道出血

答案：C

解析：Charcot 三联征包括腹痛、寒战高热、黄疸，是急性胆管炎的典型表现。

A2 型题

1. 王奶奶，68 岁，因右上腹阵发性绞痛伴恶心、呕吐就诊。查体：右上腹压痛，Murphy 征阳性。最可能的诊断是（　　）。

A. 急性胃炎　　B. 急性胰腺炎　　C. 急性胆囊炎伴胆囊结石

D. 消化性溃疡穿孔　　E. 肠梗阻

答案：C

解析：老年人右上腹绞痛、恶心、呕吐，查体右上腹压痛、Murphy 征阳性，为急性胆囊炎伴胆囊结石的典型表现。

2. 张爷爷，72 岁，因黄疸、发热、右上腹痛入院。超声显示胆囊内多发结石，胆总管扩张。该老年人最可能的诊断是（　　）。

A. 急性胆囊炎　　B. 胆总管结石　　C. 肝内胆管结石

D. 胰腺癌　　E. 急性肝炎

答案：B

解析：老年人黄疸、发热、右上腹痛，超声显示胆囊内多发结石、胆总管扩张，提示胆总管结石可能性大。

3. 赵爷爷，68 岁，因右上腹疼痛伴发热就诊。查体：体温 39 ℃，右上腹压痛、反跳痛，肌紧张。血常规显示白细胞升高。超声显示胆囊结石，胆囊壁增厚。该老年人最可能的诊断是（　　）。

A. 急性胆囊炎伴胆囊结石　　B. 慢性胃炎　　C. 消化性溃疡

D. 胃癌　　E. 结肠癌

答案：A

解析：老年人右上腹疼痛、发热，查体腹膜刺激征阳性，血常规示白细胞升高，超声显示胆囊结石、胆囊壁增厚，提示急性胆囊炎伴胆囊结石。

4. 王爷爷，63 岁，因黄疸就诊。超声显示胆总管内强回声光团，后方伴声影。该老年人最可能的诊断是（　　）。

A. 胆总管囊肿　　B. 胆总管结石　　C. 胆总管癌

D. 胰腺炎　　E. 急性肝炎

答案：B

解析：老年人黄疸，超声显示胆总管内强回声光团、后方伴声影，提示胆总管结石。

5. 章奶奶，67 岁，因右上腹绞痛伴发热、寒战就诊。查体：体温 38.5 ℃，右上腹压痛。超声显示胆囊内结石，胆总管不扩张。该老年人首选的治疗方法是（　　）。

A. 胆总管探查术　　B. 胆囊切除术　　C. 保守治疗

D. 胆肠吻合术　　E. 经皮肝穿刺胆道引流术

答案：B

解析：老年人右上腹绞痛、发热、寒战，超声显示胆囊内结石、胆总管不扩张，提示单纯胆囊结石，首选治疗方法为胆囊切除术。

拓展阅读

智能化照护系统的应用

智能化照护系统通过集成先进的传感器技术和人工智能算法，实时监测老年人的胃食管反流情况，为医师提供精准的诊断依据，并为老年人提供个性化的治疗建议和生活方式调整方案。这一创新不仅提高了胃食管反流病的诊疗效率，更体现了医疗科技与人文关怀的深度融合。在智能化照护系统的背后，是医疗工作者对老年人健康负责的担当精神，他们不断探索新技术、新方法，旨在为老年人提供更加便捷、高效、贴心的照护服务。

点燃思考

金爷爷，78 岁，近 5 年来反复出现上腹部疼痛，尤其在餐后 0.5 ~ 1 h，伴有嗳气、反酸和轻度恶心。疼痛部位多位于剑突下偏左，疼痛性质为隐痛，偶尔为胀痛。疼痛通常持续 1 ~ 2 h 后自行缓解。诊断为“胃溃疡”。近期，由于家庭琐事导致情绪波动，疼痛频率和强度有所增加。目前，金爷爷居住在社区养老服务中心，生活自理能力较差，情绪较为焦虑，担心病情无法好转。

照护任务：

1. 观察老年人腹部疼痛的部位、类型、程度及持续时间，并记录疼痛发作的规律。
2. 协助老年人进食，并讲解饮食的注意事项。
3. 与老年人进行沟通，缓解其焦虑情绪，鼓励其积极配合治疗。

项目六

老年内分泌系统与代谢性常见疾病照护

学习目标

素质目标

1. 具备"尊老爱老、爱岗敬业"的职业精神。

2. 能够细心、耐心地对待老年内分泌系统与代谢性疾病患者，并为老年人实施用药和康复照护。

知识目标

1. 了解老年内分泌系统与代谢性常见疾病的病因和治疗要点。

2. 熟悉老年内分泌系统与代谢性常见疾病的临床表现及并发症。

3. 掌握老年内分泌系统与代谢性常见疾病的照护措施和健康指导方法。

技能目标

1. 准确识别并评估老年内分泌系统与代谢性常见疾病的症状。

2. 为患有内分泌系统与代谢性疾病的老年人制订个性化照护方案。

3. 对老年人进行内分泌系统与代谢性常见疾病的健康教育。

知识导读

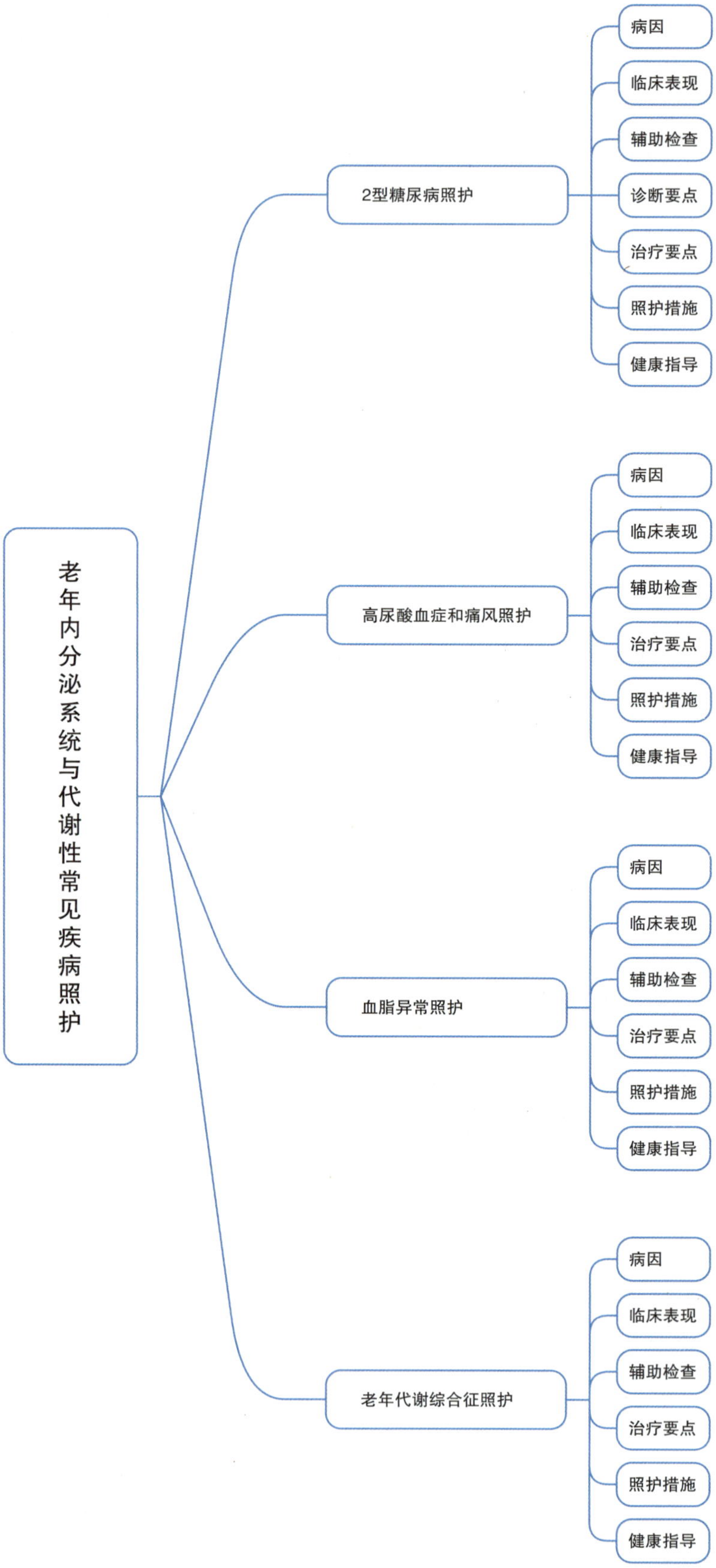
老年内分泌系统与代谢性常见疾病照护
2型糖尿病照护
病因
临床表现
辅助检查
诊断要点
治疗要点
照护措施
健康指导
高尿酸血症和痛风照护
病因
临床表现
辅助检查
治疗要点
照护措施
健康指导
血脂异常照护
病因
临床表现
辅助检查
治疗要点
照护措施
健康指导
老年代谢综合征照护
病因
临床表现
辅助检查
治疗要点
照护措施
健康指导

赛证对接

本项目通过真实情境下的照护任务，综合考查选手的知识、能力与素质目标。在2型糖尿病的照护中，参赛选手需要根据患病老年人的具体情况，协助老年人进行血糖监测、糖尿病足的照护、低血糖反应的应急处理、饮食指导、跌倒风险评估并进行预防跌倒健康教育。此外，还有制作照护计划、健康教育海报和反思报告等环节。本项目帮助学生将内分泌系统与代谢性常见疾病的专业知识与老年人群的健康管理、照护需求相结合，并通过大赛平台推动相关技能的提升和标准化实践，最终提高老年人内分泌系统与代谢性常见疾病的预防、治疗和照护水平。

任务一　2型糖尿病照护

扫码获取数字资源

案例导入

乐爷爷，66岁，退休工人，育有1子，在外地工作。老伴于1年前去世，目前独居。糖尿病史10年，高血压病史5年，冠心病史2年，长期口服降压药及降糖药，血压、血糖控制不理想。2年前，家人发现他性格和行为有些异常，记忆力减退，经常找不东西，物品有时也会随处乱放。儿子得知老人情况，通过社区智慧健康养老服务平台求助，请照护员为老人提供健康照护服务。

任务描述

1. 协助老年人掌握血糖的测量方法，做好血糖的监测工作。
2. 帮助老年人提高服药依从性，维持血糖稳定。
3. 为老年人提供糖尿病的健康教育。

知识殿堂

糖尿病是一组由于胰岛素分泌缺陷和(或)胰岛素作用缺陷引起的，以慢性高血糖伴碳水化合物、脂肪和蛋白质的代谢障碍为特征的代谢性疾病。可造成眼、肾脏、心脏、血管和神经系统等多种器官的慢性损害、功能障碍和衰竭。

老年糖尿病指60岁以后发生的糖尿病或是60岁以前发病而延续到60岁以后的糖尿病。

一、病因

（一）遗传因素

2型糖尿病患者多有较为明显的家族遗传特征。

（二）生活方式

流行病学显示，肥胖、高热量饮食、体力活动减少等因素都会导致胰岛素分泌缺陷和胰岛素抵抗。

（三）生理因素

随着年龄增长，基础代谢率逐渐下降，机体对葡萄糖的利用减少，加之体力活动相对减少，以及身体成分改变（肌肉量减少、体脂重新分布），即使体重未超标，胰岛素敏感性也会下降。

（四）其他

病毒感染、应激、手术、外伤、化学毒物等也是疾病发生的诱因。

二、临床表现

（一）代谢紊乱症候群

1. 多尿、多饮、多食、体重减轻

在 1 型糖尿病患者中尤为典型。高血糖引发渗透性利尿，导致尿量增加（多尿）；多尿引起失水，刺激口渴中枢，进而导致多饮；由于机体无法有效利用葡萄糖，且蛋白质和脂肪分解代谢增强，造成体重减轻（消瘦）；为补充能量、维持基本活动，患者易产生饥饿感，从而导致多食。

2. 皮肤瘙痒

由于高血糖和末梢神经病变导致皮肤干燥和感觉异常，老年人常感皮肤瘙痒。女性老年人可因尿糖刺激局部皮肤，出现外阴瘙痒。

3. 其他

患病老年人可能会出现腰痛、四肢酸痛等症状。此外，若血糖升高较快会导致晶状体渗透压改变引起屈光改变导致视物模糊。

（二）并发症

1. 糖尿病酮症酸中毒

糖尿病酮症酸中毒（diabetic ketoac-idosis，DKA）临床以高血糖、高血酮和代谢性酸中毒为主要表现，是由于胰岛素不足和拮抗激素不适当升高引起的糖、脂肪和蛋白质严重代谢紊乱综合征。当患者出现意识障碍时，则称为糖尿病酮症酸中毒昏迷，为内科急症之一。血糖水平多在 16.7 ~ 33.3 mmol/L。

2. 高渗高血糖综合征

高渗高血糖综合征（hyperosmolar hyperglycemic syndrome，HHS）临床以严重高血糖、高血浆渗透压、脱水为特点，无明显酮症，常有不同程度的意识障碍和昏迷。该综合征发生率低于 DKA，但病死率高于 DKA，多见于老年 2 型糖尿病患者，起病比较隐匿，超过 2/3 的患者发病前无糖尿病病史或仅为轻症。血糖多在 33.3 ~ 66.6 mmol/L。

3. 感染

泌尿系统感染最为常见，如肾盂肾炎和膀胱炎，多见于老年女性，常反复发作，可转变为慢性肾盂肾炎。呼吸系统常并发肺炎球菌感染，合并肺结核的发生率也显著增高。疖、痈等皮肤化脓性感染多见，可导致败血症或脓毒血症。足癣、体癣等皮肤真菌感染也较常见。牙周炎的发生率也增加，容易导致牙齿松动。

4. 糖尿病大血管病变

是糖尿病最严重和突出的并发症，患病率比非糖尿病患者高，发病年龄较轻，病情进展较快。主要表现为动脉粥样硬化，侵犯主动脉、冠状动脉，导致冠心病等。

5. 糖尿病微血管病变

微血管是指微小动脉和微小静脉之间，直径在 100 mm 以下的毛细血管及微血管网，是糖尿病的特异性并发症。病变可累及全身各组织器官，主要表现在视网膜、肾脏。

（1）糖尿病视网膜病变：是糖尿病高度特异性的微血管并发症，常见于糖尿病病程超过 10 年者，是糖尿病患者失明的主要原因之一。

（2）糖尿病肾病：是慢性肾脏病（CKD）的一种重要类型，常导致终末期肾衰竭，是 1 型糖尿病的主要死因，在 2 型糖尿病中的严重性仅次于心、脑血管疾病。常见于糖尿病病程超过 10 年者。

（3）糖尿病心肌病：糖尿病心脏微血管病变和心肌代谢紊乱引起心肌广泛坏死等，可诱发心力衰竭等。

6. 糖尿病神经病变

以多发性周围神经病变最常见，病情进展缓慢，常为对称性，下肢重于上肢。临床上常先出现袜套或手套状的肢端感觉异常，以及麻木、针刺、灼热或如踏棉花感，继之痛觉过敏，出现下肢或上肢隐痛或烧灼样痛，夜间或寒冷季节加重。后期可有运动神经受累表现，如肌张力减弱、肌力减弱，以致肌萎缩和瘫痪。因神经病变，老年人可有不同程度的触觉和温度觉降低。

7. 糖尿病足

下肢神经和不同程度的周围血管病变会导致足部（踝关节或踝关节以下的部分）感染、溃疡和（或）深层组织的破坏，形成难以愈合的足部坏疽，严重者会致残、致死。临床表现轻者主要为足部畸形、皮肤干燥等，重者可出现足部溃疡、坏疽，是糖尿病老年人非外伤性截肢的最主要原因。

8. 低血糖

对于非糖尿病患者，低血糖的诊断标准为血糖低于 2.8 mmol/L，而糖尿病患者，低血糖的诊断标准为血糖低于≤ 3.9 mmol/L。临床表现呈发作性，发作时间、频率因病因不同而异。常见诱因有口服降糖药或胰岛素过量或使用不当等。

三、辅助检查

（一）血糖测定

有静脉血浆葡萄糖测定、毛细血管血葡萄糖测定和 24 h 动态血糖测定 3 种测定方法。第一种用于诊断糖尿病，后两种用于糖尿病的监测。空腹血糖≥ 7.0 mmol/L 和（或）餐后 2 h 血糖≥ 11.1 mmol/L，即可确诊本病，老年人需重视餐后 2 h 血糖测定。对诊断有疑问者可用口服葡萄糖耐量试验（OGTT）进行确诊。

（二）尿糖测定

尿糖阳性只提示血糖值超过肾糖阈（大约 10 mmol/L），尿糖阴性不能排除糖尿病可能。如并发肾脏疾病时，肾糖阈升高，虽然血糖升高，但尿糖阴性。肾糖阈降低时，虽然血糖正常，但尿糖可阳性。

（三）口服葡萄糖耐量试验

口服葡萄糖耐量试验用于空腹血糖高出正常范围，但未达到诊断糖尿病标准者。将 75 mL 无水葡萄糖溶于 250~300 mL 水中，5 min 内饮完，从服药第一口开始计时，于服药 30 min、60 min、120 min、180 min 分别抽血测定血糖。

（四）血浆糖化血红蛋白

血浆糖化血红蛋白（HbA_{1c}）可反映采血前 8 ~ 12 周血糖的平均水平，是反映糖尿病病情控制的监测指标之一。但不能反映血糖波动情况。

四、诊断要点

典型病例根据“三多一少”症状，各种急、慢性并发症，结合实验室检查结果可诊断。轻症及无症状者主要依据静脉血浆葡萄糖检测结果追溯本病。应注意单纯空腹血糖正常并不能排除患糖尿病的可能性，应加测餐后血糖或进行 OCTT。诊断时应注意是否符合糖尿病诊断标准及分型，有无并发症及严重程度，有无加重糖尿病的因素存在。目前，我国采用的是 WHO（1999）提出的糖尿病诊断和分类标准（表 6-1-1）。

表 6-1-1 糖尿病诊断标准

诊断标准	静脉血浆葡萄糖水平 /（mmol · L）
典型糖尿病症状（多饮、多尿、多食、体重下降）	
加上随机血糖	≥ 11.1
或加上空腹血糖	≥ 7.0
或加上葡萄糖负荷后 2 h 血糖	≥ 11.1
无糖尿病症状者，需改天重复检查（不包括随机血糖）	

注：“空腹”的定义是至少 8 h 没有热量的摄入；“随机血糖”是指一天当中任意时间的血糖而不考虑上次进餐的时间。

五、治疗要点

强调早期、长期、综合、全面达标及个体化治疗的原则。综合治疗包括健康教育、饮食治疗、运动治疗、药物治疗、病情监测 5 个方面。

（一）健康教育

健康教育是糖尿病综合管理的核心基石。老年糖尿病患者及其家属应共同参与，深入理解疾病本质、治疗目标及日常管理要点，以有效预防急慢性并发症，提升生活质量。

（二）饮食治疗

饮食治疗是所有糖尿病治疗的基础，是预防和控制糖尿病必不可少的措施，也是年长者、肥胖者以及少症状轻型患者的主要治疗措施。严格控制主食，均衡营养，保持体重在标准体重的 ± 5% 以内。

（三）运动治疗

运动治疗的原则是适量、持续性和个体化。应根据患者年龄、性别、体力、病情及有无并发症等安排适宜的活动，循序渐进，并长期坚持。

（四）药物治疗

包括口服降糖药物和胰岛素注射治疗。如促胰岛素分泌剂（磺酰脲类、非磺酰脲类抑制剂）、增加胰岛素敏感性药物（双胍类和噻唑烷二酮类）、α– 葡萄糖苷酶抑制剂和钠 – 葡萄糖共转运蛋白 2（SCLT–2）抑制剂。若口服降糖药物与生活方式联合治疗，血糖仍未控制达标，即可开始口服药物和胰岛素的联合治疗。

（五）病情监测

包括血糖监测、其他脑血管疾病危险因素和并发症的监测。血糖监测包括空腹血糖、餐后血糖和糖化血红蛋白（HbA_{1c}）。便携式血糖仪是日常管理重要和基础的手段。持续血糖监测（continuous glucose monitoring，CGM）可提供连续、全面、可靠的全天血糖信息，帮助了解血糖波动趋势，发现传统监测方法难以察觉的隐匿性高血糖或低血糖，成为传统血糖监测的有效补充。HbA_{1c} 用于评价长期血糖控制情况，也是临床指导调整治疗方案的重要依据之一，患者初诊时都应常规检查，开始治疗时每 3 个月检查 1 次，血糖达标后每年也应至少监测 2 次。应定期测量血压，每年至少 1 次检查血脂以及心、肾、神经、眼底和足部等。

六、照护措施

（一）生活照护

1. 饮食照护

（1）制订总热量：首先根据患者性别、年龄、理想体重 [理想体重（kg）= 身高（cm）–105]、工作性质、生活习惯计算每天所需总热量。成年人休息状态下每天每公斤理想体重给予热量 25 ～ 30 kcal，轻体力劳动 30 ～ 35 kcal，中度体力劳动 35 ～ 40 kcal，重体力劳动 40 kcal 以上。

（2）食物组成：①碳水化合物占饮食总热量的 50% ～ 65%。②脂肪占饮食总热量的 20% ～ 30%。③肾功能正常的糖尿病患者蛋白质占 15% ～ 20%，优质蛋白比例超过 1/3。有显性蛋白尿的患者蛋白质摄入量应限制在每日每公斤理想体重 0.8 g，已开始透析患者蛋白摄入量可适当增加。④胆固醇摄入量应在每天 300 mg 以下。⑤膳食纤维不宜低于 40 g。

（3）主食的分配：应定时定量，根据患者生活习惯、病情和配合药物治疗安排。对病情稳定的糖尿病患者可按每日 3 餐 1/5、2/5、2/5，或各 1/3 分配；对注射胰岛素或口服降糖药且病情有波动的患者，可每天进食 5 ～ 6 餐，从 3 次正餐中分出 25 ～ 50 g 主食作为加餐。

（4）其他注意事项：①超重者忌吃油炸食物，炒菜宜用植物油，少食动物内脏等高胆固醇食物。②戒烟限酒。女性每日的酒精量不超过 15 g，男性不超过 25 g。每周不超过 2 次。③每天食盐量不超过 5 g。④严格限制各种甜食，可使用适量非营养性甜味剂，如木糖醇等。对于血糖控制接近正常范围者，可在两餐间或睡前加食水果，如苹果、橙子、梨等。⑤可根据营养评估结果适量补充维生素和微量营养素。⑥每周定期测量体重 1 次，如果体重增加 >2 kg，需进一步减少饮食总热量；如患者体重有所恢复，也应适当调整饮食方案，避免体重继续增加。

2. 运动照护

根据患者具体情况决定运动方式、时间和运动量等。运动方式以有氧运动为主，如快走等，如无禁忌，每周最好再进行 2 次抗阻运动，如举哑铃等。最佳的运动时间是餐后 1 h。运动量为活动时的心率达到个体60%的最大耗氧量，运动从小负荷开始，逐渐加量，运动中注意补充水分。运动过程中如果出现胸闷、视物模糊等立即停止运动。

（二）基础照护

1. 病情观察

见治疗要点的病情监测。

2. 对症照护

（1）酮症酸中毒、高渗高血糖综合征：定期监测血糖，不要随意减量或停用药物。保证充足的水分摄入，特别是发生呕吐、腹泻、严重感染时。急救配合措施：①立即开放两条静脉通路，准确执行医嘱，确保液体和胰岛素的输入。②绝对卧床休息，注意保暖，给予持续低流量吸氧。③加强生活照护，特别注意皮肤、口腔照护，预防压力性损伤和继发性感染。④昏迷者按昏迷常规照护。

（2）低血糖：照护员应充分了解患者使用的降糖药物，嘱其不要随意更改药物及其剂量。活动量增加时，减少胰岛素用量并及时加餐。容易在后半夜及清晨发生低血糖的患者，晚餐适当增加主食。急救配合措施：①迅速拨打急救电话，让患者立即休息，给予心理支持。②出现心慌、冒汗等症状时，立即测量血糖，如无低血糖，提供适量糖类食物，直至症状缓解。③严重低血糖时会出现反应迟钝，昏迷时应进行静脉补糖。④如出现四肢软弱无力、意识不清，尽快就近就诊急救。⑤了解低血糖发生诱因并进行健康指导，以免再次发生。

（3）糖尿病足：指导患者不要赤脚走路，外出时不可穿拖鞋。勤换鞋袜，每天清洗足部1次，不超过10 min，水温低于37 ℃，可用手肘或请家人代试水温，洗完后用柔软的浅色毛巾擦干，尤其是擦干脚趾间。皮肤干燥者可涂油膏类护肤品，但不应涂抹在趾缝间。袜子选择棉毛质地，不粗糙、无破洞。趾甲修剪与脚趾平齐，并锉圆边缘尖锐部分。避免自行修剪胼胝或用化学制剂进行处理，应及时寻求专业人员帮助。夏季注意避免蚊虫叮咬。冬季不要使用热水袋、电热毯或烤灯保暖，谨防烫伤，同时应注意预防冻伤。

3. 用药照护

（1）口服药物：指导老年人严格遵医嘱服用降糖药，不能随意更改药物，不可随意增量或减量。常用口服降糖药物的用药注意事项和不良反应见表6-1-2。

表6-1-2 常用口服降糖药物的用药注意事项和不良反应

药物种类	常用药物	不良反应	注意事项
磺脲类	格列吡嗪、格列喹酮、格列美脲	以低血糖反应、体重增加为主，同时可有不同程度的胃肠道反应、皮肤瘙痒、肝功能损害、血液系统损害等	餐前半小时服用，有严重并发症或胰岛β细胞功能受损的2型糖尿病、肝肾功能不全者禁用
格列奈类	瑞格列奈、那格列奈		
双胍类	二甲双胍	以胃肠道反应为主，乳酸性碱中毒为最严重的不良反应	餐中或餐后服药可减轻不良反应。肝肾功能不全、心力衰竭、急性感染、糖尿病酮症酸中毒禁用

续表

药物种类	常用药物	不良反应	注意事项
噻唑烷二酮类	罗格列酮、吡格列酮	主要不良反应为体重增加、水肿	心力衰竭或肝病者慎用或禁用
α-葡萄糖苷酶抑制剂	阿卡波糖、伏格列波糖	腹胀、排气增多或腹泻	进食第一口食物后立即服用。胃肠功能紊乱者禁用
二肽基肽酶-4（DPP-4）抑制剂	西格列汀、维格列汀、沙格列汀	大部分老年人只出现轻微的药物不良反应，如腹泻、上呼吸道感染等	餐前或餐后服用

（2）胰岛素使用：熟悉胰岛素名称、剂型和作用特点。准确遵医嘱执行。未开封胰岛素放于2～8 ℃冷藏保存，已开封胰岛素在常温下（不超过25 ℃）可使用28～30天，无须放冰箱，但应避免过冷、过热、太阳直晒、剧烈晃动等，否则可因蛋白质凝固变性而失效。

注射胰岛素时应严格无菌操作，针头保证一次性使用。通常选择上臂外侧、腹部、臀部外上侧、大腿前侧等皮下脂肪丰富处进行皮下注射。要经常更换注射部位，以防局部硬结或皮下脂肪萎缩。尽量每天同一时间在同一部位注射，并进行腹部、上臂、大腿和臀部的“大轮换”，如餐时注射在腹部，晚上注射在上臂等；在同一部位注射时，也需要进行“小轮换”，即与每次注射点相距1 cm以上，且选择无硬结、脂肪增生或萎缩的部位。

（三）心理照护

糖尿病患者容易出现焦虑、恐惧等不稳定的心理状态。要积极与患者及其家属沟通，给予心理疏导，帮助老年人以良好心态配合治疗和照护。

七、健康指导

（一）疾病知识指导

采取多种健康教育方法，向老年人及其家属普及老年糖尿病的相关知识，提高他们的治疗依从性。指导老年人外出时应随身携带糖尿病记录卡，以便在紧急情况时及时抢救。

（二）疾病预防指导

指导老年人长期控制饮食、适度运动、规律生活、戒烟限酒、注意个人卫生，以预防各种感染。

（三）病情监测指导

指导老年人定期检查各项指标，掌握监测血糖的方法，以了解病情的控制情况，及时调整治疗方案。

【练习题】

A1 型题

1. 关于2型糖尿病的叙述正确的是（　　）。

A. 主要与免疫、环境有关　B. 主要见于年轻人　C. 胰岛素绝对缺乏

D. 有家族性发病倾向　E. 依赖胰岛素治疗

答案：D

解析：2 型糖尿病的发病主要与遗传因素和环境因素有关，好发于中老年人，有明显的家族史，发病机制与胰岛素抵抗和胰岛 β 细胞功能缺陷有关，治疗多采取口服降糖药物治疗，一般不采用胰岛素治疗。

2. 关于老年糖尿病健康教育内容不正确的是（　　）。

A. 控制饮食　　B. 适当锻炼

C. 监测血糖　　D. 进食富有营养的食物，多摄取高蛋白食品

E. 加强皮肤护理，预防感染

答案：D

解析：糖尿病患者的饮食以低脂、低盐、高纤维素、适量蛋白质为原则。

3. 关于糖尿病老年人的照护，以下哪项不正确（　　）。

A. 保证合理的休息及睡眠

B. 提倡剧烈体育活动以增强体质

C. 避免劳累，提倡适当的有氧运动

D. 进行心理疏导，帮助患者增强战胜疾病的信心

E. 指导老年糖尿病患者严格遵医嘱用药，不能随意更换药物

答案：B

解析：提倡患有糖尿病的老年人进行适当的有氧运动。

4. 老年人糖尿病急性并发症有（　　）。

A. 糖尿病心血管病变　　B. 糖尿病肾脏病变　　C. 糖尿病周围神经病变

D. 糖尿病视网膜病变　　E. 糖尿病酮症酸中毒

答案：E

解析：糖尿病老年人常见的急性并发症有低血糖、糖尿病酮症酸中毒、高渗性非酮症昏迷以及感染。

5. 降糖药物阿卡波糖的服用方法是（　　）。

A. 饭前服用　　B. 饭后服用　　C. 与第一口饭同时嚼服

D. 饭后 1 h 服用　　E. 饭前半小时服用

答案：C

解析：阿卡波糖属于 α- 葡萄糖苷酶抑制剂，主要作用是抑制 α- 糖苷酶，延缓肠道葡萄糖的吸收，降低餐后高血糖，故应在进食第一口食物后立即服用。

A2 型题

1. 李爷爷，68 岁，糖尿病病史 5 年，经过治疗血糖得以控制，病情稳定。照护员在给李爷爷进行饮食指导时，应告诉李爷爷其每日总热量在三餐中的比例为（　　）。

A. 早餐 1/6、剩下的中餐、晚餐各半　　B. 早餐 1/5、中餐、晚餐各 2/5

C. 早餐 1/4、中餐、晚餐各半　　D. 早餐 1/4、中餐 1/2、晚餐为 1/4

E. 早餐 1/2、剩下的中餐、晚餐各半

答案：B

解析：糖尿病老年人宜少食多餐，一日不少于 3 餐，一日 3 餐的食物可以按以下比例分配：1/5、2/5、2/5 或 1/3、1/3、1/3。

2. 王奶奶，糖尿病患者，口服降糖药效果欠佳，遵医嘱皮下注射胰岛素治疗，作为照护员不属于重点观察的一项是（　　）。

A. 有无心慌　　B. 出冷汗　　C. 神志不清

D. 眩晕　　E. 体温变化

答案：E

解析：胰岛素治疗的最常见不良反应是低血糖，表现为疲乏、饥饿、出汗、恶心、呕吐、脉速、面色苍白、手抖，甚至嗜睡、烦躁、唇舌麻木、视物模糊或复视、反应迟钝、行为改变等。

3. 吴爷爷，75 岁，糖尿病不规则服药，血糖波动在 8.6 ~ 9.8 mmol/L，尿糖（++）~（+++），近日尿频、尿痛，昨日起突然神志不清，呼气中有烂苹果味，查血糖 28 mmol/L，尿素氮 7.8 mmol/L，血钠 148 mmol/L，尿糖（+++），酮体（++），应诊断为（　　）。

A. 低血糖昏迷　　B. 糖尿病酮症酸中毒　　C. 乳酸性酸中毒

D. 高渗性非酮症糖尿病昏迷　　E. 急性脑血管病

答案：B

解析：根据患者呼气中有烂苹果味，高血糖，尿酮体（++）初步判断为糖尿病酮症酸中毒。

4. 刘奶奶，72 岁。糖尿病病史 8 年，某日餐前突然感到饥饿难忍、全身无力、心慌、出虚汗，继而神志恍惚。照护员应立即采取的措施是（　　）。

A. 配血、备血　　B. 协助患者饮糖水　　C. 进行血压监测

D. 建立静脉通路　　E. 专人护理

答案：B

解析：根据刘奶奶餐前的表现初步判断为发生了低血糖反应，应立即协助其补充葡萄糖水，并及时报告医师。

5. 张奶奶，68 岁，患 2 型糖尿病 8 年。为预防糖尿病足，日常照护中不妥的是（　　）。

A. 每天检查清洁足部　　B. 足部出现破损可自擦药物　　C. 每天坚持适度的运动

D. 不能用热水烫脚　　E. 不能赤脚走路

答案：B

解析：发现足部疼痛、有感染症状，应及时就医。

任务二 高尿酸血症和痛风照护

扫码获取数字资源

案例导入

卫爷爷，78 岁，12 年前无明显诱因出现血尿酸升高，最高为 1200 μmol/L，伴双踝关节疼，后逐渐累及双侧第 2 掌指关节、肘关节红肿疼痛，被医院诊断为“痛风性关节炎”，给予“英太青、别嘌醇、碳酸氢钠、秋水仙碱”等对症治疗后好转，出院后规律治疗。近几日，卫爷爷自觉双踝关节压痛，能触及痛风石，局部色红、压痛明显，双肘关节见数个痛风石，压痛明显。因为疼痛，坐卧不安、茶饭不思。卫爷爷希望照护员帮忙缓解疼痛。

任务描述

1. 为老年人提供饮食指导。
2. 为老年人缓解疼痛。

知识殿堂

高尿酸血症（hyperuricemia）是由尿酸盐生成过多和（或）肾脏尿酸排泄减少，或由两者共同引起。仅有 5%~15% 高尿酸血症者发展为痛风。痛风是嘌呤代谢紊乱和（或）尿酸排泄障碍所致的一组异质性疾病，其临床特征为高尿酸血症、反复发作的痛风性关节炎、痛风石、间质性肾炎、关节畸形、尿酸性尿路结石。痛风可分为原发性和继发性两大类，临床以原发性痛风为主。

一、病因

（一）尿酸生成过多

在嘌呤代谢过程中，当嘌呤核苷酸代谢酶缺陷、功能异常时，会引起嘌呤合成增加，导致尿酸水平升高。

（二）尿酸排泄减少

见于 80% ~ 90% 的原发性痛风患者，以肾小管尿酸的分泌减少为主，尿酸生成大多正常。

当血中尿酸浓度过高或在酸性环境下，尿酸可析出结晶，沉积在骨关节、肾脏和皮下组织等，造成组织病理学改变，导致痛风性关节炎、痛风石和痛风性肾病等。急性关节炎是由于尿酸盐结晶沉积引起的急性炎症反应。长期尿酸盐结晶沉积形成的异物结节，即痛风石。痛风性肾病也是痛风特征性的病理变化之一。

二、临床表现

痛风多见于中老年男性、绝经期后妇女，近年发病有年轻化趋势，常有家族遗传史。分期及各期临床表现见表 6–2–1。

表 6-2-1　痛风各期临床表现

分期	临床表现
无症状期	仅有波动性或持续性高尿酸血症，从血尿酸增高至症状出现的时间可达数年，有些甚至可终身不出现症状。但随年龄增长，痛风的患病率会增加，且患病率与高尿酸血症的水平和持续时间有关
急性关节炎期	多在午夜或清晨突然起病，关节剧痛，呈撕裂样、刀割样或咬噬样，难以忍受；数小时内出现受累关节的红、肿、热、痛和功能障碍 单侧第 1 跖趾关节最常见，其余为趾、踝、膝、腕、指、肘关节 发作常呈自限性，多于数天或 2 周内自行缓解，受累关节局部出现皮肤脱屑和瘙痒。可有发热症状 关节液或皮下痛风石抽吸物中可发现双折光的针形尿酸盐结晶，这也是确诊痛风的依据 常见诱因有受寒、劳累、饮酒、高蛋白质高嘌呤饮食、外伤、手术、感染等
痛风石及慢性关节炎期	痛风石是痛风的特征性临床表现，常见于耳轮、跖趾、指间和掌指关节，常有多关节受累 外观为隆起的大小不一的黄白色赘生物，表面薄，破溃后排出白色粉状或糊状物，经久不愈，但较少继发感染 关节内大量沉积的痛风石表现为持续关节肿痛、压痛、畸形、关节功能障碍，造成关节骨质破坏，关节周围组织纤维化，继发退行性病变
肾脏病变期	痛风性肾病又称高尿酸性肾病，起病隐匿，呈慢性病程，随病情发展而出现肾功能障碍，临床可有蛋白尿、血尿、水肿，可逐渐出现高血压、氮质血症等肾功能不全表现 尿酸性肾石病：10% ~ 25% 的痛风老年人可出现尿酸性尿路结石，大多数为纯尿酸结石，特点为呈泥沙样，常无症状，结石较大者可引起肾积水、肾绞痛、血尿等病变

三、辅助检查

（一）血尿酸测定

男性正常值为 208 ~ 416 μmol/L，女性正常值为 149 ~ 358 μmol/L，绝经期后接近男性正常值水平。当血尿酸浓度约 420 μmol/L 时，称为高尿酸血症。

（二）尿酸测定

限制嘌呤饮食 5 天后，每天小便中尿酸排出量 >3.57 mmol，提示尿酸生成过多。

（三）滑囊液或痛风石检查

滑液量增多，滑液外观呈白色而不透亮，黏性低。在偏振光显微镜下可见针形尿酸盐结晶。

四、治疗要点

（一）一般治疗

调节饮食结构，控制饮食总热量摄入；限制嘌呤食物，严禁饮酒；适当运动，防止超重和肥胖；每天至少饮水 2000 mL，增加尿酸的排泄；避免使用抑制尿酸排泄的药物，如噻嗪类利尿药；避免各种诱发因素并积极治疗相关疾病等。

（二）高尿酸血症的治疗

治疗目的是使血尿酸维持在正常水平。包括：①排尿酸药，如苯溴马隆。②抑制尿酸生成药，如别嘌醇。③碱性药物，如碳酸氢钠，使尿酸不易在酸性的尿液中积聚形成结晶。④新型降尿酸药物，如拉布立酶，可将尿酸分解为可溶性产物排出体外。

（三）急性痛风性关节炎的治疗

1. 秋水仙碱

小剂量有效，且不良反应少，在 48 h 内使用效果最好。

2. 非甾体类抗炎药

非甾体类抗炎药（NSAID）如吲哚美辛、布洛芬等。效果不如秋水仙碱，但较温和，发作超过 48 h 也可应用，症状消退后减量。

3. 糖皮质激素

只有在前 2 种药物无效或有禁忌证时才短期使用。

（四）发作间歇期和慢性期的治疗

常用药物有排尿酸药和抑制尿酸生成药，均应在急性发作缓解 2 周后从小剂量开始，逐渐加量，根据血尿酸的目标水平调整至最小有效剂量并长期维持。在开始使用降尿酸药物时，可服用 NSAID 2 ～ 4 周，以预防急性关节炎复发。

（五）继发性痛风的治疗

除针对原发病的治疗外，对继发性痛风的治疗原则同前。

五、照护措施

（一）生活照护

1. 环境

选择干燥、通风、舒适的居住环境，预防潮湿，避免寒冷。

2. 合理饮食

控制每天进食的总热量。蛋白质控制在 1 g/（kg · d）。避免进食高嘌呤食物，如动物内脏、蟹、肉类、菠菜、豌豆、浓茶等。饮食宜清淡、易消化，忌辛辣和刺激性食物，严禁饮酒，尤其是啤酒和白酒。多进食碱性食物，如牛奶、鸡蛋、马铃薯、各类蔬菜、柑橘类水果，使尿液的 pH 在 7.0 或以上，减少尿酸盐结晶的沉积。

3. 休息与活动

急性关节炎期，除关节红肿热痛和功能障碍外，老年人常有发热，应绝对卧床休息，抬高患肢，避免受累关节负重。也可在床上安放支架支托盖被，减少患部受压。卧床期间应进行适当的床上活动。待疼痛缓解 72 h 后可恢复活动，避免劳累、寒冷、关节损伤等诱发因素。慢性期应制订科学的运动计划，运动量从小开始，循序渐进，且要持之以恒。对于已经形成痛风石的关节，锻炼需要慎重，避免因为痛风石的破裂导致感染而难以愈合。

（二）基础照护

1. 病情观察

观察疼痛关节的数量、疼痛的性质、时间，以及是否有痛风石形成等情况。监测尿酸变化。

2. 对症照护

手、腕或肘关节受累时，为减轻疼痛可使用小夹板固定制动，关节肿痛 24 h 内给予冰敷或 25% 硫酸镁湿敷，消肿止痛；24 h 后可用热敷，促进局部渗出物吸收。对有痛风石者，需要谨慎照护，如有破溃注意清洁，避免感染。

3. 用药照护

指导老年人正确服药，观察药物疗效，及时处理不良反应。例如，秋水仙碱，常有胃肠道反应，若一开始服用即出现恶心、呕吐、腹泻等严重胃肠道反应，应立即停药。

（三）心理照护

因疼痛、疾病反复发作等，老年人常表现出情绪低落、焦虑等负面情绪，照护员应积极给予老年人精神安慰和鼓励，使其正确对待疾病，积极配合治疗。

（四）康复照护

痛风的老年人既要适度运动，也要保护关节。在日常生活中老年人应尽量使用大肌群，如能用手臂提就不要用手指，能用肩部负重者不用手提；经常改变姿势，保持受累关节舒适；避免长时间持续进行重体力劳动；如果关节局部温热和肿胀，尽可能避免活动；如运动后疼痛持续 1 ~ 2 h，应暂停运动。

六、健康指导

（一）疾病知识指导

提高老年人对疾病病因、预防和治疗的认识，帮助老年人调整饮食方案，遵医嘱定时服药。同时，指导老年人积极控制糖尿病、高血脂、高血压等相关疾病。

（二）保护关节

见康复照护。

（三）病情监测指导

指导老年人掌握耳郭及手足关节部位的检查方法，用手触摸是否出现痛风石。定时监测尿常规的 pH、血尿酸，按时门诊随访。

【练习题】

A1 型题

1. 痛风老年人应避免哪些食物（　　）。

A. 蔬菜　　B. 水果　　C. 牛奶

D. 内脏和海鲜　　E. 鸡蛋

答案：D

解析：痛风老年人应严格限制高嘌呤食物的摄入，急性期必须禁忌海鲜、动物内脏、荤汤、啤酒。

2. 治疗急性痛风性关节炎的特效药物是（　　）。

A. 布洛芬　　B. 糖皮质激素　　C. 吲哚美辛

D. 美洛昔康　　E. 秋水仙碱

答案：E

解析：秋水仙碱可减少或终止白细胞和滑膜内皮细胞的趋化运动，有良好的抗炎、止痛作用，是治疗痛风的特效药。

3. 下列关于原发性痛风不正确的是（　　）。

A. 多见于中、老年男性

B. 女性多在更年期后发病

C. 多有家族史

D. 急性发作时，血尿酸一定高于正常

E. 常与肥胖、高血压、高血脂伴发

答案：D

解析：部分痛风老年人急性发作时血尿酸水平正常。

4. 痛风的主要病因是（　　）。

A. 维生素 B 缺乏　　B. 蛋白质摄取过多　　C. 尿酸排泄障碍

D. 缺乏运动　　E. 以上都对

答案：C

解析：痛风是机体长期嘌呤代谢障碍导致血尿酸增高引起组织损伤的一组慢性疾病。

5. 痛风石的最常见部位（　　）。

A. 足　　B. 肘　　C. 耳轮

D. 手　　E. 膝

答案：C

解析：痛风石最常见于耳轮，可能与耳轮处血液偏酸有关。亦多见于足趾的第一跖趾关节、指、腕、肘及膝关节等处，少数患者可出现在鼻软骨、舌、声带、眼睑、主动脉、心瓣膜和心肌。

A2 型题

1. 李爷爷，平素体健，饮酒多年，体检发现血尿酸 520 μmol/L，进一步处理不恰当的是（　　）。

A. 复查血尿酸　　B. 建议多饮水，戒酒

C. 进一步寻找高尿酸血症病因及相关因素　　D. 低嘌呤饮食

E. 立即给予别嘌呤醇降尿酸

答案：E

解析：针对李爷爷的病情，进一步处理的措施应该是用排尿酸药降低尿酸水平，如丙磺舒等，而别嘌呤醇属于抑制尿酸生成药物。

2. 张爷爷，62 岁，饮酒后夜间突发左足背、第一跖趾关节剧烈疼痛 1 天，无发热，查关节局部红肿、皮温高，化验血尿酸 570 μmol/L。张爷爷最可能的诊断是（　　）。

A. 痛风　　B. 化脓性关节炎　　C. 类风湿关节炎

D. 银屑病关节炎　　E.Reiter 综合征

答案：A

解析：张爷爷的临床症状和实验室检查符合痛风的表现。

3. 于奶奶，68 岁。痛风病史 5 年。因担心疾病的预后，思想负担重，情绪低落。此时，最恰当的照护措施是告诉于奶奶（　　）。

A. 疼痛会影响进食

B. 疼痛会影响睡眠

C. 痛风是一种终身性疾病

D. 疾病反复发作会导致关节畸形

E. 积极坚持规范的治疗可维持正常的生活

答案：E

解析：由于于奶奶担心疾病预后，思想负担重，此时照护员最应该进行心理照护，给予于奶奶精神安慰与鼓励，使其积极配合治疗。

4. 王爷爷，75 岁，痛风病史 8 年。照护员在对王爷爷进行饮食照护时不需要限制的食物有（　　）。

A. 豆腐、蘑菇　　B. 土豆、鸡汤　　C. 鸡蛋、白菜

D. 鸡肝、柑橘　　E. 牛奶、空心菜

答案：C

解析：高嘌呤食物：动物内脏、鱼虾类、河蟹、肉类、菠菜、蘑菇、浓茶饮酒等。

5. 刘爷爷，70 岁，痛风病史 5 年，下列照护员对刘爷爷的饮食照护措施中，不妥的是（　　）。

A. 避免进食高嘌呤食物

B. 饮食要清淡、易消化

C. 多饮水，每天应饮水 2000 mL 以上

D. 指导老年人多进食酸性食物

E. 每天进食热量应限制

答案：D

解析：痛风老年人应多进食新鲜蔬菜和水果，如马铃薯、柑橘、西瓜等碱性食物，提高尿酸盐溶解度，有利于尿酸排泄。

任务三　血脂异常照护

扫码获取数字资源

案例导入

丁奶奶，68 岁，高血压病史 10 年，一直应用依那普利、硝苯地平缓释片降压治疗，血压控制尚可。丁奶奶喜吃动物内脏，饮食偏油腻。前几日养老院组织老年人体检，体检结果显示丁奶奶腹型肥胖，营养良好，血脂升高，现丁奶奶担心血脂高会引发其他疾病，因而焦虑导致失眠，食欲下降。

任务描述

1. 为老年人制订完善的照护计划。

2. 为老年人开展血脂异常的健康教育。

知识殿堂

血脂异常又称脂蛋白异常血症，是指血清中胆固醇（CH）、甘油三酯（TG）、低密度脂蛋白胆固醇（LDL–C）水平升高，高密度脂蛋白胆固醇（HDL–C）水平降低。由于在血浆中脂质以脂蛋白形式存在，血脂异常实际为脂蛋白异常血症。

血脂水平常随年龄增长而升高，50~60 岁达到高峰，之后趋于稳定或有所下降。绝经前女性血脂水平往往低于同龄男性，但绝经期后显著升高，甚至常高于同龄男性。

一、病因

血脂异常按病因不同分为原发性血脂异常和继发性血脂异常。

（一）原发性血脂异常

大多数原发性血脂异常原因不明，病例呈散发性，是遗传因素与环境因素综合作用的结果。80% 以上家族性高胆固醇血症是单一基因突变所致。环境因素包括不良饮食习惯、运动不足、肥胖、年龄、吸烟及酗酒等。

（二）继发性血脂异常

由全身系统性疾病，如糖尿病、肝病、甲状腺疾病、肾脏疾病、肥胖症、痛风等引起的继发性血脂异常。某些药物也会引起血脂的异常，如噻嗪类利尿药、β 受体阻滞剂等，长期大量使用糖皮质激素可促进脂肪分解，引起血脂异常。

二、临床表现

（一）临床分型

根据血液中血清总胆固醇、甘油三酯测定的结果，高脂血症一般分为以下 3 种类型。

1. 高胆固醇血症

是指血清中总胆固醇含量增高（>5.2 mmol/L），而甘油三酯水平正常（<1.7 mmol/L）。

2. 高甘油三酯血症

是指血清甘油三酯含量增高（>1.7 mmol/L），而血清中总胆固醇水平正常（<5.2 mmol/L）。

3. 混合性高脂血症

是指总胆固醇 >5.2 mmol/L、甘油三酯 >1.7 mmol/L，即血清总胆固醇和甘油三酯含量均升高。

（二）临床特征

1. 黄色瘤、早发性角膜环和眼底改变

脂质在局部沉积所致，其中以黄色瘤较为常见。黄色瘤是一种异常的局限性皮肤隆起，可呈黄色、橘黄色或棕红色，多呈斑块、结节或丘疹状，一般质地柔软，最常见部位在眼睑周围。严重的高甘油三酯血症可产生脂血症眼底改变。

2. 动脉粥样硬化

脂质在血管内皮下沉积引起动脉粥样硬化，导致心脑血管和周围血管病变。

三、辅助检查

血脂异常通常通过实验室检查进行诊断和分型。为避免饮食对结果的影响，采血前最后一餐忌食高脂食物、禁酒。

测定空腹状态下 TC 和 TG 水平。TC 是血清所有脂蛋白中胆固醇的总和，TG 则是所有脂蛋白中甘油三酯的总和。两者均可随年龄增长而升高，女性略高于男性，目前认为，TC 的正常值为 <1.7 mmol/L，而 TG 的正常值为 <5.2 mmol/L，超过此范围则视为升高。

四、治疗要点

（一）改变不良生活方式

改善生活方式和控制饮食是首要的基本治疗措施。

1. 饮食控制

减少每日食物总热量，高胆固醇血症要求低饱和脂肪酸、低胆固醇饮食，增加不饱和脂肪酸。外源性高甘油三酯血症要求严格的低脂肪饮食，脂肪摄入量 < 总热量的 30%；内源性高甘油三酯血症要限制总热量和糖类，减轻体重，并增加多不饱和脂肪酸的摄入。

2. 增加运动

一般建议老年人每周 5 ～ 7 天、每次 30 min 中等强度有氧运动。若为动脉粥样硬化性心血管疾病老年人，进行运动前应先进行运动负荷试验，评估其安全性，避免因运动加重病情。

3. 其他

戒烟限酒，限制钠盐的摄入。

（二）药物治疗

根据患者血脂异常的分型、药物作用机制等选择调脂药物。常用的药物包括他汀类、胆酸螯合剂、贝特类、烟酸类、高纯度鱼油制剂等。

（三）中医药治疗

可选用的中成药有血脂康、脂必妥、蒲参胶囊等，可与其他调脂药物联用。

（四）手术治疗

对于非常严重的高胆固醇血症老年人，可考虑手术治疗，包括部分回肠末段切除术、门腔静脉分流术等。

五、照护措施

（一）生活照护

1. 合理饮食

避免高脂肪、高胆固醇饮食，摄入低热量、高纤维素食物，适当控制碳水化合物的摄入，防止多余的糖分转化为血脂。戒烟忌酒。

2. 运动照护

根据老年人的病情、生活习惯、体重等制订科学的运动计划。提倡中、低强度的有氧运动方式，如快走、慢跑、游泳、太极拳等，运动频率为每周 5 次以上，运动时间为每次 30 min，运动强度以微汗、不疲劳为宜，做到循序渐进、持之以恒。注意监测运动中的反应，如有异常立即停止运动。

（二）基础照护

1. 病情观察

定期复查血脂、肝功能，进行脑部及心脏重要血管的检查，以了解血管硬度，防止心脑血管疾病的发生。

2. 用药照护

指导老年人正确服用药物，并注意观察及处理药物不良反应。例如，他汀类药物可能导致转氨酶升高、肌肉疼痛，严重时可能引起横纹肌溶解、急性肾衰竭。贝特类药物主要有恶心、腹胀、腹泻等胃肠道反应，少数老年人有一过性血清转氨酶升高，肝、肾功能不全者禁用。烟酸类药物主要不良反应有面部潮红、瘙痒及胃肠道症状，偶见肝功能损害，建议老年人饭后服用。

（三）心理照护

情绪会影响血脂的代谢。鼓励老年人正视疾病，提高对高脂血症的认识，减少精神压力，保持心情愉快，坚持治疗。

六、健康指导

（一）疾病知识指导

帮助老年人了解血脂异常与心脑血管疾病，尤其是与冠心病的密切关系。定期体检，以便老年人在早期发现血脂异常并及时处理。

（二）疾病预防指导

提倡低脂、低胆固醇的饮食方式，增加纤维素的摄入，限制食物总热量；适当运动锻炼，以改善机体代谢功能，并遵医嘱服药，使血脂保持在合适的水平，以减少对心脑血管的损害。

（三）病情监测指导

指导老年人定期体检，监测血脂、肝功能和心脑血管等各项指标，及时发现异常，早发现、早干预、早治疗。

【练习题】

A1 型题

1. 血脂异常的主要危害是（　　）。

A. 动脉粥样硬化　　B. 骨质疏松症　　C. 贫血

D. 糖尿病　　E. 甲亢

答案：A

解析：血脂异常常见的临床表现有黄色瘤、早发性角膜环，最主要的为动脉粥样硬化。

2. 以下哪项不是血脂异常的高危人群（ ）。

A. 有家族史的人群　B. 肥胖人群　C. 吸烟人群

D. 运动员　E. 高热量饮食人群

答案：D

解析：原发性血脂异常不良的具有家族史，同时与不良的生活方式有关，比如高热量、高糖饮食，过度饮酒，吸烟等因素有密切关系。

3. 对于预防老年人血脂异常，下列说法错误的是（ ）。

A. 只能依靠药物　B. 合理膳食　C. 戒烟限酒

D. 适量运动　E. 保持心境平和

答案：A

解析：老年人血脂异常的预防措施包括合理饮食、适量运动、心境平和等。

4. 血脂异常的老年人应减少食用（ ）。

A. 水果　B. 绿叶蔬菜　C. 瘦肉

D. 肥肉　E. 低糖

答案：D

解析：绿叶蔬菜、水果富含维生素 C，可以降低胆固醇，增强血管弹性。

5. 血脂异常的老年人应如何进行运动（ ）。

A. 避免运动　B. 每天高强度运动

C. 每次至少 30 min 中等强度运动　D. 每周至少 300 min 高强度运动

E. 每次进行剧烈运动

答案：C

解析：血脂异常者的运动量一般建议每周 5 ~ 7 d、每次 30 min 中等强度代谢运动。

A2 型题

1. 刘奶奶，72 岁，体型肥胖，平时爱吃肥肉、油条等高热量食物，不喜欢运动。近日查体结果血脂异常，刘奶奶并不在乎，继续平时的生活习惯。下列照护措施不正确的是（ ）。

A. 鼓励刘奶奶适当运动，每周 5 ~ 7 天，每次进行 30 min 以上的有氧运动

B. 建议刘奶奶少吃肥肉，多吃蔬菜和水果

C. 建议刘奶奶剧烈运动，减轻体重

D. 指导刘奶奶不宜吃过于油腻和含糖过多的食品

E. 指导刘奶奶一日三餐“早吃好、午吃饱、晚吃少”为原则

答案：C

解析：血脂异常老年人的运动量，一般建议每周 5 ~ 7 天、每次 30 min 中等强度代谢运动。

2. 李爷爷，70 岁，血脂异常病史 5 年，照护员在对李爷爷进行运动指导时，下列哪项运动不妥（ ）。

A. 太极拳　B. 慢跑　C. 八段锦

D. 散步　E. 打篮球

答案：E

解析：打篮球属于剧烈运动，不适宜。

3. 王奶奶，72 岁，血脂异常病史 5 年，照护员在对王奶奶进行饮食指导时，下列哪种食物不合适（　　）。

A. 苹果　　B. 豆腐　　C. 瘦肉

D. 鱼类　　E. 肥肉

答案：E

解析：肥肉会增加血脂水平。

4. 李奶奶，62 岁，身高 160 cm，体重 75 kg。实验室检查：血液中 TG 和 TC 水平均升高。李奶奶饮食上应该选择（　　）。

A. 低脂、低热量、高纤维素　　B. 低脂、高热量、高蛋白

C. 高脂肪、高热量、高维生素　　D. 低脂、低热量、低蛋白质

E. 高蛋白、高脂肪、高热量

答案：A

解析：李奶奶的体型属于肥胖，且血液中 TG 和 TC 水平均高，故饮食应以低脂、低热量、高纤维素为原则。

5. 王爷爷，68 岁，血脂异常。查体：TC 9.5 mmol/L，TG 4.2 mmol/L。照护员在对李爷爷进行照护时，下列哪项不妥（　　）。

A. 饮食以低脂、低糖、高纤维为原则

B. 运动可以选择有氧运动，比如散步、太极拳等

C. 指导王爷爷养成良好的睡眠习惯

D. 服药时可自己更改剂量或停药

E. 告诉王爷爷需要戒烟限酒

答案：D

解析：用药照护应严格遵医嘱按时按量用药，不可随意更改剂量或停药。

任务四　老年代谢综合征照护

扫码获取数字资源

案例导入

梅奶奶，66 岁，平时爱吃高糖、高热量饮食，尤其爱吃油炸食品，且不爱运动。近 2 日，因为天气原因受寒，梅奶奶出现高血糖、高血压、高尿酸、肥胖等老年代谢综合征，主要症状为身体发沉、嗜睡。血压为 180 ～ 210 mmHg/95 ～ 110 mmHg，血糖空腹和餐后 2 h 最高值为 9.8/16 mmol/L，血尿酸 580 μmol/L，体重 77.5 ～ 80.0 kg。

任务描述

对老年人进行代谢综合征健康教育。

知识殿堂

代谢综合征（metabolic syndrome，MS）是一种复杂的代谢紊乱状态，表现为多种代谢异常在同一个体中聚集，包括肥胖（尤其是腹型肥胖）、高血压、高血糖、高血脂等。这些因素的共同作用显著增加了心血管疾病、2 型糖尿病、非酒精性脂肪肝和多种癌症的患病风险。

根据中华医学会糖尿病分会，满足以下 3 项及以上即可诊断：①超重和（或）肥胖，BMI ≥ 25。②高血糖：空腹血糖 ≥ 6.1 mmol/L 和（或）餐后 2 h 血糖 ≥ 7.8 mmol/L 和（或）已确诊为糖尿病并治疗者。③高血压：血压 ≥ 140/90 mmHg 和（或）已确认为高血压并治疗者。④血脂紊乱：空腹甘油三酯 ≥ 1.70 mmol/L 和（或）空腹 HDLC<0.9 mmol/L（男）或 HDLC<1.0 mmol/L（女）。

一、病因

与遗传、环境等因素密切相关，具有家族聚集性。高糖、高脂肪、高盐、高热量饮食，以及长期缺乏运动、睡眠不足、精神压力等不健康的生活方式是疾病发生的重要诱因。

二、临床表现

老年代谢综合征常伴有多种代谢紊乱疾病、增龄相关疾病和老年综合征。

（一）超重或肥胖

身材肥胖，尤其是内脏型肥胖，脂肪在腹部堆积，形成“苹果形”身材，可能导致下肢水肿、肌肉酸痛、容易疲劳、多汗怕热、心慌气短等症状。

（二）血脂代谢异常

高血脂患者由于血液黏稠、血管变窄，血液循环速度降低，导致脏器供血不足，出现头晕、乏力、心悸、胸闷等症状。

（三）高血压

初期可能无明显症状，但随着疾病发展，会出现心悸、气急、耳鸣、眩晕、头痛等表现。

（四）血糖异常

糖尿病的典型症状包括视力模糊、皮肤瘙痒、肢体无力、多尿、多饮、口干等。如果不及时控制，可能导致 2 型糖尿病的发生。

（五）其他

可能诱发动脉粥样硬化及冠心病等疾病。肥胖与代谢异常可能提高老年人骨质疏松症的发病风险。部分患者可能会出现认知功能下降。

三、辅助检查

（一）血糖测定

空腹血糖和餐后血糖是代谢综合征的重要指标，用于评估胰岛素抵抗和糖尿病风险。

（二）血脂分析

包括总胆固醇、甘油三酯、高密度脂蛋白胆固醇和低密度脂蛋白胆固醇等指标，用于评估血脂代谢紊乱程度。

（三）血压测量

通过测量收缩压和舒张压，评估高血压风险及其对心血管系统的影响。

（四）肝功能检查

如谷丙转氨酶、谷草转氨酶等指标，用于评估肝脏功能及脂肪肝风险。

四、治疗要点

代谢综合征的治疗没有统一标准，仍需根据个体的代谢异常成分和程度进行防治。

（一）改变生活方式

调整膳食结构，控制总热量。坚持规律运动，保持情绪稳定，戒烟限酒。

（二）药物治疗

针对代谢综合征的不同组分，采取个体化的药物治疗方案，包括降压、调脂、控糖、减轻体重等方法。

（三）中医药治疗

根据辨证分型进行辨证论治，如舒肝和胃型采用大柴胡汤加减方药，取中脘、天枢、肝俞、胃俞、外关等穴位进行按摩、针灸等；痰湿困脾型采用六君子汤方药，取中脘、天枢、大横、曲池、丰隆等穴位进行按摩、针灸等；脾肾阳虚型采用金匮肾气丸方药，取中脘、天枢、脾俞、肾俞、曲池等穴位进行按摩、针灸等。

五、照护措施

（一）生活照护

1. 合理饮食

应遵循低脂、低糖、低盐、高纤维的饮食原则。减少高热量、高脂肪、高糖食物的摄入，增加蔬菜、水果、全谷物的比例。进食定时定量，避免暴饮暴食，可采用少量多餐的方式进食。

2. 适量运动

鼓励老年人进行适量的有氧运动，如散步、太极拳、八段锦等，以提高身体的新陈代谢率减轻体重。运动强度和时间应根据患者的身体状况和年龄来确定。建议每日运动时间不少于 30 min，每周不少于 150 min。

3. 改善睡眠

老年人应养成良好的睡眠习惯，保持规律的作息时间，避免夜间长时间使用电子产品等可能影响睡眠的行为。

（二）疾病照护

1. 病情观察

密切监测老年人的体重、腰围、血压、血糖、血脂等关键指标，以及时发现病情变化并调整治疗方案。

2. 用药照护

对于需要药物治疗的老年人，应严格遵医嘱按时按量服药，不可随意更改剂量或停药。同时，要注意观察药物的不良反应，如有异常应及时就医。

（三）心理照护

照护员应为老年人提供心理支持，帮助他们建立战胜疾病的信心。通过倾听和积极暗示减轻心理压力。鼓励老年人，保持与家人、朋友的沟通，缓解孤独和焦虑情绪。

六、健康指导

（一）疾病知识指导

向老年人及其家属普及代谢综合征的相关知识，包括病因、症状、治疗方法和预防措施等，提高他们的自我管理能力。

（二）疾病预防指导

针对老年人的具体情况，提供个性化的生活方式指导，包括饮食调整、运动锻炼、睡眠改善等方面的建议。同时，要强调长期坚持的重要性，鼓励老年人养成良好的生活习惯。

（三）病情监测指导

建议定期到医院进行体检，并根据医师建议进行必要的检查。每周定期监测血糖，每 3 个月监测 1 次糖化血红蛋白，定期测量血压、体重，根据病情定期复查肝肾功能、尿常规、心电图、眼底检查、大血管病变评估等。

【练习题】

A1 型题

1. 下列关于代谢综合征防治的描述中，错误的是（　　）。

A. 合理饮食，减少饱和脂肪、反式脂肪、胆固醇、盐和单糖的摄入

B. 适当体力活动和体育运动

C. 无须限制饮酒

D. 适当补充含大蒜素、多酚类、皂苷、槲皮黄素、多不饱和脂肪等的营养制剂

E. 充足睡眠

答案：C

解析：代谢综合征的患者应该限制饮酒。

2. 以下不是代谢综合征“四重奏”的是（　　）。

A. 肥胖　　B. 高脂血症　　C. 高尿酸血症

D. 高血压　　E. 高血糖

答案：C

解析：代谢综合征“四重奏”不包括高尿酸。

3. 下列关于老年代谢综合征的描述中，错误的是（　　）。

A. 代谢综合征患者是发生心脑血管疾病的高危人群

B. 代谢综合征是多基因和多种环境相互作用的结果，与遗传、免疫等均有密切关系

C. 药物治疗是代谢综合征的首选干预措施

D. 代谢综合征是人体的蛋白质、脂肪、碳水化合物等物质发生代谢紊乱的病理状态

E. 老年人身体各器官功能也是导致代谢综合征的危险因素

答案：C

解析：改变生活方式为首选干预措施，对于管理代谢综合征的潜在风险因素至关重要。

4. 关于运动对代谢综合征的影响，以下哪项说法是正确的（　　）。

A. 适度运动对降低代谢综合征风险无显著作用

B. 过度运动可能导致代谢综合征风险增加

C. 规律的有氧运动可降低代谢综合征风险

D. 运动仅对年轻人有益

E. 预防代谢综合征，老年人可以只调整饮食方式，不运动

答案：C

解析：预防代谢综合征既要调整饮食方式，合理均衡营养。又要适度运动，尤其老年人应以有氧运动为主。

A2 型题

1. 李爷爷，75 岁，代谢综合征。照护员在对李爷爷进行照护时，下列哪项不妥（　　）。

A. 饮食以低脂、低糖、低盐、高纤维为原则

B. 运动可以选择有氧运动，比如散步、太极拳等

C. 指导李爷爷养成良好的睡眠习惯

D. 服药时可自己更改剂量或停药

E. 给予李爷爷充分的心理疏导和支持

答案：D

解析：用药照护应严格遵医嘱按时按量用药，不可随意更改剂量或停药。

2. 张爷爷，65 岁，身高 158 cm，体重 72 kg。实验室检查：空腹 TG≥4.40 mmol/L，空腹血糖 ≥8.8 mmol/L。照护员在对张爷爷进行饮食照护时下列哪项不妥（　　）。

A. 控制总热量，每日蛋白质占 15% ~ 20%　　B. 少油、少盐、低糖

C. 增加高纤维食物　　D. 戒烟限酒

E. 每日碳水化合物供能应占 30% ~ 40%

答案：E

解析：每日碳水化合物供能应占 60% ~ 65%。

3. 刘爷爷，75 岁，代谢综合征。以下哪项措施不利于改善刘爷爷的血脂水平（　　）。

A. 增加运动　　B. 减少饱和脂肪酸摄入

C. 减少单不饱和脂肪酸摄入　　D. 避免反式脂肪酸　　E. 增加高纤维食物摄入

答案：C

解析：代谢综合征的患者应增加单不饱和脂肪酸的摄入。

拓展阅读

糖尿病与体重管理

2025 年 3 月 5 日 −11 日，在北京召开的十四届全国人大三次会议中，国家卫生健康委员会主任雷海潮在民生主题记者会上表示，我国将实施“体重管理年”3 年行动，普及健康生活方式，加强慢性病防治。国家卫生健康委员会主任雷海潮表示，当前危害中国老百姓健康的首个主要危险因素和疾病，来自慢性的非传染性疾病，而慢性非传染性疾病当中的很多致病因素跟每个人的行为生活方式、饮食和体育锻炼都密切相关，比如体重异常的问题。体重异常，容易导致高血压、糖尿病、心脑血管、脂肪肝甚至一部分的癌症也和体重异常有一定的关联。每个人都应做好自己健康的第一责任人。

点燃思考

吕奶奶，76 岁，糖尿病史 10 年。口服降糖药物控制效果不佳。1 个月前多饮、多尿、乏力等症状加重。现因老伴行“心脏搭桥术”后出院回家，因担心老伴及自身健康状况而伴有焦虑情绪。她平常喜欢看电视剧，经常熬到半夜。国企退休，育有 1 子 1 女，均在外地，工作较忙。（由山东省职业技能大赛健康照护赛题改编）

实际照护任务

1. 为老年人测量血糖，如有异常请处理。
2. 使用量表评定老年人的焦虑程度并给予心理疏导。
3. 根据老年人的糖尿病情况进行具体指导。

项目七

老年泌尿系统常见疾病照护

学习目标

素质目标

1. 具备“尊重老人、无私奉献”的职业精神。

2. 培养学生团结协作和沟通协调能力。

知识目标

1. 掌握泌尿系统常见疾病的照护措施和健康指导方法。

2. 熟悉泌尿系统常见疾病的临床表现、并发症。

3. 了解泌尿系统常见疾病的发病原因和治疗要点。

能力目标

1. 准确识别并评估泌尿系统老年疾病的症状。

2. 对患有泌尿系统疾病的老年人制订个性化照护方案。

3. 对老年人进行泌尿系统常见疾病的健康教育。

知识导读

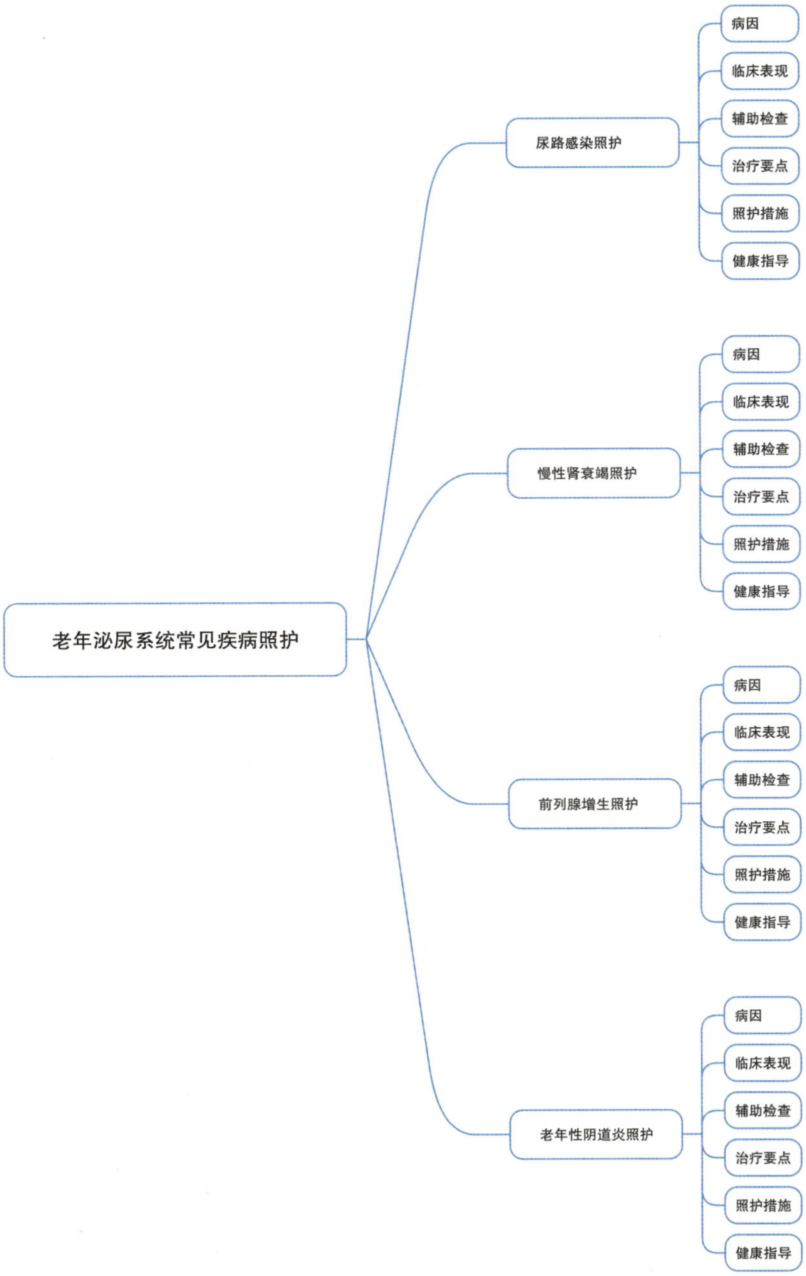

赛证对接

本项目通过真实情境下的照护任务，综合考查选手的知识、能力与素质目标。在尿路感染、老年前列腺增生项目中，参赛选手需要根据老年人的具体情况，协助并指导老年人进行病情监测、异常情况应对等内容，并对其进行疾病的健康教育。此外，还包括制订疾病照护计划、设计健康教育海报和撰写反思报告等环节。

任务一　尿路感染照护

扫码获取
数字资源

案例导入

华奶奶，72 岁，身高 160 cm，体重 68 kg，高血压病史 8 年。近 1 月以来，华奶奶出现尿频、尿急、尿痛的症状，尤其夜尿次数增多，每晚需起夜 4 ~ 5 次，严重影响睡眠质量。3 天前，症状加剧，伴有低热，自测体温 37.8 ℃，腰部有轻微酸痛感。华奶奶的女儿发现母亲情况不佳，遂带其前往医院就诊，诊断为尿路感染。华奶奶现居家由女儿进行日常照护，但女儿对照护知识了解有限，急需专业的照护指导。

任务描述

1. 指导老年人掌握尿路感染症状的自我监测方法。
2. 为老年人制订个性化的照护方案。
3. 协助老年人落实健康照护措施。

知识殿堂

尿路感染（urinary tract infection，UTI）指多种病原微生物侵袭尿路黏膜及周围组织而引起的急性或慢性炎症反应。根据感染发生部位可分为上尿路感染与下尿路感染，前者特指肾盂肾炎，后者包括膀胱炎和尿道炎。

一、病因

（一）致病菌

主要为细菌感染所致，致病菌以为革兰阴性杆菌为主，其中以大肠埃希菌最常见，约占全部尿路感染的 85%，其次为克雷白杆菌、变形杆菌、柠檬酸杆菌等。5% ~ 15% 的尿路感染由革兰阳性菌引起，主要是肠球菌和葡萄球菌。此外，结核分枝杆菌、衣原体、真菌等也可导致尿路感染。

（二）感染途径

1. 上行感染

指病原体经尿道进入膀胱、输尿管和肾盂肾盏导致的感染，是尿路感染最常见的途径。正常情况下尿道口周围有少量寄生菌，不引起感染，但当机体抵抗力差、尿道黏膜有损伤、入侵细菌致病力强时，细菌侵入尿道发生上行感染。

2. 血行感染

指细菌经由血液循环到达肾脏或尿路其他部位所引起的感染，多发生在机体免疫功能极差者，金黄色葡萄球菌为主要致病菌。血行感染在临床少见，多发生于原有严重尿路梗阻或机体免疫力功能极差者。

（三）易感因素

1. 女性

女性尿道短而直、尿道口离肛门近而易被细菌污染，尿道括约肌作用较弱，细菌沿尿道口上行至膀胱。老年女性患者因雌激素水平降低、阴道抵抗力下降更易发生感染。

2. 尿流不畅或尿液反流

尿流不畅是尿路感染的最重要的易感因素。尿流不畅时，上行的细菌不能被及时地冲刷出尿道，易在局部停留、生长和繁殖而发生感染。

3. 使用尿道侵入性器械

如留置导尿管、膀胱镜检查、尿道扩张术等可引起尿道黏膜损伤，并可将前尿道或尿道口的细菌带入膀胱或上尿路而致感染。

4. 机体抵抗力低下

全身性疾病如糖尿病、慢性肾脏疾病、慢性腹泻、长期卧床的患者和长期使用糖皮质激素等使机体抵抗力下降而容易发生感染。

5. 尿道口周围或盆腔炎症

如妇科炎症、细菌性前列腺炎均可引起尿路感染。

二、临床表现

（一）症状

1. 膀胱炎

约占尿路感染的 60%，主要表现为尿频、尿急、尿痛，伴排尿不适。一般无全身毒血症状；常有白细胞尿，30% 有血尿，偶有肉眼可见血尿。

2. 肾盂肾炎

（1）全身表现：多数起病急骤，常伴有寒战、高热，伴有头痛、全身酸痛、无力、食欲减退。轻者全身表现较少，甚至缺失。

（2）泌尿系统表现：常有尿频、尿急、尿痛等膀胱刺激症状，多伴有腰痛或肾区不适，肋脊角压痛或叩击痛。部分老年人可无明显的膀胱刺激症状，而以全身症状为主或表现为血尿伴低热和腰痛。

（3）并发症：肾乳头坏死与肾周脓肿相对少见，多发生于细菌致病力强、合并尿路梗阻或机体免疫力低下时。肾乳头坏死主要表现为高热、剧烈腰痛和血尿，若坏死组织脱落随尿液排出，可引发肾绞痛；肾周脓肿则除导致原有肾盂肾炎症状显著加重外，常出现明显的单侧腰痛，且向健侧弯腰时疼痛加剧尤为显著。

3. 无症状性菌尿

又称隐匿性尿路感染，即有真性菌尿但无尿路感染的症状。

三、辅助检查

（一）尿常规检查

白细胞尿对尿路感染诊断意义较大。尿路感染的老年人常有镜下血尿，极少数急性膀胱炎老年人可见肉眼血尿，蛋白尿多为阴性或微量。

（二）尿细菌学检查

该项检查具有诊断意义。取新鲜清洁中段尿定量细菌培养≥ 10^5 CFU/mL，如临床上无尿路感染症状，则要求做 2 次中段尿培养，细菌数均≥ 10^5 CFU/mL，且为同一菌种，称为真性菌尿，确诊尿路感染；尿细菌定量培养 10^5 ~ 10^4 CFU/mL，为可疑阳性，需复查；<10^4 CFU/mL，为污染尿。

（三）影像学检查

对于尿路感染反复发作者，进行 B 超、腹部 X 线平片、静脉肾盂造影等检查，了解尿路有无结石、梗阻、反流等致病因素。尿路感染急性期不宜做静脉肾盂造影，可做 B 超检查。

四、治疗要点

（一）一般治疗

急性期需休息，多饮水，勤排尿。若膀胱刺激征和血尿严重，可口服碳酸氢钠或枸橼酸钾，帮助尿液碱化，缓解症状，抑制细菌生长。频繁发作时，应查明原因，及时消除诱因。

（二）抗菌治疗

1. 急性膀胱炎

（1）单剂量疗法：常用磺胺类、碳酸氢钠、氧氟沙星、阿莫西林等。

（2）短疗程疗法：可选氨基糖苷类、头孢类等抗生素，连用 3 天。

2. 肾盂肾炎

（1）病情较轻者：口服药物治疗，疗程 10 ~ 14 天。常用药物有喹诺酮类、半合成青霉素类、头孢菌素类等。一般用药 72 h 可见效，若无效则根据药敏试验更改药物。

（2）严重感染有明显全身中毒症状者，应静脉给药。常用药物有青霉素类、头孢菌素类、喹诺酮类，必要时联合用药。若治疗好转者，于热退后继续用药 3 天再改口服抗生素，继续治疗 2 周。

五、照护措施

（一）生活照护

1. 合理饮食

给予清淡、营养丰富、易消化食物。指导患者多饮水，勤排尿。避免过饱，少食多餐，戒烟酒及刺激性饮料。

2. 休息与活动

为患有尿路感染的老年人提供安静、舒适的休息环境，增加休息与睡眠，加强生活护理。体温恢复正常、症状明显减轻后可下床活动。

3. 保持皮肤卫生

每日清洁会阴部和肛周皮肤，尤其在排便后，应从前向后擦拭，避免将肛门周围的细菌带入尿道口。

（二）基础照护

1. 病情观察

观察是否有寒战、高热、剧烈腰痛、腹痛、血尿以及严重肾绞痛，警惕肾乳头坏死和肾周围脓肿并发症。监测尿液检查、肾功能和肾区 CT、B 超检查结果。

2. 对症照护

（1）发热：体温在 38.5 ℃以下时可采用冰敷、酒精擦浴等措施进行物理降温。体温在 38.5 ℃以上时遵医嘱选用药物降温。采取降温 30 min 后需要再次测量患者体温，并将结果记录在体温表上。

（2）疼痛：肾区疼痛时，患者以卧床休息为主，采取屈曲卧位。尽量避免坐位或直立位，以免牵拉肾脏、加重疼痛。

3. 用药照护

患者需严格遵循医嘱，依据药敏试验结果选用抗菌药物，并确保按时、按量、足疗程服药，不可自行停药；同时需关注药物不良反应，如服用复方磺胺甲噁唑时，应大量饮水并同服碳酸氢钠，以增强疗效并减少磺胺结晶尿的风险。

4. 正确指导尿培养标本采集

（1）应用抗菌药或停用抗菌药 5 日后，留取尿标本。

（2）采集清晨第 1 次（尿液停留膀胱 6 ～ 8 h 以上）清洁、新鲜中段尿液送检。

（3）留取尿液时严格无菌操作，充分清洁外阴、包皮，消毒尿道口，再留取中段尿液，并在 1 h 内送检。

（4）尿标本中勿混入消毒药液，老年女性留尿时注意勿混入白带。

（三）心理照护

对轻症患者，需耐心开展健康教育，强化其疾病认知与重视程度；对症状明显者，应积极关怀，通过保持环境安静、减少干扰、避免催促等方式转移其不适感，以减轻焦虑；同时，鼓励家属给予充分理解与支持。

六、健康指导

（一）疾病知识指导

向老年人及其家属介绍尿路感染的病因、特点，纠正尿路梗阻、畸形等易感因素。

（二）疾病预防指导

指导老年人保持规律生活，增强自身抵抗力。多饮水、勤排尿是预防尿路感染最简便有效的措施。每天保证足够的尿量和排尿次数。劳逸结合，避免过度劳累；注意个人卫生，尤其是会阴部及肛周皮肤的清洁，指导老年人掌握正确清洁外阴的方法。

（三）病情监测指导

告知老年人遵医嘱用药，勿随意停药，并按医嘱定期随访。指导老年人掌握识别尿路感染的方法，一旦发生应尽快就医。

【练习题】

A1 型题

1. 老年男性尿路感染最常见的诱因是（　　）。

A. 尿路结石　　B. 前列腺增生　　C. 阴道炎

D. 尿道狭窄　　E. 肾结石

答案：B

解析：前列腺增生，容易导致尿路梗阻，增加尿路感染的风险。

2. 下列哪项措施不是预防老年人尿路感染的有效方法（　　）。

A. 保持会阴部清洁　　B. 适量饮水，增加尿量　　C. 长期留置导尿管

D. 避免过度劳累　　E. 积极治疗基础疾病

答案：C

解析：长期留置导尿管是尿路感染的常见危险因素，而非预防措施。

3. 老年人尿路感染时，以下哪种症状最常见（　　）。

A. 无痛性血尿　　B. 尿频、尿急、尿痛　　C. 腰部持续性钝痛

D. 高热、寒战　　E. 腹部剧烈疼痛

答案：B

解析：尿频、尿急、尿痛是尿路刺激征的典型表现。

4. 关于老年人尿路感染的药物治疗，以下说法错误的是（　　）。

A. 应根据尿培养及药敏试验结果选择抗生素

B. 抗生素疗程应足够长，以避免复发

C. 避免使用肾毒性药物

D. 病情好转后可立即停药

E. 注意药物间的相互作用

答案：D

解析：病情好转后不能立即停药，需遵医嘱完成疗程。

5. 下列哪项检查对老年人尿路感染的诊断最有价值（　　）。

A. 尿常规　　B. 尿培养　　C. 尿路平片

D. 肾功能检查　　E. 腹部 B 超

答案：B

解析：尿培养是诊断尿路感染的“金标准”。

A2 型题

1. 李爷爷，70 岁，因尿频、尿急、尿痛伴发热就诊。查体：体温 38.5 ℃，肾区叩击痛阳性。李爷爷最可能的诊断是（　　）。

A. 肾结石　　B. 前列腺增生　　C. 急性肾盂肾炎

D. 膀胱癌　　E. 急性膀胱炎

答案：C

解析：李爷爷，尿频、尿急、尿痛伴发热，肾区叩击痛阳性，提示急性肾盂肾炎。

2. 王奶奶，65 岁，因尿痛、排尿困难就诊。查体：会阴部红肿，尿道口有脓性分泌物。王奶奶最可能的诊断是（　　）。

A. 尿道狭窄　　B. 尿道结石　　C. 尿道炎

D. 膀胱炎　　E. 肾盂肾炎

答案：C

解析：尿痛、排尿困难，会阴部红肿，尿道口有脓性分泌物，提示尿道炎。

3. 刘奶奶，68 岁，因发热、腰痛就诊。查体：体温 39 ℃，肾区叩击痛阳性，尿常规示白细胞尿。刘奶奶最可能的诊断是（　　）。

A. 肾结石　　B. 急性膀胱炎　　C. 急性肾盂肾炎

D. 慢性肾盂肾炎　　E. 肾结核

答案：C

解析：发热、腰痛，肾区叩击痛阳性，尿常规示白细胞尿，提示急性肾盂肾炎。

4. 张爷爷，72 岁，因尿频、尿急、尿痛就诊。查体：体温正常，尿常规示白细胞尿，尿培养示大肠埃希菌生长。张爷爷最可能的诊断是（　　）。

A. 急性膀胱炎　　B. 急性肾盂肾炎　　C. 慢性肾盂肾炎

D. 肾结石　　E. 尿道狭窄

答案：A

解析：尿频、尿急、尿痛，尿常规示白细胞尿，尿培养示大肠埃希菌生长，提示急性膀胱炎。

知识拓展：

我国将每年 6 月 16 日设立为“泌尿健康日”，旨在普及疾病防治知识、提升公众对泌尿系统的关注度。作为人体核心排泄器官，泌尿系统通过清除代谢废物和过剩水分，对维持机体内环境稳态至关重要。然而，受久坐、憋尿、饮水不足、熬夜等不良生活习惯影响，尿路感染、前列腺炎、尿路结石等泌尿系统疾病的发病率正呈上升趋势。

任务二　慢性肾衰竭照护

扫码获取数字资源

案例导入

尤爷爷，72 岁，身高 170 cm，体重 68 kg，高血压病史 15 年，糖尿病史 8 年。近一年来，经常出现乏力、食欲不振、夜尿增多等症状。一个月前，因身体不适前往医院就诊，经检查诊断为慢性肾衰竭。近期，他出现了明显的水肿、高血压以及贫血症状。实验室检查结果显示，血肌酐、尿素氮等指标均明显升高。由于长期受病痛折磨，尤爷爷的情绪较为低落，对治疗缺乏信心。

任务描述

1. 帮助老年人缓解负面情绪。

2. 为老年人开展慢性肾衰竭的健康教育。

知识殿堂

慢性肾衰竭简称慢性肾衰，指各种原发性或继发性慢性肾脏疾病持续进展引起肾小球滤过率下降和肾功能损害，出现以代谢产物潴留，水、电解质和酸碱平衡失调，全身各系统受累为主要表现的临床综合征。

美国肾脏病基金会（National Kidney Foundation，NKF）提出慢性肾脏病（chronic kidney disease，CKD）是指各种原因引起的慢性肾脏结构或功能异常（肾脏损伤 >3 个月），伴或不伴肾小球滤过率下降。我国慢性肾脏病患病率为 10.8% 且在近年呈明显上升趋势，患者数约 1.4 亿，其中慢性肾衰竭发病率每百万人口约有 100 例，患者数有 100 多万，其中男性占 55%。

一、病因

常见病因包括原发性和继发性肾小球肾炎、糖尿病肾病、高血压肾小动脉硬化、肾小管间质性疾病、肾血管疾病、遗传性肾病等。在西方国家，糖尿病肾病、高血压肾小动脉硬化是慢性肾衰的两大病因。在我国，原发性肾小球肾炎、糖尿病肾病、高血压肾小动脉硬化、狼疮性肾炎、梗阻性肾病、多囊肾等是常见的病因。

慢性肾衰的进程通常缓慢，但在某些诱因的作用下，其症状可能在短期内急剧恶化。引起慢性肾衰急剧恶化的风险因素有：①肾脏相关疾病的复发或加重。②有效血容量的不足。③肾脏灌注的急剧减少。④严重高血压未能得到有效控制。⑤肾毒性药物的使用。⑥尿路梗阻。⑦其他因素，如严重感染、其他器官功能衰竭等。

二、临床表现

慢性肾脏病起病缓慢，早期（CKD 1 ～ 3 期）常无明显临床症状或仅有乏力、腰酸、夜尿增多、食欲减退等症状。当发展至残存肾单位无法代偿满足机体最低需求时，才出现明显症状。尿毒症时出现全身多个系统的功能紊乱。

（一）水、电解质和酸碱平衡紊乱

出现水钠潴留或低钠血症、高钾或低钾血症、高磷血症、低钙血症、高镁血症、代谢性酸中毒等。

（二）糖、脂肪、蛋白质代谢障碍

可表现为糖耐量降低、低血糖、高甘油三酯血症、高胆固醇血症，蛋白质合成减少、分解增加及负氮平衡。

（三）各系统临床表现

1. 消化系统

食欲不振是最常见和最早期的表现，还可表现为恶心、呕吐、腹胀、腹泻；晚期老年人呼出气体中有尿味，易出现口腔炎、口腔黏膜溃疡、消化道黏膜糜烂以及上消化道出血症状。

2. 心血管系统

多数老年慢性肾脏病患者常伴有高血压、心力衰竭、心包炎等心血管系统疾病。

3. 呼吸系统

常表现为气促，若发生酸中毒，可表现为深而长的呼吸。循环负荷过重、心功能不全时可发生肺水肿，部分老年人发生尿毒症性胸膜炎或胸腔积液。

4. 血液系统

（1）贫血：由肾脏促红细胞生成素生成减少而引起的贫血，称为肾性贫血。多数患病老年人均有轻至中度贫血，且多为正细胞正色素性贫血。铁摄入不足、叶酸缺乏、营养不良、慢性失血、感染等可加重贫血。

（2）出血倾向：与血小板功能障碍以及凝血因子减少等有关。常表现为皮肤瘀斑、鼻出血等，重者出现消化道出血、颅内出血等。

5. 内分泌失调

慢性肾衰竭时除肾脏产生的内分泌激素异常外，可出现多种内分泌功能紊乱。例如，雄激素、雌激素水平下降，催乳素、黄体生成素水平升高等。

6. 骨骼病变

慢性肾脏病患者可出现肾性骨营养不良，又称肾性骨病，表现为纤维囊性骨炎、骨软化症、骨质疏松症和骨硬化症等，严重者可出现骨痛、行走困难和自发性骨折。早期症状不明显，通常需要骨活检确诊。

7. 神经、肌肉系统

神经系统异常包括中枢和周围神经病变。中枢神经系统异常称为尿毒症脑病，早期表现为疲乏、失眠、注意力不集中等，后期可出现性格改变、抑郁、记忆力下降、定向力障碍、谵妄、幻觉、昏迷等。周围神经病变多见于晚期老年人，以肢端袜套样分布的感觉丧失最常见，可出现肢体麻木、疼痛，深反射消失。尿毒症时可出现肌肉震颤、痉挛、肌无力和肌萎缩等。

8. 皮肤

皮肤瘙痒是慢性肾衰最常见症状之一，与毒性产物对皮肤感受器的刺激有关。因贫血出现面色苍白或色素沉着异常呈黄褐色，是老年尿毒症患者的特征性面容。

（三）老年人慢性肾衰竭的特点

1. 症状不典型

早期症状常不明显，多表现为乏力、食欲减退、夜尿增多等，易被忽视。

2. 进展缓慢

病程长，病情进展相对缓慢，但易受感染、药物等因素的影响而急性加重。

3. 并发症多

常合并高血压、贫血、电解质紊乱、心力衰竭等，增加治疗难度。

4. 对治疗耐受性差

老年人器官功能减退，对药物和治疗的耐受性降低，易出现不良反应。

三、辅助检查

（一）血液检查

包括血常规（血红蛋白、红细胞计数减少）、血生化（血肌酐、尿素氮升高）、电解质（血钾、血磷等升高）。

（二）尿液检查

尿常规显示尿比重下降或固定、血尿及蜡样管型等，患者常伴有蛋白尿。

（三）肾功能检查

内生肌酐清除率下降，血肌酐、血尿素氮水平升高。

（四）影像学检查

肾脏超声可显示肾脏体积缩小、皮髓质分界不清等。必要时可进行 CT、MRI 等检查，进一步评估肾脏结构。

（五）其他检查

心电图、胸部 X 线检查可用于评估心肺功能，排除并发症。

四、治疗要点

（一）积极治疗原发症并去除使肾功能恶化的因素

积极治疗引起慢性肾衰的原发疾病，如高血压、糖尿病肾病等，纠正某些使肾损害加重的可逆因素，如血容量不足、使用肾毒性药物、尿路梗阻、感染，水、电解质和酸碱平衡紊乱，严重高血压、心力衰竭等，以防止或延缓肾功能减退，保护残存肾功能。

（二）营养治疗

饮食控制可以改善尿毒症症状，延缓残存肾单位的破坏速度。给予低蛋白饮食时注意个体化，定期监测营养指标，防止营养不良。必要时补充必需氨基酸或 α– 酮酸。

（三）控制高血压

严格、有效控制血压是延缓病情进展的重要措施之一，可选择应用血管紧张素转换酶抑制剂或血管紧张素Ⅱ受体拮抗剂、钙通道阻滞药、利尿剂等药物，一般将血压控制在 130/80 mmHg 以下，维持性透析的患者控制在 140/90 mmHg 以下。

（四）纠正贫血

使用重组人类促红细胞生成素和铁剂改善肾性贫血，治疗靶目标为血红蛋白 110 ~ 120 g/L。绝大多数老年慢性肾衰患者无须输血，在严重贫血需迅速纠正时输注红细胞。

（五）纠正水、电解质和酸碱平衡紊乱

1. 水、钠平衡失调

水肿者应限制盐和水的摄入，补液不宜过多过快。有明显水肿、高血压时可使用袢利尿药。

2. 高钾血症

血钾浓度超过 6 mmol/L 或心电图显示高钾异常时，应紧急处理。立即停用含钾药物和食物，使用 10% 葡萄糖酸钙拮抗钾对心肌的毒性，并缓慢静注。促进钾转移至细胞内，用 50% 葡萄糖或 10% 葡萄糖加胰岛素静滴。如有代谢性酸中毒，用 5% 碳酸氢钠补碱。高钾血症紧急情况下，首选血液透析清除钾。利尿药和口服降钾药物，如离子交换树脂或环硅酸锆钠可辅助使用，但起效慢，不应急救。

3. 代谢性酸中毒

一般可通过口服或静滴碳酸氢钠予以纠正。若通过补碱治疗仍不能纠正，应及时进行透析治疗。

4. 钙、磷代谢失调和肾性骨营养不良

限制磷摄入，使用磷结合剂，如碳酸钙或醋酸钙，可减少磷吸收并纠正酸中毒。司维拉姆和碳酸镧是不含钙的磷结合剂，能有效降低血磷水平，且不增加动脉钙化风险。对于老年肾性骨营养不良患者，若血钙低且甲状旁腺功能亢进，可口服骨化三醇，并监测相关激素浓度。

（五）控制感染

抗感染治疗时，应结合细菌培养和药物敏感试验及时使用无肾毒性或毒性低的抗生素治疗，并根据肾小球滤过率来调整药物剂量。

（六）替代治疗

包括血液透析、腹膜透析和肾移植。血液透析和腹膜透析可替代肾脏的排泄功能，两者疗效相近，但不能替代肾脏的内分泌和代谢功能。肾移植是目前治疗终末期肾衰竭最有效的方法。肾移植后需长期使用免疫抑制剂。

五、照护措施

（一）生活照护

1. 环境与卫生

保持环境整洁、舒适，病室定期通风并空气消毒。注意个人卫生，保持皮肤清洁，避免抓挠。卧床老年人应定期翻身，指导其进行有效咳痰。加强生活护理，尤其是口腔及会阴部皮肤的卫生。

2. 合理饮食

饮食以优质低蛋白、高热量、低钾、低盐、低磷为原则。饮食中 50% 以上的蛋白质为优质蛋白，如鱼、瘦肉、蛋类等。摄入热量的 70% 由碳水化合物供给，可选择热量高、蛋白质含量低的食物，如麦淀粉、藕粉、薯类、粉丝等。根据尿量控制水分摄入，避免加重肾脏负担。戒烟限酒。

3. 休息与活动

鼓励能活动的老年人适当活动，如室内散步和自理生活，但需避免劳累和受凉。活动应有人陪伴，以不出现心慌、气促、疲乏为宜。出现不适症状时，应停止活动并休息。贫血严重时，应卧床休息，并缓慢坐起、下床以防头晕。有出血倾向者，活动时需注意安全，避免皮肤、黏膜受损。

（二）基础照护

1. 病情观察

定期监测老年人的体重变化、血压、心率，观察水肿、尿量、电解质的变化，及时发现异常并报告医师。

2. 对症照护

（1）水肿管理：严重水肿的老年人应卧床休息，下肢明显水肿者，卧床休息时可抬高下肢，以增加静脉回流。水肿减轻后，老年人可起床活动，但应避免劳累。限制液体摄入，必要时使用利尿剂，减轻水肿症状。

（2）皮肤：避免皮肤干燥，以中性肥皂和沐浴液进行皮肤清洁，洗后涂上润肤剂，避免皮肤瘙痒。指导老年人修剪指甲，以防皮肤瘙痒时抓破皮肤，造成感染。必要时，按医嘱给予抗组胺类药物和止痒药，如炉甘石洗剂等。

3. 用药照护

准确记录药物名称、剂量、用法，确保按时按量服药，密切观察老年人服药后的反应，如恶心、呕吐、皮疹等。

（三）心理照护

帮助老年人建立正确的疾病认知，增强老年人战胜疾病的信心。倾听老年人心声，理解其焦虑、恐惧情绪，提供心理安慰与鼓励。鼓励家属参与照护过程，共同为老年人提供情感支持。

六、健康指导

（一）疾病知识指导

向老年人及其家属普及疾病知识，强调尽管预后不佳，但积极治疗和避免加重因素可延缓病情，提高生活质量。建议根据体力适量活动，避免劳累，注意保暖。保持个人卫生，确保室内空气流通，避免直接对流风。减少与呼吸道感染者的接触，少去人多的地方。指导家属提供情感支持，帮助老年人保持积极心态。

（二）疾病预防指导

早期识别并积极治疗可能引发肾损害的疾病，如高血压和糖尿病。高危人群包括老年人、高血脂患者、肥胖者和有肾脏病家族史者，建议每半年进行尿常规和肾功能检查以及时发现慢性肾脏病。对于已有肾脏基础病变的人群，应避免导致肾功能加速减退的因素，如血容量不足、使用肾毒性药物和尿路梗阻等。

（三）病情监测指导

指导老年人记录每日尿量、体重、血压。老年糖尿病患者定期监测血糖，注意体温变化，定期检查血尿常规、肾功能、血清电解质等。建议每 1 ~ 3 个月随访一次，若出现体重骤增、水肿、血压升高、呼吸困难、发热、乏力加重、嗜睡或意识不清等症状，应立即就医。

【练习题】

A1 型题

1. 慢性肾衰竭老年人饮食中，下列哪项应严格控制（　　）。

A. 优质蛋白质　　B. 碳水化合物　　C. 钾

D. 脂肪　　E. 维生素

答案：C

解析：慢性肾衰竭老年人需严格控制钾的摄入，以防高钾血症的发生。

2. 慢性肾衰竭老年人，下列哪项体征提示病情恶化（　　）。

A. 体重增加　　B. 血压正常　　C. 尿量增多

D. 呼吸平稳　　E. 贫血改善

答案：A

解析：体重增加可能提示体内水分潴留，是慢性肾衰竭病情恶化的一个信号。

3. 慢性肾衰竭老年人服用利尿剂时，需特别注意观察哪项指标（　　）。

A. 血压　　B. 尿量　　C. 心率

D. 呼吸　　E. 血糖

答案：B

解析：观察尿量变化是评估利尿剂效果及病情的重要指标。

4. 慢性肾衰竭老年人心理照护中，下列哪项措施最有助于减轻焦虑（　　）。

A. 提供低蛋白饮食　　B. 定期测量血压　　C. 鼓励家属陪伴

D. 限制液体摄入　　E. 药物治疗

答案：C

解析：鼓励家属陪伴，提供情感支持，是减轻慢性肾衰竭老年人焦虑情绪的有效措施。

5. 慢性肾衰竭老年人康复期最适合的运动方式是（　　）。

A. 长跑　　B. 举重　　C. 游泳

D. 篮球　　E. 足球

答案：C

解析：游泳属于低强度有氧运动有助于增强心肺功能。

A2 型题

1. 李爷爷，65 岁，慢性肾衰竭，近一周来体重增加 3 kg，伴呼吸困难，最可能的诊断是（　　）。

A. 肺部感染　　B. 心力衰竭　　C. 体液潴留

D. 贫血加重　　E. 尿毒症脑病

答案：C

解析：慢性肾衰竭老年人体重增加，最可能的诊断是体液潴留，即体内水分过多，需加强利尿剂治疗。

2. 王奶奶，60 岁，慢性肾衰竭，近期出现皮肤瘙痒，下列哪项处理措施最恰当（　　）。

A. 加强营养　　B. 透析治疗　　C. 皮肤保湿

D. 抗生素治疗　　E. 免疫抑制剂治疗

答案：C

解析：皮肤瘙痒主要是由于皮肤干燥和尿素霜刺激所致，加强皮肤保湿是缓解瘙痒的有效措施。

3. 张爷爷，75 岁，慢性肾衰竭，近一个月来血压持续升高，下列哪项药物应慎用（　　）。

A. 利尿剂　　B. 血管紧张素转换酶抑制剂　　C.β 受体阻滞剂

D. 钙通道阻滞剂　　E.α 受体阻滞剂

答案：B

解析：ACEI 类药物可扩张出球小动脉，减少肾小球滤过率，加重肾功能损害。

4. 张奶奶，68 岁，慢性肾衰竭，近期出现恶心、呕吐，下列哪项检查对诊断最有帮助（　　）。

A. 血常规　　B. 尿常规　　C. 肾功能

D. 电解质　　　　　　　　E. 胃镜

答案：C

解析：尿素氮、肌酐等肾功能指标的变化，对肾功能诊断最有帮助。

5. 李爷爷，60 岁，慢性肾衰竭，近期出现贫血，最优先的处理措施（　　）。

A. 输血　　　　　　　　B. 促红细胞生成素治疗　　　　C. 铁剂治疗

D. 叶酸治疗　　　　　　E. 维生素 B_{12} 治疗

答案：B

解析：慢性肾衰竭老年人贫血主要是由于肾间质细胞分泌促红细胞生成素减少所致。

任务三　前列腺增生的照护

扫码获取
数字资源

案例导入

蒋爷爷，78 岁，性格沉稳内敛，平日里热衷于阅读历史书籍与园艺活动。他患有前列腺增生已有 10 年，育有一女。由于女儿工作繁重且经常出差，无法给予蒋爷爷全天候的陪伴与照料，因此主要依靠专业的照护人员定期上门服务。蒋爷爷近期出现了尿频、尿急、夜尿增多的症状，这严重影响了他的睡眠质量与日常阅读兴趣，甚至有时因排尿困难而感到焦虑和沮丧，对园艺活动也失去了往日的热情。

任务描述

1. 指导老年人进行症状监测。
2. 为老年人缓解焦虑情绪。

知识殿堂

前列腺增生，也称良性前列腺肥大，是前列腺间质和腺体成分的增生，以排尿困难为主要特征，是中老年男性排尿障碍最常见的一种良性疾病。前列腺增生一般发生在 40 岁以后，发病率随着年龄增长而增加，发病率由 41 ～ 45 岁的 13.2% 增至 81 ～ 90 岁的 83.3%。

一、病因

至今仍未阐明，但目前公认老龄和有功能的睾丸是发病的主要因素，且两者缺一不可。此外，家族史、不良生活方式（高脂饮食、缺乏运动、长期憋尿等）也是前列腺增生的重要危险因素之一。

二、临床表现

（一）症状

1. 尿频、尿急、尿痛

尿频是最常见的早期症状，夜间更加明显。早期因增生的前列腺充血刺激而出现排尿不尽或尿急等症状。随着梗阻加重，残余尿量增多，膀胱的有效容量减少，尿频更为明显，可出现急迫性尿失禁等症状。

2. 排尿困难

进行性排尿困难是前列腺增生主要的症状，进展常较缓慢，不易引起老年人注意。轻度梗阻时，排尿起始延缓，断续、尿后滴沥。梗阻加重时排尿费力、尿细而无力、射程短甚至滴沥状。严重者需用力并且增加腹压以帮助排尿，常有尿不尽感。

3. 尿潴留、尿失禁

尿路梗阻严重者，长期膀胱残余尿增多可导致膀胱无力，发生尿潴留或充盈性尿失禁。前列腺增生的任何阶段，可因气候变化、劳累、饮酒、便秘、久坐等使前列腺突然充血、水肿导致急性尿潴留。

（二）体征

直肠指检可触及增大的前列腺，表面光滑、质韧、有弹性，边缘清楚，中间沟变浅或消失。若增生腺体向膀胱腔内凸入，则直肠指检不易触及。下腹部有时可触到肿块，与尿潴留时充盈的膀胱有关，导尿后肿块消失。

三、辅助检查

以下尿路症状为主诉就诊的 50 岁以上中老年男性，首先应该考虑前列腺增生的可能。

（一）直肠指检

直肠指检是最简单而最重要的诊断方法之一。排尿后直肠指检，检查前列腺表面是否光滑，质地是否变硬，中央沟是否变浅、消失，可做出初步诊断。

（二）B 超检查

测定前列腺的大小、形态结构、凸入膀胱的程度，经直肠超声扫描更为精确。

（三）尿流率测定

可初步判断前列腺的梗阻程度。评估最大尿流率时，尿量必须超过 150 mL 才有诊断意义。若最大尿流率 <15 mL/s，说明排尿不畅；若 <10 mL/s，提示梗阻严重。

（四）血清前列腺特异性抗原测定

血清前列腺特异性抗原（PSA）测定可筛查前列腺癌或与前列腺癌相鉴别。

四、治疗要点

（一）非手术治疗

1. 观察随访

无明显症状或症状较轻老年人，一般无须治疗，但需密切随访。

2. 药物治疗

适用于刺激期和代偿早期的前列腺增生老年人，常用的药物有 α_1 受体阻滞剂（特拉唑嗪、哌唑嗪及坦索罗辛等）、5α 还原酶抑制剂（非那雄胺、度他雄胺等），可改善排尿症状。

（二）手术治疗

前列腺增生梗阻严重、残余尿量较多、症状明显而药物治疗效果不好、身体状况能耐受手术的老年人，应考虑手术治疗。目前，经尿道前列腺切除术是首选手术方式。

（三）其他疗法

尿道梗阻较重而又不能耐受手术的老年人，临床上可根据老年人情况选用经尿道激光治疗、经尿道气囊高压扩张术、前列腺尿道部支架网置入等。

（四）中医药治疗

可采用穴位按摩法，常用的穴位有秩边、关元、三阴交、阴陵泉。亦可采用耳穴压丸法，选肾、膀胱、尿道、盆腔等穴。

五、照护措施

（一）生活照护

1. 合理饮食

给予低脂肪、清淡饮食，避免辛辣食物和烟酒，多食谷类、坚果和蔬菜类食物。多饮水、勤排尿，避免憋尿使得膀胱过度充盈，保持大便通畅，戒烟。

2. 适当活动

适当活动可以促进机体新陈代谢和血液循环，从而改善前列腺局部的血液循环，减轻前列腺的瘀血。但要避免疲劳、受凉，注意保暖。

3. 注意个人卫生

加强个人卫生，特别注意包皮、龟头、阴茎、会阴的清洁卫生。

（二）基础照护

1. 病情观察

注意排尿困难程度及夜尿次数，有无尿潴留情况，有无血尿及尿路刺激征症状，是否有定时排尿或憋尿的习惯，有无并发疝、痔、脱肛等情况。附睾炎常在术后 1 ~ 4 周发生，若出院后出现阴囊肿大、疼痛、发热等症状应及时就医。

2. 对症照护

（1）指导前列腺术后尿失禁老年人训练定时排尿，进行盆底肌群功能锻炼，每天 2 ~ 3 次，每次 10 min 左右。前列腺切除术后 1 ~ 2 个月避免久坐、提重物，避免剧烈活动，如跑步、骑自行车、性生活等，防止继发性出血，对于长期不愈老年人需要进一步诊治。大便干燥的老年人遵医嘱用缓泻剂或开塞露通便。

（2）出现尿潴留时，应及时配合医师进行导尿，或进行耻骨上膀胱造瘘术。

3. 用药照护

遵医嘱服用药物，同时注意观察药物不良反应。

（三）心理照护

应多关心老年人，理解老年人内心的不安情绪，维护老年人的自尊心，并鼓励其正常社会交往。

（四）康复照护

对尿失禁的老年人，应指导其有意识地进行肛门舒缩运动，以尽快恢复尿道括约肌功能。

六、健康指导

（一）疾病知识指导

向老年人及其家属介绍、解释疾病的相关知识，包括尿频、尿急等排尿形态改变的原因。同时，让他们了解积极的治疗可以减轻疾病的症状、延缓疾病的进一步发展，帮助老年人建立信心。

（二）疾病预防指导

指导老年人平时注意多饮水、勤排尿，避免因受凉、劳累、饮酒、便秘而引起的急性尿潴留。日常可经常性有意识地锻炼提肛肌，有助于尿道括约肌功能的恢复。

（三）病情监测指导

指导老年人注意观察自己的排尿形态是否正常，排尿是否通畅、能否控制。定期进行尿液检查、肾功能检查及膀胱残余尿量检查。如出现尿颜色异常、尿线变细、排尿费力、尿潴留等情况，应及时就诊。

【练习题】

A1 型题

1. 老年人前列腺增生的主要病因不包括以下哪项（　　）。

A. 机体衰老　　B. 饮食不当　　C. 缺乏锻炼

D. 睾丸功能异常　　E. 尿道梗阻

答案：E

解析：尿道梗阻可能由前列腺增生引起，但它本身不是前列腺增生的直接病因，而是前列腺增生的一个可能结果或并发症。

2. 前列腺增生早期最常见的症状是（　　）。

A. 尿频　　B. 尿急　　C. 尿痛

D. 血尿　　E. 蛋白尿

答案：A

解析：尿急、尿痛等症状可能在前列腺增生加重或伴有其他并发症时出现。血尿通常不是早期症状，而是前列腺增生加重或伴有其他泌尿系统疾病时的表现。蛋白尿则与前列腺增生无直接关联。

3. 以下哪项不是前列腺增生老年人的照护措施（　　）。

A. 合理饮食　　B. 避免憋尿　　C. 剧烈运动

D. 保持个人卫生　　E. 定期就医

答案：C

解析：剧烈运动可能会加重病情。

4. 前列腺增生药物治疗中，以下哪种不属于常用药物（　　）。

A.5α 还原酶抑制剂　　B.α 受体阻滞剂　　C. 抗生素

D. 非那雄胺（保列治）　　E. 甲磺酸多沙唑嗪片

答案：C

解析：抗生素主要用于治疗由前列腺增生引起的尿路感染等，而非直接用于治疗前列腺增生本身。

5. 以下哪项不是前列腺增生手术治疗的适应证（　　）。

A. 症状严重且药物无法缓解　　B. 伴有严重并发症

C. 前列腺增生体积巨大但无症状　　D. 急性尿潴留反复发作

E. 尿路梗阻严重

答案：C

解析：前列腺增生体积巨大但无症状的老年人通常采取保守治疗和定期观察。

A2型题

1. 张爷爷，70岁，因前列腺增生导致排尿困难就诊。以下哪项照护措施对张爷爷不适用（　　）。

A. 鼓励多喝水　　B. 避免饮酒　　C. 食用辛辣刺激性食物

D. 保持个人卫生　　E. 适度运动

答案：C

解析：避免饮酒和食用辛辣刺激性食物，以免加重尿频、尿急等症状。

2. 王爷爷，68岁，前列腺增生病史5年，近期出现血尿症状。以下哪项处理措施最恰当（　　）。

A. 继续观察，无须治疗　　B. 立即进行手术治疗

C. 使用止血药物对症治疗　　D. 尽快就医，明确血尿原因后治疗

E. 自行购买抗生素服用

答案：D

解析：前列腺增生老年人出现血尿症状时，应尽快就医以明确血尿的原因（如膀胱颈部的充血、膀胱伴发炎症、结石或肿瘤等）。

3. 李爷爷，72岁，前列腺增生术后，以下哪项照护措施不正确（　　）。

A. 密切观察生命体征　　B. 保持引流管通畅

C. 鼓励老年人早期下床活动　　D. 每日用新洁尔灭棉球擦洗尿道口

E. 术后立即给予高蛋白饮食

答案：E

解析：术后老年人的胃肠功能可能尚未完全恢复，高蛋白饮食可能会加重胃肠负担。

4. 刘爷爷，65岁，前列腺增生多年，近期出现尿失禁症状。以下哪项药物可能有助于缓解症状（　　）。

A. 抗生素　　B. 非那雄胺　　C. 利尿剂

D. 安定　　E. 镇静剂

答案：B

解析：非那雄胺是特异性Ⅱ型5α还原酶抑制药，能够抑制前列腺内的DHT水平，缩小前

列腺体积并改善排尿症状。抗生素用于尿路感染等并发症；利尿剂治疗水肿等疾病；镇静剂用于缓解焦虑、失眠等症状。

5. 对于前列腺增生伴急性尿潴留的老年人，最紧急的处理措施是（　　）。

A. 留置导尿管引流尿液　　B. 使用抗生素预防感染　　C. 立即进行手术治疗

D. 给予利尿剂促进排尿　　E. 进行热水坐浴以缓解症状

答案：A

解析：无。

任务四　老年性阴道炎照护

扫码获取数字资源

案例导入

姜奶奶，69 岁，退休教师，爱好书法和旅行。近半年，她被诊断出老年性阴道炎，影响了日常生活。姜奶奶在自我护理上有困难，社区虽有健康检查，但对老年性阴道炎的专业照护不足。她最近感到私处瘙痒、干燥，分泌物增多，这不仅影响了她的生活质量，也让她产生心理负担，降低了参与社区活动的意愿。

任务描述

1. 指导老年人学习并掌握症状的自我观察与记录方法。
2. 为老年人开展关于老年性阴道炎的健康教育。

知识殿堂

老年性阴道炎又称老年性萎缩性阴道炎，是因卵巢功能衰退，雌激素水平降低，阴道内环境抵抗力下降，导致病菌入侵繁殖引起的炎症。绝经后的妇女中老年性阴道炎发生率为 26.3% ~ 31.0%。

一、病因

老年妇女卵巢功能衰退，雌激素水平降低，阴道黏膜失去雌激素的支持作用而逐渐萎缩、变薄，皱襞消失，弹性减退，上皮细胞内糖原含量减少，乳酸形成亦随之降低，阴道内的酸性环境遭到破坏，抵抗力降低，致病菌易繁殖、入侵而引起炎症。

二、临床表现

（一）症状

阴道分泌物增多及外阴瘙痒、灼热感。阴道分泌物稀薄、呈淡黄色，严重者呈脓血性白带。可伴有性交痛或肛门坠胀感，甚至出现尿频、尿急、尿痛等泌尿系统症状。

（二）体征

妇科检查可见阴道黏膜呈老年萎缩性改变，上皮萎缩变薄，皱襞消失，黏膜充血，有散在小出血点或点状出血斑。白带为黄色水样、脓性，如有出血可为脓血性。

三、辅助检查

（一）阴道分泌物涂片检查

是诊断老年性阴道炎直观且简便的检查方式。阴道分泌物涂片中可观察到大量白细胞及少量基底层细胞，背景呈现杂乱状态，且无滴虫和假丝酵母菌的存在。

（二）阴道细胞学检查

对阴道出现血性分泌物或不规则少量出血的老年人，通过采集阴道分泌物或宫颈刮片以排除宫颈或子宫恶性肿瘤的可能性，如有需要，可进一步进行病理学检查。

（三）阴道细菌培养

结合药敏试验，有助于针对致病菌选择最敏感的抗生素进行治疗。

（四）B 超检查

该检查手段可有效排除输卵管及卵巢恶性肿瘤的可能性。

四、治疗要点

常用雌三醇乳膏局部外用，也可选择中成药，如保妇康栓；如果合并尿道炎要考虑全身用药。此外，中医保健也有一定效果。采用穴位按摩，可选用大敦、蠡沟、太冲、中极、三阴交。亦可使用耳穴压丸法，可选用神门、卵巢、外生殖器、脾、肝、肾、肾上腺，每次可选 3 ~ 5 穴。

五、照护措施

（一）生活照护

1. 合理饮食

多吃新鲜蔬菜、水果，保持大便通畅，避免便秘。适量摄入优质蛋白质、维生素和矿物质，如硬壳类食物和豆制品等，以增强身体免疫力。避免过多摄入辛辣、油腻食物，以免加重炎症。

2. 适当运动

坚持锻炼，避免长时间久坐，以免盆腔充血加重阴道炎症状。

3. 注意卫生

保持居住环境的清洁和干燥；每日用温水清洗外阴，避免使用强碱性的香皂或刺激性强的洗液；勤换内裤，选择宽松、透气的纯棉内裤，避免紧身裤或化纤内裤以减少摩擦和潮湿度；不与他人共用清洗会阴的毛巾和盆具。洗澡后，用干净的毛巾轻轻擦拭外阴，避免用力擦拭损伤阴道黏膜。

（二）基础照护

1. 病情观察

密切观察老年人的白带情况，注意有无阴道出血等异常情况，一旦发现异常情况，及时送医检查。

2. 对症照护

若老年人出现阴道瘙痒、疼痛等症状，可遵医嘱给予适当的药物缓解。避免老年人过度清洁阴道，以免破坏阴道内的菌群平衡。

3. 用药照护

遵医嘱使用雌激素类药物、抗真菌药物或消炎药物等，注意药物的副作用和用药禁忌。提醒老年人按时用药，并观察用药后的反应。外阴不适时不能随意使用治疗真菌或滴虫感染的药物，以免加重病情。

（三）心理照护

了解老年性阴道炎的病因、症状和治疗方法，消除老年人的恐惧和担忧。帮助老年人保持乐观、积极的心态，学会调节情绪，避免焦虑、抑郁等不良情绪影响身体健康。

六、健康指导

同照护措施。

【练习题】

A1 型题

1. 老年性阴道炎的主要病因是（　　）。

A. 雌激素水平下降　　B. 细菌感染　　C. 病毒感染

D. 真菌感染　　E. 寄生虫感染

答案：A

解析：老年性阴道炎主要由绝经后卵巢功能衰退，雌激素水平降低引起。

2. 以下哪项不是老年性阴道炎的常见表现（　　）。

A. 外阴灼热不适　　B. 瘙痒

C. 阴道分泌物增多，呈脓性　　D. 性交痛

E. 阴道不规则出血

答案：E

解析：阴道不规则出血可能与宫颈癌、子宫内膜癌等恶性肿瘤有关。

3. 老年性阴道炎的治疗要点不包括（　　）。

A. 补充雌激素　　B. 局部应用抗生素　　C. 口服广谱抗生素

D. 增强阴道抵抗力　　E. 抑制细菌生长

答案：C

解析：口服广谱抗生素通常不是首选治疗方案，因为老年性阴道炎主要由局部菌群失调引起，而非全身性感染。

4. 以下哪项照护措施不适用于老年性阴道炎老年人（　　）。

A. 保持外阴清洁　　B. 勤换内裤

C. 避免使用刺激性强的洗液　　D. 长期使用高锰酸钾溶液坐浴

E. 遵医嘱按时用药

答案：D

解析：长期使用高锰酸钾溶液坐浴可能会导致阴道菌群进一步失衡。

5. 老年性阴道炎的健康指导中，以下哪项不正确（　　）。

A. 避免过度清洁阴道　　B. 穿着宽松透气的内裤　　C. 避免食用刺激性食物

D. 定期进行妇科检查　　E. 无须关注性生活卫生

答案：E

解析：避免过度清洁阴道以免破坏阴道菌群平衡，穿着宽松透气的内裤以保持外阴干燥，避免食用刺激性食物以减少对阴道的刺激，定期进行妇科检查以及时发现和治疗妇科疾病。不洁的性生活可能导致阴道炎的复发或加重。

A2型题

1. 李奶奶，65 岁，绝经后阴道分泌物增多，伴瘙痒、灼热感。以下哪项处理措施最恰当（　　）。

A. 口服广谱抗生素　　B. 局部应用抗真菌药物

C. 补充雌激素并局部应用抗生素　　D. 高锰酸钾溶液坐浴

E. 无须治疗，自行缓解

答案：C

解析：绝经后女性，出现阴道分泌物增多、瘙痒、灼热感等症状，符合老年性阴道炎的表现。治疗时应补充雌激素以增加阴道抵抗力，并局部应用抗生素以抑制细菌生长。

2. 王奶奶，72 岁，老年性阴道炎病史，近期症状加重。以下哪项健康指导最有助于预防复发（　　）。

A. 避免使用任何洗液清洗外阴　　B. 穿着紧身不透气的内裤

C. 定期进行妇科检查　　D. 无须关注性生活卫生

E. 长期使用抗生素预防感染

答案：C

解析：定期进行妇科检查可以及时发现和治疗妇科疾病，从而预防复发。

3. 张奶奶，67 岁，老年性阴道炎伴阴道不规则出血。以下哪项处理措施最紧急（　　）。

A. 立即进行妇科检查　　B. 口服止血药物　　C. 局部应用雌激素软膏

D. 高锰酸钾溶液坐浴　　E. 无须处理，观察即可

答案：A

解析：老年性阴道炎老年人，伴阴道不规则出血。阴道不规则出血可能与宫颈癌、子宫内膜癌等恶性肿瘤有关，因此需要立即进行妇科检查以明确出血原因并采取相应的治疗措施。

拓展阅读

吴阶平先生，我国杰出的医学科学家、医学教育家及泌尿外科专家，始终秉持“天下兴亡，匹夫有责”的理念，为新中国泌尿外科的建立与进步做出了不懈努力。他倡导医学教育应注重技能培养而非单纯知识传授，为我国医学领域培育了众多核心人才。吴阶平先生自北平协和医学院取得博士学位后，选择赴美深造。新中国成立前夕，他拒绝了国外导师的留任邀请，毅然决然返回祖国。1949 年，吴阶平先生在北京医学院第一附属医院开创了我国泌尿外科事业，并在后续岁月中协助协和医学院重建泌尿外科，于北京医院建立完善的泌尿外科体系，助力北京友谊医院泌尿外科的建设，为我国泌尿外科事业的推进做出了巨大贡献。他一生致力于泌尿外科医学研究，取得了丰硕的成果。

1978年，吴阶平先生创立了新中国首个泌尿外科研究所。他提出了“一侧肾结核，对侧肾积水”的理论，确认肾上腺髓质增生为一种独立疾病，并成功完成了我国首例肾移植手术。在尿流改道术、前列腺手术、尿石症等领域，吴阶平先生也做出了突出贡献。

点燃思考

宣奶奶，72岁，企业退休，尿路感染反复发作史5年。近期尿频、尿急、尿痛症状加重。现因担心自身健康状况及生活自理能力下降而伴有焦虑情绪。她平时喜欢阅读，但因夜间频繁起夜影响睡眠。育有2女，均在外地，工作繁忙。

实际照护任务：

1. 对老年人的尿路感染情况进行具体指导。
2. 使用量表评定老年人的焦虑程度并给予心理疏导。

项目八

老年免疫与运动系统常见疾病照护

学习目标

素质目标

1. 培养“尊老敬老、以人为本、爱岗敬业、爱心奉献、保护隐私、理解尊重”的职业精神。
2. 具有良好的沟通技巧，能清晰准确地进行表达。
3. 具备同理心，能认识免疫与运动系统疾病给患者带来的心理困扰。

知识目标

1. 了解老年免疫与运动系统常见疾病的治疗要点。
2. 熟悉老年免疫与运动系统常见疾病的病因、临床表现。
3. 掌握老年免疫与运动系统常见疾病的照护措施和健康指导方法。

能力目标

1. 准确识别并评估免疫与运动系统常见老年疾病的症状。
2. 为患有免疫与运动系统疾病的老年人制订个性化照护方案。
3. 对患免疫与运动系统常见疾病的老年人进行适当的健康教育。

知识导读

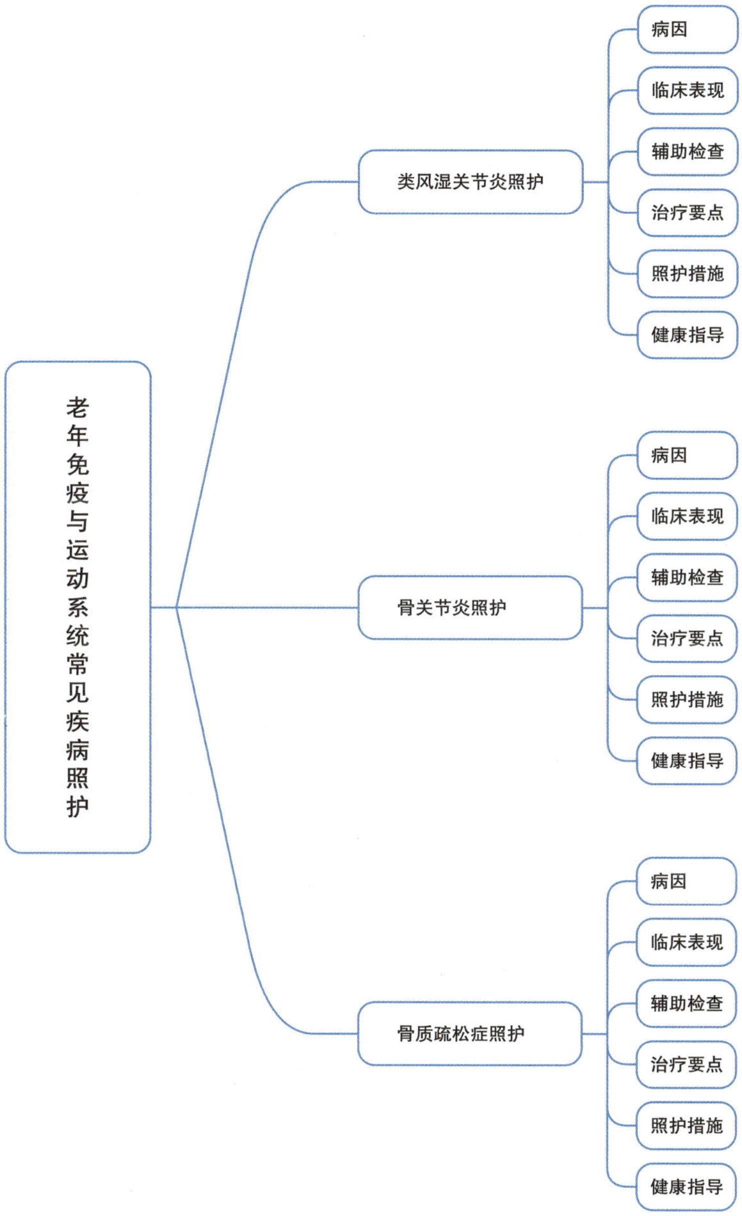

赛证对接

本项目通过真实情境下的照护任务，综合考查选手的知识、能力与素质目标。在类风湿关节炎、骨关节炎项目中，参赛选手需要根据案例信息和老年人的具体情况，为老年人进行疼痛评估、冷敷、湿热敷、疾病健康教育等实际照护操作；在老年骨质疏松症项目中，通常需要选手根据案例信息及老年人的具体情况，进行疾病健康教育等实际照护任务；此外，还可以通过设计健康教育海报、撰写反思报告的形式进行考核。

任务一 类风湿关节炎照护

扫码获取
数字资源

案例导入

向奶奶，62岁，育有2个儿子，均在外地。向奶奶退休前是一位教师，平时喜欢弹钢琴和练习书法，10年前，因双手手指关节疼痛、肿胀，早晨起床后，手指僵硬、活动不灵活，诊断为类风湿关节炎。近半年，因双腕、踝关节肿痛加重，晨僵时间延长，无法继续弹琴和练习书法而导致情绪低落。

任务描述

1. 为老年人制订一份照护计划。
2. 为老年人进行类风湿关节炎的健康教育。

知识殿堂

类风湿关节炎（rheumatoid arthritis，RA）是一种慢性、全身性自身免疫性疾病，以侵蚀性、对称性多关节炎为主要临床表现，可累及多数关节，最常累及手、腕、足部的小关节，常表现为关节的疼痛、肿胀。类风湿关节炎的确切发病机制尚不明确，主要的发病机制是免疫紊乱，滑膜炎是其基本病理改变，最终会导致关节畸形和功能丧失，是人类劳动力丧失和致残的主要原因之一。任何年龄均可发病，多在35～50岁，约占80%，女性多发，男女之比为1：（2～3）。虽然类风湿关节炎无法治愈，但早期诊断、早期治疗、早期管理非常重要，可以减轻症状、延缓病情的进展，维持最佳身体功能。

一、病因

类风湿关节炎的发病机制尚未完全阐明，目前认为是遗传易感性与环境因素共同作用，导致自身免疫耐受破坏，进而引发滑膜炎症及骨侵蚀的慢性病理过程。

（一）环境因素

目前，尚未证实有引起本病的直接感染因子，但某些细菌、支原体和病毒等可能通过激活T、B等淋巴细胞，分泌致炎因子，产生自身抗体，影响类风湿关节炎的发病和病情进展，感染因子的某些成分也可导致自身免疫性反应。吸烟是类风湿关节炎重要的风险因素之一，能显著增加类风湿关节炎发病风险。肥胖也是类风湿关节炎重要的风险因素之一，肥胖者发生类风湿关节炎的风险增高。

（二）遗传易感性

流行病学显示，类风湿关节炎的发病与遗传因素密切相关。家系调查显示，类风湿关节炎患者一级亲属患类风湿关节炎的概率11%。

二、临床表现

类风湿关节炎的临床表现个体差异较大，典型表现为对称性多关节炎，主要侵犯小关节，可逐步累及大关节。多数缓慢隐匿起病，在出现关节症状前，常有数周的低热、乏力、全身不适、体重下降等症状。少数患者急性起病，数天内出现典型的关节症状。

（一）关节表现

1. 关节痛与压痛

往往是最早的症状，最常出现的部位为腕关节、近端指间关节、掌指关节，其次为足趾关节、膝、踝、肘、肩等关节。远端指间关节、脊柱、腰骶关节极少累及。多呈对称性、持续性，时轻时重，疼痛的关节常伴有压痛，受累关节的皮肤可出现褐色色素沉着。

2. 晨僵

呈关节部位的僵硬与胶黏着感觉，绝大多数类风湿关节炎患者均可出现晨僵。晨起后明显，活动后可减轻，持续时间超过 1 h 者意义较大，常被作为观察本病活动的指标之一，但主观性很强。其他原因的关节炎也可出现晨僵，但类风湿关节炎明显而持久。

3. 关节肿胀

受累的关节均可出现肿胀，指间呈梭形肿胀是类风湿关节炎的特征，肿胀部位与疼痛部位相同，多呈对称性。关节肿胀多因关节腔内积液、关节周围软组织炎症、滑膜增生引起。

4. 关节畸形

多见于较晚期患者，因滑膜炎破坏软骨和软骨下的骨质结构而造成关节纤维性或骨性强直，又因关节周围肌肉的萎缩、痉挛而使畸形更为严重。最常见的关节畸形是掌指关节半脱位、手指向尺侧偏斜而呈“天鹅颈样”及“纽扣花样”表现，腕和肘关节强直，严重者关节失去功能导致日常生活不能自理。

5. 特殊关节症状

（1）颈椎关节：多数类风湿关节炎患者表现为颈椎关节受累，出现颈痛、活动受限，严重者可表现为寰枢椎关节半脱位而导致脊髓受压。

（2）肩、髋关节：常见关节局部疼痛和活动受限，髋关节受累往往表现为臀部和腰的下部疼痛。因关节周围有较多软组织包绕，关节肿胀难以发现。

（3）颞颌关节：少数患者出现颞颌关节受累症状，表现为讲话或咀嚼时疼痛加重，严重者张口受限。

6. 关节功能障碍

关节肿痛、结构破坏和畸形都会引起关节的活动范围受限、关节活动不便，从而影响站立、行走及日常活动。

美国风湿病学会将因本病而影响生活的程度分为四级：Ⅰ级，能照常进行日常生活和各项工作；Ⅱ级，可进行一般的日常生活和某种职业工作，但参与其他项目活动受限；Ⅲ级，可进行一般的日常生活，但参与某种职业工作或其他项目活动受限；Ⅳ级，日常生活的自理和参与工作的能力均受限。

（二）关节外表现

1. 类风湿结节

是比较常见的关节外表现，20% ~ 30% 的类风湿关节炎患者有类风湿结节，结节往往与高效价类风湿因子（RF）相关，常提示本病处于活动期。结节常对称出现于关节隆突部以及经常受压部位的皮下，如前臂伸面、尺骨鹰嘴下方、跟腱等处。结节数量不等，大小不一，其直径可由数毫米至数厘米，质硬、不易活动，无压痛。几乎所有的脏器，如心、肺、眼、胸膜等均可累及。

2. 类风湿血管炎

常见于病程长、血清 RF 阳性且病情活动期的类风湿关节炎患者，皮肤表现不一，包括瘀点、紫癜、指（趾）坏疽及梗死，严重者下肢出现深大溃疡；眼受累多表现为巩膜炎，严重者因巩膜软化而影响视力。

3. 器官系统受累

（1）循环系统：心包炎最常见，多见于 RF 阳性、有类风湿结节的类风湿关节炎患者，多数无相关症状，部分患者可通过超声心动图检查发现。

（2）呼吸系统：肺受累常见，有时为首发症状。最常见的肺间质病变，表现为活动后气短，肺纤维化。少数人表现胸膜炎，可出现少量的胸腔积液，偶有大量胸腔积液。部分患者可有结节样改变，表现为肺内出现单个或多个类风湿结节，结节可液化，咳出后形成空洞。尘肺患者合并类风湿关节炎时易出现大量肺结节，称为类风湿尘肺，也称为卡普兰综合征。

（3）神经系统：神经受压是类风湿关节炎患者出现神经系统病变的常见原因。如正中神经在腕关节处受压出现的腕管综合征，胫后神经在踝关节处受压出现的跗管综合征。脊髓受压表现为双手感觉异常和力量减弱，腱反射亢进。继发血管炎导致手足麻木、多发性单神经炎等。

（4）血液系统：最常见的表现是红细胞正色素性贫血，贫血程度与关节的炎症程度相关。因病变本身或服用 NSAID 引起胃肠道长期少量出血者，可导致小细胞低色素性贫血。病情活动期常见血小板增多，病情缓解后可下降。类风湿关节炎患者可伴有脾大、中性粒细胞减少，甚至出现贫血和血小板减少，称为费尔蒂综合征，此时患者并非都处于关节炎活动期，多数患者合并有下肢溃疡、色素沉着、皮下结节、关节畸形，以及发热、乏力、食欲减退和体重下降等全身表现。

4. 其他

部分患者可出现干燥综合征所致的眼干燥症，合并口干、淋巴结肿大。很少累及肾脏，偶发轻微膜性肾病、肾小球肾炎、肾内小血管炎及肾淀粉样变等症。

三、辅助检查

（一）实验室检查

1. 有轻至中度贫血，活动期患者血小板增高，白细胞计数正常。

2. 活动期可有血沉（ESR）增快、C 反应蛋白（CRP）增高。

3. 关节滑液检查，关节炎症时滑液量增多，呈半透明或不透明，颜色与滑液中的蛋白、细胞及碎屑的含量有关。

（二）免疫学检查

1. 类风湿因子

常规检测 IgM 型，类风湿关节炎患者中阳性率较高，75% ~ 80% 类风湿因子（RF）并非类风湿关节炎特异性抗体，也可见于感染性疾病、肿瘤及正常人群。RF 阴性时，不能排除类风湿关节炎的诊断。

2. 抗瓜氨酸化蛋白抗体

抗瓜氨酸化蛋白抗体（ACPA）是一类针对含有瓜氨酸化表位自身抗原的抗体总称。其中，抗环瓜氨酸（CCP）抗体的敏感性和特异性均较高，特异性为 93% ~ 98%，可在疾病早期出现，与疾病预后相关。

（三）关节影像学检查

1.X 线检查

是最常用的检测工具，手指、腕关节及其他受累关节的 X 线对本病的诊断、病变分期、监测病变的演变十分重要。

2.CT

对大关节病变和肺部疾病的检测有一定价值。

3.MRI

是检测早期类风湿关节炎最敏感的工具，对早期诊断极有价值，可提示关节软组织病变、滑膜增生、骨破坏病变的前期表现骨髓水肿等。

4. 关节超声检查

能清晰显示关节腔、滑囊、积液、滑膜增生等。

（四）关节镜及活检

关节镜对诊断及治疗均有价值，活检操作简单、创伤较小，目前日趋成熟。

四、治疗要点

目前，类风湿关节炎尚不能根治。通过达标治疗可以有效缓解症状和控制病情。治疗原则为早期、规范治疗，定期监测与随访。治疗目标是达到临床缓解或降低疾病活动度，最终目标是控制病情、减少致残率、改善患者的生活质量。临床缓解指没有明显的炎症活动症状和体征。

治疗措施包括：一般治疗、药物治疗、外科手术治疗。其中，以药物治疗最为重要。

（一）一般治疗

包括健康教育、休息、关节制动（急性期）、关节功能锻炼（恢复期）、物理疗法等。卧床休息只适宜于急性期、发热，以及脏器受累的患者。

（二）药物治疗

根据药物性能不同，治疗类风湿关节炎常用药物包括非甾体抗炎药（NSAID）、抗风湿药（DMARD）、糖皮质激素（GC）和植物药等。

1. 非甾体抗炎药

非甾体抗炎药包括乐松、扶他林，具有抗炎、镇痛作用，能够缓解类风湿关节炎的症状，但控制病情的进展方面作用有限。NSAID 有胃肠道反应，可增加心血管意外事件的发生，应谨慎选择药物。

2. 抗风湿药

（1）传统 DMARD：起效慢，症状明显改善需 1 ~ 6 个月，可延缓和控制病情进展，类风湿关节炎一经确诊，应尽早使用该类药物，有利于缓解临床症状、延缓影像学进展、改善预后，药物的选择根据患者的病情、严重程度和进展情况而定，可单独使用药物或联合用药。氨甲蝶呤（MTX）是类风湿关节炎初始治疗的首选药物，也是联合治疗的基本药物。当存在氨甲蝶呤禁忌或不能耐受时，建议选用其他药物。常用的传统 DMARD 药物还有来氟米特、柳氮磺吡啶、羟氯喹等。

（2）生物 DMARD：目前，常用肿瘤坏死因子（TNF）–α 抑制剂、白介素 –6 抑制剂等，本类药物可抑制炎症，干扰免疫系统。用药前需筛查结核、除外活动性炎症和肿瘤。

（3）靶向合成 DMARD：Janus 激酶（JAK）抑制剂是一类靶向制剂。目前，应用的药物有托法替布、巴瑞替尼和乌帕替尼。JAK 抑制剂对类风湿关节炎具有较好的疗效和安全性，但需注意此类药物可能增加心血管不良事件、肿瘤及发生静脉血栓的风险。

3. 糖皮质激素

糖皮质激素具有高效的抗炎作用，能迅速缓解关节症状和全身症状，治疗类风湿关节炎的原则是小剂量、短疗程。在传统 DMARD 治疗的基础上短期联合小剂量 GC 可改善关节疼痛症状，缩短晨僵时间，减少肿胀，改善身体机能，提高患者生活质量。当临床条件允许时应尽快递减 GC 用量至停用。关节腔内注射 GC 可改善类风湿关节炎患者单个受累关节的症状，但应避免过度应用，并需注意关节腔穿刺相关继发感染的风险。一年内应用不宜超过 3 次。

4. 植物药

雷公藤总甙、青藤碱、白芍总甙等多种植物药对缓解关节症状有较好作用，但应注意雷公藤的性腺抑制、骨髓抑制、肝损伤等不良反应。

（三）外科手术治疗

外科手术包括关节置换术和滑膜切除术。晚期有畸形并失去功能的患者可行人工关节置换术。滑膜切除术可以使病情得到一定的缓解，但当滑膜再次增生时病情又会复发，必须同时应用 DMARD。

五、照护措施

（一）生活照护

1. 注意休息、限制关节活动

指导类风湿关节炎患者急性期、发热及内脏受累的患者卧床休息，减少体力消耗，保护关节功能，避免脏器受损，限制受累关节活动，保持关节功能位。根据不同关节的受累程度，使用靠垫、夹板等维持关节的功能位。

2. 合理饮食

根据老年人的身体情况，选择富含纤维和维生素、高钾的食物，避免过量进食，采取少食多餐的方式。建议多食用水果和蔬菜，尽量减少加工食物的摄入，多摄入鱼类（Omega–3 脂肪酸）和植物油，尽量限制红肉的摄入。

（二）基础照护

1. 病情观察

指导老年人识别关节疼痛的部位、疼痛的性质、关节肿胀和活动受限的程度，有无畸形，晨僵的程度等，以判断病情及疗效；注意辨识关节外症状，如胸闷、心前区疼痛、腹痛、消化道出血、头痛、发热、咳嗽、呼吸困难等，提示病情严重，应尽早就医或复查。

2. 对症照护

（1）晨僵：夜间睡眠时，戴弹力手套，注意对病变关节保暖，预防或减轻晨僵；鼓励患者晨起后行温水浴，或用温水浸泡僵硬的关节，而后活动关节。

（2）关节活动受限：鼓励患者坚持每天定时进行被动和主动的全关节活动及功能锻炼，同时注意加强相邻肌肉力量与耐力锻炼。活动量以患者能够耐受为度。必要时给予帮助或使用适当的辅助工具如拐杖、助行器、轮椅等，指导患者及其家属正确使用辅助工具，并告知使用注意事项。

（3）疼痛：创造适宜的环境，避免嘈杂或过于寂静。采用音乐疗法、正念冥想等转移注意力缓解疼痛；合理应用冷敷、热敷、水疗、磁疗、超短波、红外线等物理疗法镇痛；中重度疼痛可遵医嘱使用镇痛药物。

3. 用药照护

严格遵医嘱用药，不可擅自减量、换药或突然停药，保证按治疗计划实施治疗。向患者介绍所用药物的名称、剂量、给药时间和方法等，并指导其观察药物疗效和不良反应。

4. 并发症预防照护

可涂抹中性油剂，保持皮肤湿润，预防或减轻皮肤干燥；经常漱口，保持口腔清洁；注意眼部卫生，可用温热毛巾湿敷眼部，避免眼疲劳。

（三）康复照护

为保持关节功能，防止关节畸形和肌肉萎缩，根据康复医师的处方指导患者锻炼。在症状基本控制后，鼓励患者及早下床活动，必要时借助辅助工具（如手杖、助行架、轮椅等）。训练手的灵活性、协调性，可开展日常生活活动训练，如更衣、洗漱、进食、如厕等基本动作以及手指操等康复训练。肢体锻炼，如摸高、伸腰、踢腿及其他全身性伸展运动等，由被动向主动渐进，配合理疗、按摩，以增加局部血液循环。活动强度应以患者不感到疲劳为宜。

（四）心理照护

应根据患者的具体情况提供相应的心理指导。与患者接触时应态度和蔼，应用解释、安慰、鼓励、疏导等方法引导患者学会表达、认识和释放负面情绪。与患者一起制订康复目标，鼓励其正确认识疾病，积极与医护人员配合，提高治疗效果。

六、健康指导

（一）疾病知识指导

向老年人及其家属介绍疾病的性质、病程和治疗方案，增强患者规律、规范治疗及随访的信心和依从性，并采取适当的自我管理措施。定期体检，尤其是有家族史的人群，便于早期发现症状并及时干预。及时关注关节疼痛、晨僵等症状，及时就医。

（二）疾病预防指导

保持个人卫生，采取防护措施，防止交叉感染。保证充足睡眠，规律作息，避免过度劳累。注意保暖，特别是关节部位，避免受凉，夏季减少空调使用。适量运动和物理治疗可提升关节功能，同时需戒烟、保持均衡饮食并控制体重。

【练习题】

A1 型题

1. 类风湿关节炎的典型表现是（　　）。

A. 对称性多关节炎　　B. 发热　　C. 关节疼痛

D. 乏力　　E. 体重下降

答案：A

解析：类风湿关节炎的临床表现个体差异较大，典型表现为对称性多关节炎，部分患者可出现低热、乏力、全身不适、体重下降等症状，但这些不是典型症状。

2. 类风湿关节炎关节疼痛症状最常出现的部位是（　　）。

A. 肩关节　　B. 肘关节　　C. 手指小关节

D. 膝关节　　E. 踝关节

答案：C

解析：最常出现的部位为腕关节、近端指间关节、掌指关节，其次为足趾关节、膝、踝、肘、肩等关节。

3. 关于类风湿关节炎的症状特点，以下哪项不正确（　　）。

A. 累及部位呈对称性　　B. 累及多关节　　C. 最常累及大关节

D. 多数患者可出现晨僵　　E. 较晚期患者可出现关节畸形

答案：C

解析：类风湿关节炎以侵蚀性、对称性多关节炎为主要临床表现，可累及多数关节，最常累及手、腕、足部的小关节。

4. 类风湿关节炎治疗中，初始治疗的首选药是（　　）。

A. 布洛芬　　B. 氨甲蝶呤　　C. 泼尼松

D. 巴瑞替尼　　E. 来氟米特

答案：B

解析：类风湿关节炎氨甲蝶呤是类风湿关节炎初始治疗的首选药物，也是联合治疗的基本药物。

5. 在类风湿关节炎的照护中，以下哪项措施是错误的（　　）。

A. 类风湿关节炎急性期、发热及内脏受累的患者坚持进行被动或主动运动，防止关节失用

B. 在症状基本控制后，鼓励患者及早下床活动，进行手的灵活性、协调性训练

C. 夜间睡眠时可戴弹力手套，可保暖关节，预防或减轻晨僵

D. 识别关节疼痛的症状，注意辨识关节外症状

E. 严格遵医嘱用药，不可擅自减量、换药或突然停药

答案：A

解析：类风湿关节炎急性期、发热及内脏受累的患者应卧床休息，限制受累关节活动。

A2 型题

1. 王奶奶，72 岁，有类风湿关节炎 6 年，自述近 2 天手指肿胀、疼痛，不能握拳，晨僵时间超过 1 h。对于王奶奶，以下哪项照护措施最为关键（　　）。

A. 卧床休息、限制手指活动　B. 进行手的灵活性、协调性训练

C. 多食用水果和蔬菜　D. 观察关节疼痛症状的变化情况

E. 遵医嘱用药

答案：A

解析：王奶奶处于类风湿关节炎急性期，急性期的患者应卧床休息，限制受累关节活动，保护受累关节功能。

2. 赵爷爷，81 岁，类风湿关节炎 10 年，主要累及双手指关节，长期遵医嘱服用药物、坚持康复锻炼，目前病情稳定，以下哪项照护措施最适宜（　　）。

A. 限制受累关节活动，保持关节功能位

B. 选择富含纤维和维生素、高钾的食物

C. 坚持进行手的灵活性、协调性训练

D. 晨起后行温水浴

E. 用超短波缓解疼痛

答案：C

解析：赵爷爷双手指关节受累，应坚持进行手的灵活性、协调性训练，提供日常生活活动能力。

3. 张爷爷，68 岁，因多关节疼痛、肿胀就诊，查体发现双手近端指间关节、腕关节对称性肿胀，明显压痛，诊断为类风湿关节炎，首选的药物是（　　）。

A. 布洛芬　B. 强的松　C. 罗红霉素

D. 氨甲蝶呤　E. 氢氯噻嗪

答案：D

解析：氨甲蝶呤是类风湿关节炎初始治疗的首选药物，也是联合治疗的基本药物。

4. 刘奶奶，65 岁，近 3 个月来出现双手近端指间关节、掌指关节、腕关节对称性疼痛、肿胀，晨僵持续约 2 h。实验室检查类风湿因子（RF）阳性，血沉（ESR）和 C 反应蛋白（CRP）升高。X 线显示受累关节周围骨质疏松症。该患者最可能的诊断是（　　）。

A. 骨关节炎　　B. 系统性红斑狼疮　　C. 类风湿关节炎

D. 风湿性关节炎　　E. 骨质疏松症

答案：C

解析：无。

5. 江爷爷，70 岁，平时食欲较好、不愿活动，2 月内体重较以前增长明显，近 2 月来，江爷爷感觉双手指关节对称性疼痛、肿胀不明显，晨僵约 1 h，到医院就诊，怀疑类风湿关节炎，以下照护措施最适宜的是（　　）。

A. 劝张爷爷控制体重，避免肥胖　　B. 选择富含纤维和维生素、高钾的食物

C. 保证充足的睡眠　　D. 进行双手协调性和灵活性训练

E. 讲解疾病知识

答案：A

解析：肥胖者发生类风湿关节炎的风险增高，在以上照护措施中，首要的是劝张爷爷控制体重。

拓展阅读

中国在类风湿关节炎（RA）领域取得的成就

中国在 RA 领域取得显著的成就，主要体现在以下几个方面。

1. 中医药治疗方面

雷公藤、白芍等传统中药在缓解 RA 症状方面显示出良好效果，雷公藤总甙已被广泛用于临床。

2. 基础研究方面

中国科学家发现了多个与 RA 相关的基因变异，为理解其发病机制提供了新视角。在 T 细胞、B 细胞和细胞因子等方面的研究，推动了 RA 病理机制的深入理解。

3. 临床研究方面

中国自主研发了多种生物制剂和小分子药物，如依那西普生物类似药，显著改善了患者预后。

任务二 骨关节炎照护

扫码获取
数字资源

案例导入

冯爷爷，72 岁，儿子在外地工作，经济状况一般。老人膝骨关节炎病史 7 年，日常生活由照护员照顾，在协助下可借助手杖行走。老人希望经康复训练能够独立行走。（本案例由 2023 年全国职业院校技能大赛“健康养老照护”赛项赛题改编）。

任务描述

1. 指导老年人使用手杖进行行走训练。
2. 为老年人开展骨关节炎健康教育。

知识殿堂

骨关节炎（osteoarthritis，OA）是以关节软骨损害为主，引起关节软骨退变、纤维化、断裂、溃疡形成及关节面损害而导致的以关节疼痛为主要症状的退行性疾病。发病与年龄明显相关，女性高于男性。

一、病因

骨关节炎的发病原因至今尚未完全明确，一般认为与衰老、肥胖、关节损伤和创伤、炎症反应、性别及遗传易感性等有关。其中衰老、肥胖是公认的高危因素。

二、临床表现

多数情况下起病隐匿，进展缓慢，但不同部位骨关节炎的临床表现存在一定差异，与疾病持续时间、病情严重程度及患者对疼痛的耐受程度等也有一定关系。临床表现主要为受累关节及周围疼痛、压痛、晨僵、活动受限、关节畸形、功能障碍等。根据发病部位不同，可分为髋关节、膝关节、肩关节、踝关节和指（趾）间关节炎等。

（一）症状

1. 关节疼痛及压痛

是骨关节炎最常见的症状，可在各个关节出现，初期为轻度或中度间断性隐痛，休息后好转，活动后加重，重度骨关节炎可为持续性疼痛或夜间痛；疼痛常与天气变化有关，寒冷、潮湿环境均可加重疼痛。骨关节炎晚期可以出现持续性疼痛或夜间痛。

2. 关节活动受限

中期可出现关节绞锁，晚期关节活动受限加重，使持物、行走和下蹲等日常生活活动困难。最常见于髋、膝关节。

3. 关节僵硬

晨起时或较长时间不活动后出现关节僵硬或发紧感，活动后可缓解，持续时间较短，一般数分钟至十几分钟，极少超过 30 min。踝关节常见。

（二）体征

1. 关节压痛

受累各关节局部可出现压痛，伴有关节肿胀时尤其明显。

2. 关节畸形

早期为关节周围的局限性肿胀，随病情进展可有关节弥漫性肿胀。关节局部出现骨性膨大而畸形，以指间关节骨关节炎最常见，可出现赫伯登（Heberden）结节和布夏尔（Bouchard）结节。

3. 骨摩擦音

由于关节软骨破坏，导致关节面不平整，活动时可出现骨摩擦音（感），常见于膝关节骨关节炎。

4. 肌肉萎缩

由于关节疼痛、活动受限，导致受累关节周围肌肉萎缩。常见于膝关节骨关节炎。

（三）常见受累关节及临床特点

骨关节炎多累及负重关节和易被磨损的关节，如手、膝、髋、足、颈椎和腰椎等。各部位的骨关节炎有不同的特点。

1. 手关节

以远端指间关节受累最常见，可见于近端指间关节、第一腕掌关节。特征性表现为指间关节伸面桡侧、尺侧有骨性膨大，形成结节。位于远端指间关节者称赫伯登结节，而位于近端指间关节者称布夏尔结节。手部多个结节及近端、远端指间关节水平样弯曲，形成手指蛇样畸形。第一腕掌关节受累时可表现为“方形手”。

2. 膝关节

早期以疼痛和僵硬为主要表现，单侧或双侧交替，活动或上下楼时疼痛加重，休息后缓解。有时出现少量或大量关节积液。体检可见膝关节肿胀、压痛，关节活动时有骨摩擦音（或摩擦感），严重者可出现膝内翻或外翻畸形。随着病情的进展，可出现行走失衡、不能负重、关节弯曲、主动和被动活动受限、活动时“绞锁现象”，少数患者出现关节周围肌肉萎缩。

3. 足关节

以第一跖趾关节受累最常见，跗骨关节亦可受累。表现为局部疼痛、压痛和肿胀，体检可见骨性肥大和拇指外翻。

4. 髋关节

表现为隐匿性疼痛，随后可发生跛行。疼痛多位于臀外侧、腹股沟、大腿内侧，有时集中到膝，而忽略真正的疼痛部位。体检见不同程度的活动受限。

5. 腰椎

L3 ~ L5 最常受累，表现为腰部酸痛、胀痛、僵硬与疲乏感，弯腰受限。随压迫部位不同而出现不同的表现，如压迫脊髓可引起截瘫。

三、辅助检查

（一）实验室检查

目前，无特异性检查指标，血常规、免疫复合物及血清补体等一般在正常范围。C 反应蛋白（CRP）和红细胞沉降率（ESR）可正常或轻度增高。

（二）影像学检查

1.X 线检查

是首选的影像学检查方法，是明确诊断的“金标准”。典型 X 线表现为受累关节非对称性关节间隙变窄、软骨下骨硬化和（或）囊性变、关节边缘骨赘形成。

2.MRI

对骨关节炎早期诊断有一定价值，表现为受累关节的软骨厚度变薄、缺损，半月板损伤，关节积液等。

3.CT

常用于骨关节炎的鉴别诊断，表现为受累关节间隙狭窄、软骨下骨硬化、囊性变和骨赘增生等。

四、治疗要点

骨关节炎的治疗目的主要是缓解疼痛症状，保护关节结构，改善关节功能，提高生活质量。治疗原则是根据骨关节炎的不同临床阶段，采取规范化和个体化的治疗措施。

（一）基础治疗

基础治疗又称非药物治疗，适应于轻度骨关节炎患者。主要包括健康教育、运动治疗、物理治疗、行动辅助支持等。

1. 健康教育

对骨关节炎知识进行宣教，帮助患者建立监测机制，建议患者改变不良的生活及工作习惯，避免长时间跑、跳、蹲，减少或避免爬楼梯、爬山等，肥胖患者减轻体重等。

2. 运动治疗

在医师指导下，选择肌肉加强训练如股四头肌等长收缩训练、直腿抬高训练等，或是轻度的有氧运动如散步、游泳等。鼓励患者尽可能维持普通的日常活动，继续进行正常活动。

3. 物理治疗

常用的方法包括水疗、冷疗、热疗、电疗、体外冲击波、按摩、针灸等，可促进局部血液循环、减轻炎症反应，达到减轻关节疼痛。

4. 行动辅助支持

在医师指导下选择合适的行动辅助器械，如手杖、拐杖、助行器、关节支具等，可减少受累关节负重而减轻疼痛。

（二）药物治疗

是最重要的治疗方式，主要包括控制症状的药物、改善病情药及软骨保护剂。

1. 控制症状的药物

非甾体抗炎药具有镇痛、抗炎作用，是改善骨关节炎症状的常用药，轻症患者常首选外用非甾体抗炎药，若无效则可选用口服非甾体抗炎药，如对乙酰氨基酚、阿司匹林、布洛芬等，主要不良反应有胃肠道反应、肝肾损害。非甾体抗炎药不能缓解症状或有禁忌时，可考虑选用弱阿片类，如曲马朵等。

2. 改善病情的药物及软骨保护剂

硫酸氨基葡萄糖和硫酸软骨素是关节的营养补充剂，双醋瑞因、关节腔内注射透明质酸酶等可以改善关节功能，缓解症状。

（三）中医药治疗

温阳通络法是通过温补阳气、疏通经络，改善关节血液循环、减轻炎症反应、促进组织修复。包括中药内服、膏剂外治、针刀疗法、泡脚和功能锻炼等，从根本上改善关节环境，增强机体抵抗力。中药治疗膝关节炎疗效较好，可结合针灸、理疗等中医治疗手段，疗效显著。

（四）手术治疗

非手术治疗无效、严重影响正常生活的患者可进行外科手术治疗，主要包括关节软骨修复、关节镜下清理及人工关节置换、截骨、关节融合等手术。

五、照护措施

（一）生活照护

1. 合理饮食

指导患者根据身体情况合理饮食，多摄入富含蛋白质、维生素、钙等营养物质的食物，如鱼、虾、奶制品、豆制品，新鲜的蔬菜、水果等；多摄入富含纤维素的食物，如芹菜、南瓜等。保持低脂、低糖的饮食习惯，避免辛辣、油腻、刺激性食物。适当补充钙和维生素 D，维持骨骼健康，预防骨质疏松；多摄入抗氧化食物如蓝莓、菠菜等深色蔬菜和水果；增加 Omega-3 脂肪酸的摄入，如鱼类、亚麻籽等，以减轻炎症。

2. 休息与活动

指导急性期患者卧床休息，减少关节活动，症状缓解后鼓励患者下床活动，可借助辅助器具如手杖、助行器等站立或行走，逐渐增加活动量，活动过程中以不感到疲劳为宜。日常生活中，根据患者年龄、病情和身体情况，选择适当的关节负担小的项目，如散步、游泳、太极拳等有氧运动，增强肌肉和韧带的灵活性。

（二）基础照护

1. 疼痛管理

根据患者的疼痛程度，给予相应的止痛措施，对轻度疼痛患者采用放松疗法、音乐疗法等方法转移注意力、缓解疼痛，也可采用冷敷、热敷、磁疗、超短波、红外线等物理疗法缓解疼痛，对中重度疼痛患者及时汇报医师或遵医嘱使用止痛药物等。

2. 关节保护

受累关节注意保暖，避免受寒受潮，指导患者正确使用受累关节，避免长时间负重，如长时间跑、跳、蹲、爬山等，避免过度劳累，经常变换姿势，避免长时间保持同一姿势。

3. 用药照护

遵医嘱用药，不可擅自减量、换药或突然停药，注意观察药物疗效和不良反应。

（三）康复照护

骨关节炎急性期过后应指导患者进行康复训练。遵医嘱进行关节活动训练、肌肉力量训练，如股四头肌等长收缩训练、直腿抬高训练、臀部肌肉训练等，一般建议每次 30 min，运动以不引起疲劳为宜，避免过度劳累和受伤。

（四）心理照护

骨关节炎患者常因为疼痛、活动受限等产生焦虑、抑郁、恐惧等不良情绪。照护员应根据患者的情况给予支持和安慰，鼓励患者积极应对疾病、配合医师积极治疗，相信自己能够战胜疾病；鼓励患者积极与家人、朋友、医护人员沟通，寻求他们的支持和理解，减轻心理压力；提供康复训练的方法，引导患者积极参与康复活动，恢复关节功能，提高生活自信心。

（五）安全防护

骨关节炎患者常出现关节绞锁、关节活动受限、步态不稳，在起床、蹲坐、行走等日常生活活动时要缓慢，走路时可借助拐杖等辅助用具，必要时给予协助，防止跌倒等意外伤害发生。

六、健康指导

（一）疾病知识指导

向患者及其家属讲解骨关节炎的相关知识，包括危险因素、诱因、症状、治疗方法等，让他们理解骨关节炎的发展是慢性的、渐进的过程，提高患者对疾病的认识，增强治疗的依从性。

（二）保持健康的生活方式

改变不良生活习惯、规律作息、保持高质量睡眠。保持良好的心情，避免情绪剧烈波动。根据自身情况选择低冲击运动项目，如游泳、散步、骑自行车、瑜伽等，增强关节肌肉和韧带、减轻关节压力、维持关节的灵活性。但应避免奔跑、爬山、上下楼梯等运动，以免加重关节软骨的损伤。均衡饮食、适量运动以控制体重在正常范围，减轻对关节尤其是膝关节和髋关节的压力，降低患病风险。吸烟饮酒会影响骨骼的健康，增加患病风险，应戒烟限酒，并保证充足的睡眠。

（三）自我管理指导

鼓励患者对疾病进行自我管理，如正确使用辅具、主动进行康复锻炼、避免可控风险因素和诱因、学会观察病情变化、识别药物不良反应等。运动时可根据自身情况佩戴护具，避免损伤关节；适当使用辅助器具，减轻关节负担。采取相应措施以预防跌倒，避免长时间站立、跪与蹲，以免膝和髋关节过度受累。通过自我管理可预防症状复发，减轻症状、延缓病情进展。

（四）家庭支持

家属应给予患者关心和照顾，必要时协助患者完成穿衣、洗漱、如厕等日常生活活动。注意患者的个人卫生，保持室内空气流通，定期对患者的生活用品进行消毒。关注天气变化，提醒患者随时添减衣物，避免受凉、受潮，指导患者劳逸结合，避免劳累等诱发因素。

（五）定期检查

对有家族史或关节不适的人群，通过影像学检查及时监测关节情况，以便早期发现并及时干预。告知患者定期复查，以便医师及时了解病情变化、调整治疗方案。注意观察药物的副作用，如有异常应及时就医。

【练习题】

A1 型题

1.（　　）是骨关节炎公认的高危因素。

A. 性别　　B. 炎症反应　　C. 肥胖

D. 吸烟　　E. 劳累

答案：C

解析：骨关节炎的危险因素包括衰老、肥胖、关节损伤和创伤、炎症反应、性别及遗传易感性等。其中衰老、肥胖是公认的高危因素。

2. 骨关节炎最常见的症状是（　　）。

A. 关节僵硬　　B. 关节疼痛及压痛　　C. 晨僵

D. 骨擦音　　E. 关节畸形

答案：B

解析：无。

3.Heberden 结节指（　　）。

A. 位于远端指间关节的结节　　B. 位于近端指间关节的结节

C. 位于第一腕掌关节的结节　　D. 位于腕关节的结节

E. 位于膝关节的结节

答案：A

解析：骨关节炎指位于远端指间关节者称 Heberden 结节，位于近端指间关节者称 Bouchard 结节。

4. 明确骨关节炎诊断的金标准是（　　）。

A.C 反应蛋白（CRP）　　B. 红细胞沉降率（ESR）　　C.X 线检查

D.MRI　　E.CT

答案：C

解析：无。

5. 在骨关节炎的照护中，以下哪项措施是错误的（　　）。

A. 鼓励急性期忍痛下床活动，可借助辅助器具如手杖、助行器等

B. 对轻度疼痛患者用音乐疗法缓解疼痛

C. 受累关节注意保暖，避免受寒受潮

D. 患者常出现关节绞锁、关节活动受限时，日常活动时要缓慢

E. 严格遵医嘱用药，不可擅自减量、换药或突然停药

答案：A

解析：急性期骨关节炎患者应卧床休息，减少关节活动。

A2 型题

1. 王奶奶，72 岁，右膝关节疼痛、活动受限，X 线显示关节软骨磨损、骨赘形成，诊断为右膝关节骨关节炎，以下骨关节炎的药物治疗中可选择哪项（　　）。

A. 非甾体抗炎药　B. 抗生素　C. 免疫抑制剂

D. 肾上腺糖皮质激素　E. 降尿酸药物

答案：A

解析：非甾体抗炎药（NSAID）具有镇痛、抗炎作用，是常用的控制骨关节炎症状的药物。

2. 张奶奶，73 岁，右膝关节疼痛、活动受限，X 线显示右侧膝关节软骨磨损、骨赘形成，诊断为右膝关节骨关节炎，骨关节炎的常见症状是（　　）。

A. 关节僵硬超过 1 h　B. 膝关节红、肿

C. 膝关节疼痛、活动后加重　D. 发烧　E. 关节畸形

答案：C

解析：无。

3. 张爷爷，62 岁，肥胖体型，近 1 周双膝关节疼痛、活动后加重，X 线显示关节间隙变窄、骨赘形成，以下哪项是骨关节炎的非药物治疗方法（　　）。

A. 使用非甾体抗炎药　B. 使用糖皮质激素　C. 使用免疫抑制剂

D. 减轻体重　E. 关节置换手术

答案：D

解析：无。

任务三　骨质疏松症照护

扫码获取数字资源

案例导入

管爷爷，72 岁，退休前为企业会计，退休后的生活比较规律，偶尔进行较短时间的散步，近 1 年来常感觉腰背部疼痛，认为是劳累，未重视。1 月前感觉疼痛加重，弯腰、翻身时疼痛明显加重，遂去医院就诊，经检查诊断为“骨质疏松症”。最近，管爷爷担心自己的病情会加重。

任务描述

1. 对老年人及其家属进行骨质疏松症的健康指导。

2. 协助老年人用药，提高用药依从性。

知识殿堂

骨质疏松症（osteoporosis，OP）是一种以骨量降低、骨组织的微结构破坏，导致骨的脆性增加、易发生骨折为特征的代谢性疾病。本病好发于任何年龄，但常见于老年人，尤其是绝经后的女性。按病因分为原发性和继发性两类，前者包括绝经后骨质疏松症（Ⅰ型）、老年骨质疏松症（Ⅱ型）两种亚型；后者病因明确，常由性腺功能减退症、甲亢、库欣综合征、1型糖尿病等代谢性疾病或药物或全身性疾病引起。骨质疏松症是引起老年人伤残率和卧床率增高的主要因素。我国骨质疏松症患者超过9000万，是世界上骨质疏松症患者最多的国家，但知晓率、诊断率、治疗率相对较低。

一、病因

（一）生理因素

老年期的骨量丢失合并骨转换的减慢是老年骨质疏松症的主要病理表现。成骨细胞生成减少同时伴随脂肪生成增加、破骨细胞活性增强，是骨质疏松症的主要原因。

（二）遗传因素

骨质疏松症有一定的家族遗传倾向，且有种族差异，白种人发病率最高，其次为黄种人，黑种人最少。

（三）激素类改变

雌激素减少使破骨细胞功能增强，加速骨质流失，是绝经后骨质疏松症的主要原因。由于高龄和肾功能减退等原因导致钙调节类激素改变，使肠钙吸收和维生素D减少，甲状旁腺素代偿性地分泌增多，导致骨转换率加速和骨丢失。

（四）不良的生活方式和生活环境

蛋白质和维生素D摄入量不足、长期卧床、体力活动过少、光照少、吸烟、酗酒、长期服用糖皮质激素等。

二、临床表现

（一）骨痛和肌无力

轻者无症状，往往是X线拍片或骨密度测量时发现。较重者常主诉腰背疼痛或全身骨痛。骨质疏松症疼痛常为弥漫性，疼痛位置不固定，夜间、清晨起床时、负荷增加时疼痛加重，直立后伸或久站、久坐时疼痛加剧。检查不能发现压痛区域。

（二）骨折

脆性骨折是骨质疏松症最严重的后果，常因轻微活动、弯腰、创伤、负重、挤压或摔倒发生骨折。脊柱压缩性骨折多见于绝经后骨质疏松症，可引起驼背和身高变矮，多在突发性腰背疼痛后出现。髋部骨折躲多在股骨颈部，以老年性骨质疏松症多见。

（三）其他

驼背、胸廓畸形等出现胸闷、气短、呼吸困难等，容易并发呼吸道感染和肺部感染。长期疼痛、活动受限及脊柱变形等因素可导致焦虑、抑郁等不良情绪。

三、辅助检查

（一）骨转换的生化测定

多数情况下，绝经后骨质疏松症早期（5 年）为高转换型，而老年性骨质疏松症多为低转换型。空腹尿钙或 24 h 尿钙排量是反映骨吸收最简易的方法，但受钙摄入量、肾功能等多种因素的影响。血清碱性磷酸酶（ALP）、血骨钙素等是反映骨形成的指标。

（二）骨量测定

骨矿含量和骨矿密度测量是判断低骨量、确定骨质疏松症的重要手段，是评价骨丢失率和疗效的重要客观指标。包括双能 X 线吸收测定法等。

（三）影像学检查

X 线检查是简单的检查方法、是脆性骨折检出的常用方法。CT 和 MRI 可敏感显示微细骨折。

四、治疗要点

（一）基础治疗

1. 均衡膳食

遵循高钙、高不饱和脂肪酸、高钾、低钠的饮食方式，摄入足量的蛋白质和含钙丰富的食物，如奶类及制品、大豆类及制品、海产品等。多摄入富含维生素 A、维生素 D、维生素 C 及含铁的食物。

2. 适当运动

运动类型、运动方式和运动量根据患者具体情况而定。避免肢体制动，加强个人防护。不建议进行下蹲、爬楼梯、登山等运动，尽量避免持久弯腰、扭腰等运动。

3. 纠正不良生活习惯

戒烟、限酒、避免久坐或久站等，避免过量饮用咖啡、浓茶和碳酸饮料。

（二）药物治疗

补充钙剂和维生素 D。除从食物中增加钙外，还可补充碳酸钙、葡萄糖酸钙、枸橼酸钙等制剂，每天钙的摄入量不少于 800 mg，同时每天补充维生素 D 400 ~ 600 IU，也可使用二膦酸盐或降钙素，抑制骨吸收，减缓骨丢失速度。绝经后女性若无禁忌证，可用少量雌激素替代治疗。骨折患者给予牵引、固定、复位或手术治疗，并尽早辅以物理和康复治疗。继发性骨质疏松症应针对病因进行治疗。

知识拓展

研究发现，皮肤衰老与骨质疏松之间存在关联，并通过药物筛选找到了潜在的治疗靶点。此外，新药研发取得了重要进展，特别是口服甲状旁腺激素（PTH）等药物已进入临床试验阶段，有望简化治疗过程并提高患者的依从性。

五、照护措施

（一）生活照护

1. 合理饮食

见治疗要点。

2. 休息与活动

根据疼痛的程度进行休息或卧床休息，注意保暖。疼痛活动受限者，指导进行关节的功能活动和肌肉等长等张训练，保持肌肉张力，因骨折而固定或牵引者，指导老年人上下甩动臂膀，做足背屈和趾屈等动作。

（二）基础照护

1. 病情观察

骨质疏松症骨折时注意监测生命体征、末梢循环情况如皮温、感觉等指标，如有异常及时通医处理。

2. 对症照护

（1）疼痛：卧床休息，必要时使用背架、紧身衣等限制脊椎的活动以减轻疼痛。轻度疼痛者，可采用放松疗法、音乐疗法、转移注意力的方法缓解；中、重度疼痛者，遵医嘱使用镇痛药物；此外，物理疗法如湿热敷、经皮神经电刺激、中频脉冲、磁疗法等可促进血液循环，减轻肌肉痉挛，缓解疼痛。

（2）预防跌倒：保证环境安全，如光线适宜，地面干燥整洁、无障碍物，室内行走区域有扶手，卫生间有扶手、防滑垫等。老年人要穿宽松、长短适度的裤子，穿防滑鞋，体位变化时要缓慢，行动不便者可使用辅助器具行走。

3. 用药照护

用药过程中密切观测药物的不良反应。钙剂应选择可咀嚼的钙制剂，在饭后 1 h 或睡前服用，同时服用维生素 D，促进钙的吸收。降钙素要注意观察有无恶心、食欲减退、双手或面部潮红等不良反应。

（三）心理照护

因骨折长期卧床的老年人往往产生悲观、消极的情绪，要多和老年人交谈，了解他们的心理活动，减少对其康复不利的心理因素。

六、健康指导

（一）疾病知识指导

增强老年人及其家属对疾病的认识，包括病因、症状、危害及预防措施等，指导老年人规律生活，选择恰当的运动项目，防止跌倒和损伤。

（二）疾病预防指导

多在户外晒太阳，尽量延缓骨量丢失的速度和程度，除生活方式和运动指导外，对绝经后 OP 患者还应在医师的指导下正确补充雌激素等。加强自我保健意识，绝经后应每年进行 1 次的骨密度和相关检查。

（三）病情监测指导

鼓励患者定期复查，定期评估病情变化，方便及时调整治疗方案，及早发现并处理紧急事件。

【练习题】

A1 型题

1. 老年骨质疏松症的最严重的后果是（　　）。

A. 脆性骨折　　B. 疼痛　　C. 脊柱变形

D. 身高变矮　　E. 乏力

答案：A

解析：脆性骨折是骨质疏松症最严重的后果。

2. 绝经后骨质疏松症最常见的骨折部位是（　　）。

A. 椎体　　B. 前臂远端　　C. 髋部

D. 肱骨近端　　E. 骨盆

答案：A

解析：脆性骨折是骨质疏松症最严重的后果，常见的骨折部位为椎体、前臂远端、髋部、肱骨近端和骨盆等，其中以锥体最常见。

3. 骨质疏松症的疼痛特点错误的是（　　）。

A. 常表现为腰背部疼痛、全身骨骼疼痛　　B. 疼痛常为弥漫性

C. 夜间、清晨起床时、负荷增加时疼痛加重　　D. 位于腕关节的结节

E. 疼痛位置常固定在局部

答案：E

解析：骨质疏松症常为弥漫性疼痛，疼痛位置不固定。

4. 关于老年骨质疏松症的病因，错误的是（　　）。

A. 骨质疏松症骨质疏松症有一定的家族遗传倾向

B. 随着年龄增长，性激素分泌减少，内分泌功能下降

C. 老年人的户外活动逐渐减少，可能会导致维生素 D 缺乏

D. 随着年龄增长，老年人的活动量减少，影响钙的吸收

E. 低钠饮食、蛋白质摄入不足，会导致骨量丢失，增加骨质疏松症的危险

答案：E

解析：长期卧床、蛋白质摄入不足、高钠饮食、体质量过低等因素，会导致骨量丢失，增加骨质疏松的危险，没有涉及低钠饮食。

5. 在骨关节炎的照护中，以下哪项措施是错误的（　　）。

A. 指导患者摄入足量蛋白、高维生素，适当增加钙剂、维生素 D、含铁食物

B. 对轻度疼痛患者用音乐疗法、微波、热水浴等方法缓解疼痛

C. 指导患者选择瑜伽、太极、八段锦等项目进行平衡训练

D. 老年骨质疏松症患者积极进行锻炼，包括高强度的负重运动、高强度的力量训练

E. 出现驼背、身高变矮的老年骨质疏松症患者及时进行心理指导

答案：D

解析：指导患者适当进行负重运动、力量训练、平衡训练，具体的运动项目、运动时间和频次应根据老年人的身体情况和喜好确定。

A2 型题

1. 张奶奶，75 岁，近期在家中不慎跌倒，导致髋部骨折。经检查确诊为骨质疏松症，医师建议她进行基础治疗和药物治疗，最可能的病因是（　　）。

A. 长期缺乏运动　　B. 年龄增长引起内分泌功能下降，性激素分泌减少

C. 长期高钙饮食　　D. 长期过度运动　　E. 长期低蛋白摄入不足

答案：B

解析：骨质疏松症常见于老年人，尤其是绝经后的女性。随着年龄增长，内分泌功能下降，性激素分泌减少，骨吸收增加、骨形成减少，导致骨质疏松。长期缺乏运动、长期低蛋白摄入不足可能加剧骨质疏松，但不是主要原因。

2. 李奶奶，75 岁，绝经 20 年，近期感到腰背部持续疼痛，久坐或久站后加重、身高较以前矮了 4 cm，造成该表现的原因可能是（　　）。

A. 骨质疏松症　　B. 腰椎间盘突出症　　C. 腰肌劳损

D. 强直性脊柱炎　　E. 脊柱变形

答案：A

解析：骨质疏松症最常见的症状是疼痛，常表现为腰背部疼痛。负荷增加、久站、久坐时疼痛加剧，严重者脊柱弯曲，表现为驼背、畸形等，使身高变矮。

3. 张爷爷，男，80 岁，近期感到腰背部疼痛、夜间加重，伴有驼背、身高变矮，诊断为骨质疏松症，医师建议基础治疗、对症治疗和药物治疗，下列不属于基础治疗的是（　　）。

A. 多摄入含钙丰富的食物如奶类及制品、大豆类及制品

B. 适度补充葡萄糖酸钙

C. 增加户外运动，有规律地进行中、低强度运动

D. 戒烟限酒

E. 使用布洛芬

答案：E

解析：骨质疏松症对症治疗包括对伴有轻度疼痛者，采用转移注意力的方法缓解疼痛，中度以上疼痛者给予适量非甾体抗炎药如布洛芬等。也可以使用热敷、冷敷等方式缓解疼痛。

4. 吴爷爷，78 岁，1 月前因轻微活动摔倒导致股骨颈骨折，目前以卧床为主，平时无明显疼痛，检查显示骨密度明显降低，对吴爷爷的照护措施错误的是（　　）。

A. 鼓励吴爷爷在床上进行腹部肌肉和四肢的被动运动和主动运动

B. 鼓励吴爷爷积极配合治疗，家属给予积极支持

C. 指导吴爷爷绝对卧床，暂时不做运动

D. 指导吴爷爷采取正念冥想方法转移注意力，缓解疼痛

E. 指导吴爷爷适度补充钙剂、含铁食物等

答案：C

解析：骨质疏松症鼓励患者在床上进行四肢和腹部肌肉的主动和被动运动。

5. 史奶奶，62 岁，近期偶尔感觉腰背部疼痛，部位不固定，X 线检查显示骨密度明显降低，诊断为骨质疏松症，医师建议采用基础治疗、对症治疗和相应药物治疗，史奶奶不在意，觉得没有什么问题，以下最主要的措施（　　）。

A. 为史奶奶进行老年骨质疏松症的系统性健康教育，提高治疗依从性

B. 指导史奶奶定期复查

C. 指导史奶奶合理饮食

D. 指导史奶奶进行规律锻炼

E. 指导史奶奶用正确的方法缓解疼痛

答案：C

解析：目前，史奶奶不配合医师进行积极治疗，应对史奶奶及其家属进行疾病知识教育，增加对疾病的认识，以提高治疗依从性。

拓展阅读

自 2022 年 12 月 20 日起，颈椎病等 5 个中医病种被纳入中医门诊医保支付范围。参保患者可以在具备相关资质的定点医疗机构接受中医适宜技术治疗，并享受按比例报销的待遇。

点燃思考

戚爷爷，69 岁，退休前为中学老师，1 个月前因不慎跌倒急诊入院，X 线检查显示右侧股骨颈骨折，急诊给予股骨头置换手术，术后进行康复训练，病情稳定后出院，出院前测骨密度提示严重骨质疏松症，给予相应药物口服。既往患有左下肢静脉曲张 5 年，目前下肢皮肤完好。近一周感觉腰背部疼痛，活动后加重，他非常紧张，不知道是否能继续康复锻炼。（本案例由 2023 年全国职业院校技能大赛“健康养老照护”赛项赛题改编）

实际照护任务：

1. 指导老人使用助行架行走。
2. 指导老人使用医用压力袜预防下肢深静脉血栓。
3. 对老人开展关于预防骨质疏松症的健康教育。

项目九
老年神经系统常见疾病照护

学习目标

素质目标

1. 具备“尊老敬老、以人为本、爱岗敬业、爱心奉献”的职业精神。
2. 能够识别神经系统疾病老年人存在的问题并采取规范的照护措施。

知识目标

1. 掌握老年神经系统常见疾病的照护措施和健康指导方法。
2. 熟悉老年神经系统常见疾病的临床表现、并发症。
3. 了解老年神经系统常见疾病的病因和治疗要点。

技能目标

1. 准确识别并评估老年神经系统常见疾病的症状。
2. 为患有神经系统疾病的老年人制订个性化照护方案。
3. 对老年人进行神经系统常见疾病的健康教育。

知识导读

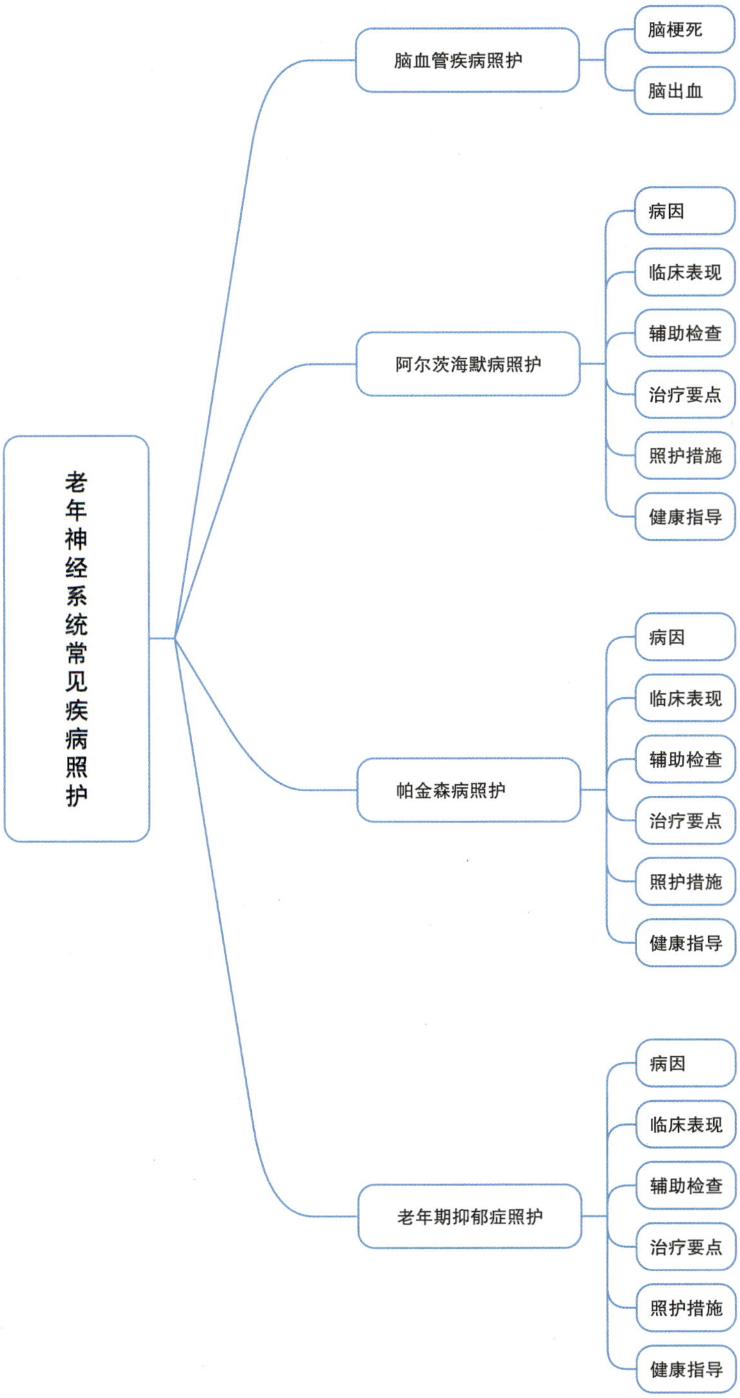
老年神经系统常见疾病照护
脑血管疾病照护
脑梗死
脑出血
阿尔茨海默病照护
病因
临床表现
辅助检查
治疗要点
照护措施
健康指导
帕金森病照护
病因
临床表现
辅助检查
治疗要点
照护措施
健康指导
老年期抑郁症照护
病因
临床表现
辅助检查
治疗要点
照护措施
健康指导

赛证对接

本项目通过真实情境下的照护任务，综合考查选手的知识、能力与素质目标。选手需评估老年人的认知、情绪、运动协调和日常生活能力，提供个性化照护，包括对阿尔茨海默病、抑郁等疾病进行记忆力训练、语言交流、兴趣激发和情绪调节，制订锻炼方案，以及制作健康教育海报、讲解疾病预防知识和撰写反思报告。目的是通过大赛平台，结合专业知识与老年照护需求，提升相关技能和标准化实践，提高老年人神经系统疾病的预防、治疗及照护水平。

任务一　脑血管疾病照护

扫码获取数字资源

案例导入

元爷爷，72 岁，退休后喜爱散步和看书。3 个月前，老年人突发中风，导致右侧肢体无力，并且语言表达困难。经过住院治疗和康复训练，病情有了明显改善，但仍存在一定的肢体障碍和语言障碍。目前，他处于恢复期，家属忙于工作，主要依赖照护员提供日常照护。为了促进老年人康复，照护员需要为他量身制订一套个性化的照护计划。

任务描述

1. 指导老年人进行肢体功能康复训练。
2. 指导老年人进行语言功能恢复训练。

知识殿堂

脑卒中指由各种原因引起的脑血管疾病急性发作，主要特征是迅速出现的局限性或弥漫性脑功能障碍，包括缺血性脑卒中（脑梗死）和出血性脑卒中（脑出血、蛛网膜下腔出血）。《中国脑卒中防治报告 2020》显示，我国脑卒中患病率为 1471/10 万，年发病率为 201/10 万，农村居民脑卒中死亡率为 160/10 万，城市居民脑卒中死亡率为 129/10 万。缺血性脑卒中发病率持续上升，出血性脑卒中发病率缓慢下降。脑卒中是危害中老年人生命健康的主要疾病之一，其患病率、发病率、死亡率随着年龄增加而上升。因老年人脑卒中以脑梗死和脑出血为主，本节重点介绍脑梗死和脑出血。

一、脑梗死

脑梗死指各种脑血管病变导致脑部血液供应障碍导致局部脑组织缺血、缺氧性坏死，出现相应神经功能缺损的一类临床综合征。主要包括脑血栓形成、脑栓塞和血流动力学机制所致的脑梗死，其中脑血栓形成和脑栓塞占到全部急性脑梗死的 80% ~ 90%。脑梗死是脑卒中的常见类型，占 70% ~ 80%，是老年人致死、致残的主要疾病之一。

（一）病因

脑动脉粥样硬化最为常见。其他，如高血压、糖尿病、冠心病、高脂血症、无症状性颈动脉狭窄、吸烟、精神紧张等是动脉粥样硬化的促进因素。其中，高血压是脑卒中较重要的独立危险因素。

1. 脑血栓形成

与动脉炎、血管痉挛、血流动力学和血液成分改变有关。

2. 脑栓塞

最多见于心源性，即心脏附壁血栓脱落；其次为非心源性，主要是由主动脉弓及其发出的大血管的动脉粥样硬化斑块和附着物脱落引起，其次是脂肪或气体栓子等。

（二）临床表现

1. 脑血栓形成

约 25% 的老年脑梗死患者发病前有短暂性脑缺血发作（TIA）病史，多在睡眠或安静状态下出现。发病时大多意识清楚或有轻度意识障碍，有局灶性神经系统损伤的表现，并在数小时内达到高峰。老年脑梗死患者的临床表现因血栓所在部位、栓塞程度的不同而异。

2. 脑栓塞

多无明显诱因及前驱症状，起病急骤是本病主要特征，在数秒或很短时间内症状达到高峰。意识障碍和癫痫发生率高，且神经系统的体征不典型，严重者可突然出现昏迷、全身抽搐、脑水肿，甚至发生脑疝而死亡。

3. 无症状性脑梗死多见

在 65 岁以上人群中，无症状性脑梗死的发生率可达 28%。

（三）辅助检查

1. 头颅 CT

可识别绝大多数颅内出血。发病 24 h 后可显示梗死的部位、大小及数量等，梗死区为低密度影。

2. 磁共振成像

磁共振成像（MRI）比 CT 更早发现梗死灶，尤其对脑干及小脑梗死的诊断率高。

3. 数字减影血管造影

数字减影血管造影（DSA）可显示动脉闭塞或狭窄的部位和程度，还可显示颅内动脉瘤和血管畸形。是脑血管病变检查的金标准，缺点为有创和存在一定风险。

4. 经颅多普勒超声检查

经颅多普勒超声检查（TCD）可测定颅底动脉闭塞或狭窄的部位和程度，能对血管狭窄引起的短暂性脑缺血发作进行诊断。

（四）治疗要点

老年脑梗死患者应在卒中中心接受治疗，遵循超早期、个体化和整体化的原则。治疗主要包括溶栓、抗凝、抗血小板聚集和防止脑水肿等。

1. 溶栓

溶栓治疗是目前最重要的恢复血流的措施，常用药物有重组组织型纤溶酶原激活物（rt–PA）和尿激酶，可使血管再通，及时恢复血流。发病 3 h 内或 3.0 ～ 4.5 h，应按照适应证和禁忌证严格筛选患者，尽快给予 rt–PA 静脉溶栓治疗。若没有条件使用 rt–PA，且发病在 6 h 内，对符合适应证和排除禁忌证的患者可考虑静脉给予尿激酶。

2. 抗凝

可减少短暂脑缺血发作和预防血栓形成，常用药物为肝素和华法林。

3. 抗血小板聚集

在急性期使用可降低死亡率和复发率，不可在溶栓或抗凝治疗期间使用。常用药物有阿司匹林、氯吡格雷和替格瑞洛。

4. 防止脑水肿

大面积梗死可出现脑水肿和颅内压增高，需应用脱水剂降低颅内压。常用药物有甘露醇、呋塞米、甘油、果糖等。

5. 中医保健

脑血管意外后遗症可配合中医传统康复技术。①艾灸保健：取气海、太溪、足三里、中脘、肾俞、脾俞。上肢瘫痪，可加肩井、曲池、手三里、外关、合谷；下肢瘫痪，可加三阴交、血海、悬钟、阳陵泉等。②耳穴压丸：可选皮质下、神门、肾、脾、肝、坐骨神经、瘫痪肢体相应部位（上肢瘫痪：加肩、肘、腕、指；下肢瘫痪。加趾、膝、髋、踝等）。③推拿保健：可运用㨰法、一指禅推法、按揉法、拿法、搓法、擦法等手法，以疏通经络、活血化瘀，滑利关节。

（五）照护措施

1. 生活照护

（1）环境和体位：保持安静，避免声光刺激，可取平卧位，意识障碍者头偏向一侧，保持呼吸道通畅，促进痰液排出，肢体瘫痪的患者应保持肢体功能位。

（2）合理饮食：给予优质蛋白、高维生素、低盐、低脂和低热量的清淡饮食。保证充足的饮水量，增加粗纤维食物，养成规律的排便习惯。协助偏瘫老年人用健侧肢体进食，将食物放在健侧咀嚼，如进食中出现气喘、发绀等症状，应立即停止进食，对症处理。观察吞咽情况、进食量和进食速度等，使用洼田饮水试验评定吞咽困难程度，洼田饮水试验评定为 3 ～ 5 级时，需根据老年人的情况遵医嘱进行鼻饲饮食，并加强口腔护理。

（3）休息和活动：急性期卧床休息，指导老年人在急性期生命体征平稳时进行被动运动，鼓励早期下床活动，日常生活活动应尽量自己完成，必要时可予以协助。

2. 基础照护

（1）病情观察：密切观察老年人的神志、瞳孔、血压、脉搏、呼吸和体温，及时发现脑疝前期的表现，协助医师处理。如果老年人出现呼吸困难、发绀、呼吸暂停等症状时，立即报告医师处理。溶栓者给予心电监护，血压监测要求每 15 min 监测 1 次，持续 2 h；每 30 min 监测 1 次，持续 6 h；每 60 min 监测 1 次，持续 16 h。

（2）对症照护：①下肢静脉血栓：早期筛查，入院后及早完善下肢静脉血管检查，早发现早治疗。避免对患者进行下肢输液，尤其是瘫痪侧肢体。鼓励患者进行床上和床下活动，活动训练应循序渐进，幅度由小到大，尽早协助患者下床活动。溶栓治疗后 2 h 内绝对卧床，转头和翻身时不宜过猛、过急。长期卧床或完全瘫痪的患者可穿医用压力袜或应用循环压力泵。②压力性损伤：评估压力性损伤的伤口面积、深度等，准确记录并动态评估。及时给予局部清创换药，有效处理感染性伤口。改善全身症状，提高营养状况，减轻水肿。增加翻身频率、减少局部受压时间。③肺部感染：遵医嘱合理使用抗生素，定期监测体温等指标。及时清洁口腔和气道分泌物，确保呼吸功能和营养供给，必要时静脉输注免疫球蛋白，改善机体抵抗力。

（3）用药照护：①溶栓剂：溶栓治疗时将患者收到卒中中心进行监测，该类药物最严重的副作用是颅内出血，应严格掌握药物剂量，观察有无黑便、牙龈出血、皮肤瘀点瘀斑等出血表现。观察生命体征、瞳孔、意识状态的变化，如患者原有症状和体征加重，或出现严重头痛、血压增高、脉搏减慢、恶心呕吐等，应考虑继发颅内出血，立即停用溶栓药物，给予紧急头颅 CT 检查；观察有无栓子脱落所致其他部位栓塞的表现，发现异常及时处理。②抗凝药：用药期间严密监测凝血时间和凝血酶原时间。老年人使用抗凝药物拔针时，应注意延长按压时间，以免出血。③抗血小板聚集药：除了观察有无出血倾向外，长期使用阿司匹林可引起胃肠道溃疡，消化性溃疡患者应慎用。氯吡格雷副作用较小，不引起中性粒细胞减少。长期服用这些药物须监测临床疗效及不良反应。④防治脑水肿药：甘露醇应无结晶。选择粗大静脉穿刺并快速输注，250 mL 药液在 15 ~ 30 min 内滴完，注意观察用药后是否有静脉炎，观察尿液的颜色、量及性质，使用过程中严密监测心、肾功能，记录 24 h 出入量。还可使用白蛋白辅助治疗，对低蛋白血症患者更适用。

3. 心理照护

老年人患病时易产生负面情绪，需理解并关心他们，鼓励表达情感，帮助处理困难。心理疏导可减轻压力，增强信心。同时，关注家属心理，指导照顾技巧，营造宽松交流环境。

4. 康复照护

（1）语言功能：早期可针对患者的听、说、读、写、复述等障碍给予相应的简单指令训练、口面部肌肉发音模仿训练、复述训练，口语理解障碍或构音障碍的患者，可根据老年人的喜好选择合适的图片或读物，从发音开始，按照字、词、句、段的顺序训练其说话，训练时照护员应仔细倾听，善于猜测询问，为患者提供述说熟悉的人或事的机会。同时要对家属进行必要指导，为老年人创造良好的语言环境。

（2）运动功能：急性期应重视瘫痪肢体的肌力训练，针对相应的肌肉进行渐进性抗阻训练，等速肌力训练可以改善卒中瘫痪肢体的功能。功能训练应循序渐进，对肢体瘫痪的老年患者在康复早期即开始做关节的被动伸展，并保持肢体功能位的摆放，幅度应由小到大，由大关节到小关节，例如单、双桥式运动（图 9–1–1）是早期床上体位变换训练的重要内容之一，后期应尽早协助患者下床活动，先借助平衡木练习站立、转身等，逐渐借助拐杖或助行器练习行走。

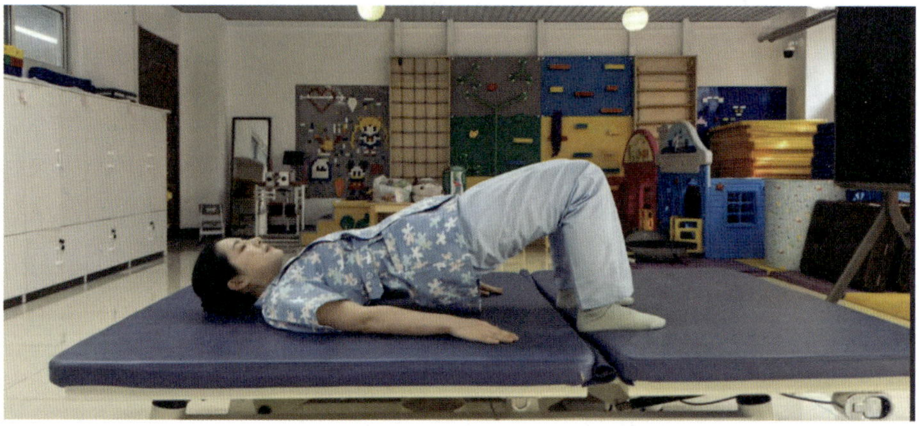

图 9-1-1　双桥式运动

（3）吞咽功能：吞咽障碍的康复方法包括唇、舌、颜面肌和颈部屈肌的主动运动和肌力训练。先进食糊状或胶冻状食物，少量多餐，逐步过渡到普通食物。进食时取坐位，颈部稍前屈，帮助刺激咽反射。软腭冰刺激。咽下食物练习呼吸或咳嗽来预防误吸。构音器官的运动训练有助于改善吞咽功能。

（六）健康指导

1. 疾病知识指导

指导患者及其家属了解疾病发生的病因、危险因素、早期主要症状和就诊指征，使其认识到预防比治疗更重要。控制血压、血脂、血糖，健康的饮食和生活方式是预防疾病的基础。发病后及时就医，积极治疗是促进健康的关键。

2. 疾病预防指导

对有发病危险因素或病史者，指导低盐、低脂、低热量清淡饮食，多食新鲜蔬菜、水果、谷物、鱼类和豆类，保持能量供需平衡。戒烟、限酒，应遵医嘱用药，改变不良生活方式，适当运动，控制体重，合理休息和娱乐。

3. 病情监测指导

定期门诊检查，动态了解血压、血糖、血脂变化和心脏功能情况。当患者出现头晕、头痛、肢体活动障碍等脑缺损症状时，家属应及时协助就诊。

二、脑出血

脑出血指原发于脑实质内的非外伤性血管破裂出血。患病率和病死率随年龄增长而增加，存活者中 80% ~ 95% 遗留神经功能损害，其中大脑半球出血占 80%，脑干和小脑出血占 20%，是影响老年人健康的最严重疾病。

（一）病因

最常见病因是高血压合并细小动脉硬化，其他病因包括动 - 静脉血管畸形、脑淀粉样血管病变、血液病（白血病、血小板减少性紫癜等）、抗凝或溶栓治疗等。老年人以高血压和脑淀粉样血管病为最常见的脑出血病因。寒冷、情绪激动、劳累、用力排便、饮酒过度等均可诱发脑出血。

（二）临床表现

1. 神经功能缺失严重

老年因脑动脉硬化和脑组织萎缩，导致脑部供血不足。一旦脑出血可产生更严重的神经功能缺损，意识障碍多见，癫痫发作率高。据报道，脑出血后 60% ~ 80% 老年人有意识障碍，约 50% 出现昏迷。

2. 局灶性定位表现

取决于出血量和出血部位，可有头痛、呕吐、失语、偏瘫、偏身感觉障碍等。

3. 并发症多

脑出血可引起下丘脑、血管调节中枢受累，同时作为应激反应可使交感神经刺激强化，导致老年人心血管功能紊乱进一步加重，在急性期常出现心肌梗死、心律失常表现。另外，脑出血可影响到内分泌和凝血功能，可出现非酮症高渗性昏迷、应激性溃疡等并发症。

（三）辅助检查

1. 头颅 CT

是临床上确认脑出血的首选检查，能清楚、准确地显示血肿的部位、大小、形态及周围组织情况。可显示边界清楚、均匀的高密度影。

2. 磁共振成像

对脑干出血诊断率高。

3. 脑脊液检查

压力增高，呈均匀血性。因腰椎穿刺检查易诱发脑疝，一般不做该检查，仅适用于不能进行 CT 检查且无颅内压增高的患者。

（四）治疗要点

治疗原则为急性期安静卧床、脱水降低颅内压、调整血压、防止出血再发生、预防和处理并发症。恢复期通过康复训练促进脑功能恢复，提高生存质量。

1. 内科治疗

（1）一般处理：急性期应保持安静，避免情绪激动和血压升高。一般应卧床休息 2 ~ 4 周。有意识障碍、消化道出血者宜禁食 24 ~ 48 h，注意水电解质平衡，预防吸入性肺炎、早期积极控制感染。剧烈头痛、过度烦躁不安者，可酌情适当给予镇静止痛剂；便秘者，可选用缓泻剂。

（2）降颅压药：脑出血后 48 h 脑水肿达高峰，脑水肿可使颅内压增高，并致脑疝形成，是影响脑出血死亡率及功能恢复的主要因素。使用过程中的注意事项同老年脑梗死。

（3）调控血压：脑出血急性期应以脱水降颅压为基础，但如果血压过高会增加再出血的风险，故应及时控制血压。调控血压应考虑患者的年龄、有无高血压史、颅内压是否增高、出血原因及发病时间等。收缩压在 180 mmHg 或舒张压在 95 mmHg 以内可观察而不使用降压药，以免影响脑灌注。

（4）止血和凝血药：对高血压脑出血无效，若是凝血机制可给予止血药物，常用药物有氨甲苯酸、6- 氨基己酸、巴曲酶等，使用过程中防止静脉血栓的形成。针对应激性溃疡引起上消化道出血，常用药物有奥美拉唑。

2. 外科治疗

严重脑出血或颅内压明显增高危及患者生命、内科治疗无效者，可考虑行外科手术治疗。主要手术方法包括去骨瓣减压术、小骨窗颅内血肿清除术、钻孔血肿抽洗术、颅内血肿微创清除术和脑室穿刺引流术等。

3. 康复治疗

脑出血后，只要患者生命体征稳定、病情不再进展，宜尽早进行康复治疗。早期分阶段综合康复治疗能促进患者的神经功能恢复，显著提高患者的生活质量。

（五）照护措施

1. 生活照护

（1）环境和体位：保持安静，避免声光刺激，抬高床头 15° ~ 30° 以促进脑部静脉回流，减轻脑水肿；头置冰袋或冰帽，降低脑耗氧量。恢复期根据血肿吸收恢复情况，逐渐变换体位，循序渐进避免幅度过大诱发二次出血。意识障碍者头偏向一侧，保持呼吸道通畅，促进痰液排出，肢体瘫痪的患者应保持肢体功能位。

（2）合理饮食：出血期间应遵医嘱禁食，消化道出血者应禁食 24 ~ 48 h。出血停止后给予清淡、易消化、营养丰富的饮食，如面条、蛋羹等。避免刺激、粗糙、干燥的食物，且应温度适宜，少食多餐，防止损伤胃黏膜。

（3）休息和活动：急性期绝对卧床 2 ~ 4 周，卧床休息，协助患者完成日常生活活动，保持皮肤清洁干燥，定时翻身。鼓励恢复期患者独立完成生活自理活动，有烦躁、谵妄时应加保护性床挡，防止坠床。

2. 基础照护

（1）病情观察：密切观察患者神志、瞳孔、尿量、肢体功能、血压等变化，必要时给予持续心电监护，警惕脑疝的发生。

（2）对症照护：调节血压，消除脑水肿。脑出血急性期患者如有脑水肿，可遵医嘱将冰袋置于其头部。昏迷患者平卧时头侧位或侧卧位，开放气道，取下活动性义齿，及时清除口鼻分泌物和吸痰，防止舌根后坠、窒息、误吸或肺部感染。照护员做好其口腔、呼吸道、皮肤、大小便等照护工作，预防压力性损伤、误吸、泌尿系统感染等并发症。

（3）用药照护：遵医嘱用药并观察患者用药后的反应。照护员要了解常用药物的疗效、不良反应和注意事项。

3. 心理照护

对意识清醒患者，照护员应关注其心理，耐心倾听和开导，预防焦虑和抑郁；在意识障碍急性期，照护员需安慰患者家属，提供心理疏导，并通过教育增强家属战胜疾病的信心和勇气。

4. 康复照护

同老年脑梗死。

（六）健康指导

1. 疾病知识指导

向患者及其家属解释脑出血的原因、风险因素和预防措施，确保他们按医嘱服用降压、降糖、降脂药物，并定期检查。指导他们测量血压和识别脑出血早期症状，如血压异常或突发的严重头痛、头晕、晕厥、肢体麻木或言语困难，应立即就医。

2. 疾病预防指导

高血压患者应避免可能导致血压骤升的各种因素，保持情绪稳定和心态平和；建立健康的生活方式，保证充足睡眠，适当运动，避免过度劳累和突然用力；低盐、低脂、低热量、高维生素饮食；戒烟、限酒；养成定时排便的习惯，保持大便通畅。

3. 病情监测指导

指导患者及其家属掌握自我照护方法，定期门诊检查，动态了解血压、血糖、血脂变化和心脏功能情况。当患者出现头晕、头痛、肢体活动障碍等症状时，家属应及时协助就诊。

【练习题】

A1 型题

1. 下列哪项是老年脑血管疾病的最主要危险因素（　　）。

A. 高血压　　B. 低血糖　　C. 高血钙

D. 缺乏运动　　E. 高胆固醇

答案：A

解析：高血压是老年脑血管疾病的独立危险因素，是最常见、最重要的病因之一。

2. 在老年脑血管疾病中，最常见的类型是（　　）。

A. 脑动脉瘤　　B. 脑梗死　　C. 脑出血

D. 短暂性脑缺血发作　　E. 脑膜炎

答案：B

解析：脑梗死是最常见的脑血管病类型。

3. 脑血管疾病急性期常见的临床表现不包括（　　）。

A. 单侧肢体无力　　B. 突发头痛　　C. 意识障碍

D. 咳嗽咳痰　　E. 视力模糊

答案：D

解析：咳嗽咳痰通常与呼吸道感染有关。

4. 下列哪项不属于老年脑血管疾病康复的主要目标（　　）。

A. 改善运动功能　　B. 恢复语言和认知能力　　C. 增加复发风险

D. 提高生活自理能力　　E. 减少医疗费用

答案：C

解析：康复目标在于恢复功能、降低并发症和复发风险，而不是增加复发风险。

5. 在老年脑血管疾病照护中，家庭和社区支持的作用主要体现为（　　）。

A. 提供情感支持　　B. 协助康复训练

C. 建立连续健康管理体系　　D. 提供生活照护　　E. 以上皆是

答案：E

解析：家庭和社区支持对患者进行情感、生活、康复等全方位照护，形成“医院—社区—家庭”连续管理模式。

A2型题

1. 李奶奶，68 岁，既往有高血压和糖尿病史，近期清晨起床后出现右侧偏瘫和语言障碍，最有可能患有（　　）。

A. 脑出血　　B. 脑梗死　　C. 短暂性脑缺血发作

D. 脑动脉瘤　　E. 脑膜炎

答案：B

解析：老年人具有多个脑血管疾病危险因素，加之临床表现符合局灶性神经功能缺损，脑梗死（缺血性卒中）较为常见。

2. 王爷爷，75 岁，高血压病史 9 年，照护员在对王爷爷进行脑出血的疾病预防指导时，针对生活方式干预，下列哪项不合理（　　）。

A. 定期监测血压和血糖　　B. 戒烟限酒　　C. 进行高强度剧烈运动

D. 均衡饮食与适度锻炼　　E. 按时休息

答案：C

解析：高强度剧烈运动可能增加心脑负担。

3. 李爷爷，72 岁，两个月前因脑出血入院，疾病恢复后入住幸福时光养老院，照护员对于李爷爷的用药照护中，以下哪项措施最能确保安全和效果（　　）。

A. 随意调整药物剂量

B. 定期随访、监测并根据病情调整治疗方案

C. 长期单一用药且不监测副作用

D. 停止所有降压降糖药物

E. 依赖民间偏方治疗

答案：B

解析：定期随访、监测及调整用药是确保老年人药物治疗安全、有效的重要措施。

4. 王奶奶，65 岁，3 月前蛛网膜下腔出血入院治疗，照护团队在制订王奶奶的健康指导方案时，整合家庭、社区与医疗机构协作的意义主要体现在（　　）。

A. 提高患者自理能力　　B. 缓解医院医疗压力　　C. 实现连续性健康管理

D. 提升患者的满意度　　E. 以上均是

答案：E

解析：整合家庭、社区和医疗机构可以形成一个全方位、多层次的健康管理闭环，有助于提高患者的自理能力、减轻医院负担及实现长期连续管理。

任务二　阿尔茨海默病照护

扫码获取
数字资源

案例导入

昌爷爷，78 岁，性格温和，平时喜欢散步和与朋友聊天。近年来，他的家人注意到他常常忘记放东西的位置，有时无法记得亲人的名字，甚至忘记吃饭。经过医院诊断，昌爷爷被确诊为轻度阿尔茨海默病。虽然家人尽量照顾，但由于工作原因，儿女无法全天陪伴，主要依赖照护员进行日常照护。为了改善昌爷爷的症状，照护员需要为他制订一套个性化的照护计划。

任务描述

1. 为老年人进行认知训练。
2. 帮助老年人做好生活指导。

知识殿堂

阿尔茨海默病（Alzheimer's disease，AD）是一组病因未明的原发性中枢神经退行性疾病，通常表现为渐进性记忆力障碍、认知能力下降和人格行为改变等症状。阿尔茨海默病起病隐匿，病程呈慢性、进行性，多发病于 65 岁以上，是老年期痴呆最常见的一种类型。

一、病因

目前，病因尚不明确，与遗传、环境、高龄、免疫系统功能障碍等因素有关。

（一）遗传因素

40% 的患病老年人有阳性家族史，呈常染色体显性遗传及多基因遗传。遗传学说认为，患者在第 21 对染色体上均有淀粉样变性基因。

（二）环境因素

吸烟、酗酒、睡眠障碍及缺乏运动等不健康生活习惯均可能增加阿尔茨海默病的发病风险。此外，长期暴露于环境污染（空气污染、铝中毒等）也被认为可能对大脑健康产生不良影响。此外发现，许多病毒感染性疾病可发生在形态学上，类似于阿尔茨海默病的神经纤维缠结和老年斑的结构变化。

（三）免疫系统功能障碍

随着年龄的增长，免疫系统衰退、自身免疫性疾病增加，阿尔茨海默病患病率明显升高。

（四）年龄增长

疾病并非正常老化，正常人脑中也存在神经纤维缠结和老年斑，但数量有限；而阿尔茨海默病患者脑内的变化超过了特定阈值。

二、临床表现

（一）记忆力障碍

是患病老年人较早、较突出的表现。主要表现为近期记忆下降，老年人常忘记近期发生的事情。例如，刚刚说过的话、刚刚放置物品的位置等。随着病程延长，远期记忆也逐渐受损，甚至可能忘记熟悉的人名、家庭成员以及曾经的重要经历，甚至影响到自我身份认知。

（二）注意力和执行功能下降

难以长时间集中注意力，做事时常常半途而废。在日常生活和工作中，老年人逐渐失去组织、决策和问题解决的能力，执行复杂任务时显得力不从心。

（三）语言障碍

患病老年人常在表达时出现找词困难，言语含糊不清。对他人语言指令的理解能力下降，可能出现听不懂、答非所问的情况。

（四）情感障碍

早期老年人情绪易激动，有欣快感，后期随着病情发展可能出现情绪低落、无助、烦躁或焦虑等症状。对周围事物兴趣减退，表现为情感淡漠、缺乏主动社交欲望。

（五）行为及人格障碍

可能表现出与其年龄和教育背景不符的行为，如幼稚、强迫或无目的行为。无序地翻找东西，收藏无用物品，忽视个人卫生，衣着不整，不注意仪表。随着病情进展，活动量减少，变得呆滞，晚期可能卧床不起，大小便失禁，生活完全依赖他人，类似植物人状态。

综上表现，临床上根据病情演变将阿尔茨海默病分为三期，即轻度痴呆期（遗忘期）、中度痴呆期（混乱期）和重度痴呆期（极度痴呆期）。

1. 轻度（遗忘期）

首发症状包括近期记忆减退，语言和视空间能力障碍，以及抽象思维和判断能力受损。日常生活能力下降，表现为计算能力和逻辑推理能力减退。无法完成熟悉的工作。情绪不稳定，易怒，人格改变，缺乏主动性，变得孤僻、自私，不注意个人仪表。

2. 中度（混乱期）

学习能力下降，记忆力减退，注意力分散；视空间障碍加剧；语言和认知功能受损；生活自理能力降低；人格改变，兴趣减少，对家人冷漠，伦理观念丧失；精神行为异常，如幻觉、妄想、抑郁、焦虑，行为无目的或攻击性，或表现为动作减少、反应迟钝。

3. 重度（极度痴呆期）

症状进一步加重，生活完全不能自理，终日卧床，大小便失禁；智力逐渐丧失；无自主运动，可出现震颤、肌强直、偏瘫、缄默不语，严重时呈植物人状态，常因并发肺炎、压力性损伤、骨折、感染等并发症而死亡。

三、辅助检查

（一）影像学检查

脑 CT 检查可见脑萎缩，头颅 MRI 检查示双侧颞叶、海马萎缩。

（二）脑电图检查

脑电图检查（EEG）示早期仅有波幅下降和α波节律减慢，随病情发展为弥漫性慢波。

（三）神经心理学检查

常用筛查工具有简易精神状态检查量表、画钟试验、日常生活活动能力量表等。

四、治疗要点

（一）非药物治疗

预防脑血管病，有效地控制各种血管性危险因素是一项重要的治疗措施。通过认知刺激、认知康复等，改善患者的日常生活能力，鼓励老年人参与各种社会活动，提高生活质量。

（二）药物治疗

包括改善认知功能的药物和精神行为症状的药物。前者包括胆碱酯酶抑制剂、盐酸美金刚、银杏叶制剂等，后者包括抗精神药、抗抑郁药、焦虑和镇静催眠药等。

五、照护措施

（一）生活照护

1. 环境

提供整洁、明亮、温馨的生活环境，设有鲜明的标识来维持定向力，如大字体的日历、在房间门上张贴患者的照片等。

2. 合理饮食

给予清淡、易消化、营养丰富的食物，根据患者状态可给予看护、协助进食甚至喂食。

3. 分期生活照护

（1）在疾病早期，建议患者家属保持患者的生活环境和习惯不变，鼓励患者积极参与社会活动，并指导其完成基本生活自理，如穿衣、进食、如厕等。同时，将患者常用物品放置于易取之处。

（2）在疾病中期，应尽量保持患者现有的功能，减慢退化速度。照护员应帮助患者合理选择衣物，简化穿衣过程，提供易用餐具，必要时协助进食，指导适量饮水，定时如厕，并协助完成个人清洁，如洗澡和修剪指甲。同时，应鼓励和赞扬患者的自理行为，加强监护以确保安全。

（3）在疾病晚期，照护员做好基础照护，定时为患者翻身及补充营养，防止感染等并发症的发生。对拒绝基础照护（洗澡）的患者，照护员应寻找原因，针对不同的原因，尝试各种方法。

（二）基础照护

1. 病情观察

照护员应重视对疾病症状的早期识别，鼓励记忆力明显减退的患者及早就医，定期体检。观察老年人有无孤僻、冷漠、睡眠障碍、烦躁不安、行为异常等早期精神异常表现，谨防意外事件发生。

2. 对症照护

（1）安全：改善老年人居住环境，设置标识和标签以帮助识别物品位置。清除障碍物，确保安全。增强照明，使用防滑地垫和扶手防跌倒。日常活动中应有照护员或家属陪同，使用标识和便签帮助识别物品。外出时使用防走失设备或确保有人陪伴。

（2）睡眠：评估患者发生睡眠障碍的原因，并采取相应的照护措施，如排除身体不适、缓解紧张及焦虑情绪等。指导患者减少日间卧床时间，尽量减少安眠药的使用。

（3）尿失禁：清楚地标示出厕所的所在位置，怀疑患者有便意时，应及时引导他们去厕所。应指导患者及其家属使用短裤类型的尿布或舒适的纸尿裤，但应尽量推迟使用时间；指导患者进行增强尿道括约肌肌力的训练。

（4）记忆障碍：鼓励患者回忆往事，帮助其认识当下的生活状态，通过多种方式提高记忆力。生活用品应放置在固定位置并设置明显标记，对于健忘的患者要多鼓励，避免训斥。使用患者接受且易引起愉快感的语言刺激，彰显尊重和爱护的态度，取得患者信任。

（5）定向力障碍：防止患者单独外出，外出时应佩戴写有姓名、住址、电话和回家路线的卡片，以便走失时他人能送回。家中重要电话应制作成卡片并放置明显处，旁边附上照片，帮助患者记忆。

（6）行为异常：患者常无故出现激越行为，表现为不当言行。身体不适或需求未满足时，可能主诉视听下降，或因幻觉妄想导致思维、注意力混乱。恐惧时可引发躁动、叫喊甚至攻击。应对策略包括：消除应激源，营造家庭化病房环境，了解并满足患者习惯和喜好；鼓励其自主完成任务；善用注意力转移法。避免使用禁令命令，患者激越时切勿强行限制自由，以防加重症状。

3. 用药照护

遵医嘱指导和监督患者服药，避免漏服、误服和过量服用药物。密切观察患者用药后的反应，管理好药品，以防发生意外。

（三）心理照护

交流时使用简单明了的句子，并耐心等待他们的回应。尊重老年人的意见，避免过度批评。鼓励他们与亲友保持联系，定期组织社交活动，防止孤独。

（四）康复照护

进行智能康复训练，对患者进行记忆、智力、表达能力和社会适应能力训练，由易到难，由简到繁。

指导老年人家属为患者提供及寻求良好的社会支持，尽可能地保持其原有人际关系不变，不要频繁地更换照顾者；嘱老年人家属多探视和陪伴老年人，也可邀请亲属和老年人的朋友前来探视。

六、健康指导

（一）疾病知识指导

积极开展科普宣传，普及阿尔茨海默病的相关知识，使老年人及其家属了解阿尔茨海默病早诊、早治的必要性。同时，应指导患者积极防治心脑血管疾病、糖尿病、甲状腺疾病等慢性病。

（二）疾病预防指导

积极健康干预，提高社会人群对疾病危险因素的认识，改变生活方式，培养广泛的兴趣爱好，改变其不良嗜好，如戒烟、限酒。

（三）病情监测指导

建议每 3 ~ 6 个月进行一次复诊，以评估患者的认知功能、生活自理能力和药物疗效，并根据评估结果及时调整健康照护计划。

（四）照护者指导

通过定期培训、家访等方式，提高照护者的护理技能，指导照护者掌握与患者交流的方法，提高患者的生活质量。

【练习题】

A1 型题

1. 下列哪项是阿尔茨海默病最主要的危险因素（　　）。

A. 遗传因素　　B. 年龄增长　　C. 高血压

D. 抽烟　　E. 高糖饮食

答案：B

解析：年龄增长是老年阿尔茨海默病最重要的风险因素，绝大多数病例在 65 岁以后发病。

2. 在晚发型阿尔茨海默病中，与发病风险显著相关的基因等位基因是（　　）。

A.ApoE2　　B.ApoE3　　C.ApoE4

D.APP 基因突变　　E.BRCA1 基因突变

答案：C

解析：ApoE4 等位基因与晚发型阿尔茨海默病密切相关，携带者风险明显增高。

3. 下列哪项神经病理改变是阿尔茨海默病的主要特征（　　）。

A. 神经原纤维缠结　　B.Lewy 小体形成　　C. 脱髓鞘

D. 脑室扩大　　E. 神经元增生

答案：A

解析：神经原纤维缠结是阿尔茨海默病的主要特征。

4. 阿尔茨海默病早期常见的临床表现主要为（　　）。

A. 运动障碍明显　　B. 记忆力下降，尤其是短期记忆障碍　　C. 严重失语

D. 昏迷　　E. 幻觉

答案：B

解析：早期阿尔茨海默病最主要表现为短期记忆减退，患者往往忘记刚刚发生的事情。

5. 在阿尔茨海默病中，β 淀粉样蛋白的沉积主要形成哪种病理结构（　　）。

A. 神经原纤维缠结　　B. 斑块　　C. 神经胶质瘤

D. 空泡病变　　E. 血管瘤

答案：B

解析：异常沉积的 β 淀粉样蛋白在大脑中形成淀粉样斑块。

A2型题

1. 王爷爷，72 岁，诊断为阿尔茨海默病，近期表现为逐渐加重的短期记忆丧失、注意力不集中及语言表达困难，同时家族中有类似病例。下列最可能的病因是（　　）。

A. 早发型阿尔茨海默病由 APP 突变引起

B. 晚发型阿尔茨海默病与 ApoE4 等位基因和环境因素共同作用有关

C. 血管性痴呆引起的认知障碍

D. 前额叶痴呆导致的行为改变

E. 甲状腺功能亢进引起的认知障碍

答案：B

解析：该老年人年龄较大且有家族史，晚发型 AD 主要与 ApoE4 等位基因及环境、生活方式等多因素相互作用有关。

2. 李奶奶，65 岁，诊断为阿尔茨海默病，照护员在照护李奶奶的过程中，建议李奶奶保持规律的有氧运动，适当锻炼。运动的主要作用是（　　）。

A. 完全逆转脑内病理改变

B. 改善心血管功能，促进脑部血流，延缓认知衰退

C. 主要用于改善肢体运动障碍

D. 替代药物治疗发挥同等效果

E. 增加脑内淀粉样斑块沉积

答案：B

解析：规律有氧运动可改善全身及脑部血液循环，增强心肺功能，有助于延缓认知功能的衰退，但不能完全逆转病理改变。

3. 王爷爷，80 岁，阿尔茨海默病 5 年，照护员在对其进行饮食照护过程中最为合理的是（　　）。

A. 高脂肪、高胆固醇饮食以增强能量供应

B. 地中海式饮食，多摄入蔬菜、水果、全谷物和鱼类，减少饱和脂肪

C. 完全禁食以减少大脑负担

D. 主要依赖膳食补充剂替代天然食物摄入

E. 高糖饮食以提供快速能量

答案：B

解析：地中海式饮食被证实有助于改善心血管和脑部健康，降低阿尔茨海默病风险。

4. 刘奶奶，73 岁，已确诊为早期阿尔茨海默病，除了药物治疗外，综合健康指导应包括下列哪些措施（　　）。

A. 增加认知训练、调整生活方式、加强社交活动

B. 单纯依赖家庭护理，不需要专业康复训练

C. 完全停止一切体育活动以避免跌倒

D. 仅侧重于饮食调控，忽视心理支持

E. 完全依赖药物治疗，忽视非药物干预

答案：A

解析：无。

5. 朱爷爷，75 岁，阿尔茨海默病 9 年，照护员在对老年阿尔茨海默病患者进行健康照护时，定期使用 MMSE 等认知评估工具的主要目的（　　）。

A. 评估患者是否存在精神分裂症

B. 监测认知功能变化，及时调整管理方案

C. 确定是否需要手术治疗

D. 主要用于心理咨询的依据

E. 评估患者的运动能力

答案：B

解析：无。

任务三　帕金森病照护

扫码获取
数字资源

案例导入

福爷爷，72 岁，退休前曾是一名技工。近 3 年来，家属发现福爷爷出现手部震颤、动作迟缓、步态不稳以及面部表情呆滞等症状。日常生活中，他常因手抖难以独立完成简单家务，且言语渐趋含糊。由于子女工作繁忙，福爷爷主要依靠社区照护服务和邻里互助。为改善其生活质量，照护员需要制订一套全面、个性化的照护计划，涵盖病情监测、药物管理、康复训练和心理疏导等多个方面。

任务描述

1. 指导老年人服药。

2. 指导老年人进行个性化的康复训练。

知识殿堂

帕金森病（Parkinson's disease，PD），又名震颤麻痹，是一种常见的老年神经系统退行性疾病，临床上以静止性震颤、运动迟缓、肌强直和姿势平衡障碍为主要特点，主要病理改变是黑质多巴胺能神经元进行性退变和路易小体的形成。我国 65 岁以上人群患病率为 1700/9 万，男性稍高于女性。

一、病因

（一）年龄老化

发病多与神经系统老化有关。50 岁以上发病率明显增高，并随年龄增长呈上升趋势。

（二）遗传因素

绝大多数患者为散发性，与遗传相关的帕金森多为早发型，在人群中有基因点突变引起的病例低于全部病例的 5%。

（三）环境因素

流行病学显示，长期接触工农业毒素，如杀虫剂、除草剂或某些工业化学品，可能与疾病发生有关。

二、临床表现

起病隐匿、进行性发展。临床上主要表现为静止性震颤、肌强直、运动迟缓和姿势步态障碍。

（一）静止性震颤

约 50% 患者震颤为首发症状，通常从一侧上肢开始，逐渐影响到同侧和对侧上下肢。静止时明显，随意运动时减轻，情绪紧张或激动时加重，睡眠时消失。典型者出现“搓丸样”动作，表现为手指的节律性震颤使手部不断地做旋前、旋后的动作。

（二）肌强直

从一侧开始发展至对侧和全身，表现为屈肌和伸肌肌张力增强，呈现“铅管样”强直。如同时合并震颤，则肢体被动运动时老年人可感到在均匀的阻力中出现断续停顿，如同齿轮转动，称为“齿轮样”强直。

（三）运动减少和运动迟缓

帕金森病患者表现为动作减少、缓慢，早期精细动作如穿衣、系鞋带变慢，逐渐发展为全面动作减少，难以完成。晚期患者翻身、起床困难，面肌运动减少，表情呆板，出现“面具脸”。病程进展中运动变换困难，出现数秒停顿，称为凝固现象。始动犹豫和步态凝固是该病特征，常因障碍物或方向变换导致跌倒。

（四）姿势步态异常

老年人在疾病早期行走时上肢摆动减少，下肢拖曳。随着病情进展，步伐变小变慢，步态障碍在启动和转弯时尤为明显，起立时也困难。行走中可能出现“冻结”现象，全身僵硬无法动弹，或出现前冲步态，步伐小而快，难以及时止步，称为“慌张步态”。

三、辅助检查

（一）影像学检查

头颅 CT 和 MRI 检查均无特异性改变。

（二）实验学检查

脑脊液中多巴胺代谢产物高香草酸和 5– 羟色胺代谢产物含量降低。

（三）特殊检查

经颅超声可通过耳前听骨窗探测黑质超声，多数患者黑质回声增强。

四、治疗要点

包括药物治疗、手术治疗、对症治疗、运动治疗、心理疏导。其中，药物治疗是最主要的治疗方法，手术治疗是药物治疗的一种有效补充。

（一）药物治疗

目前，左旋多巴和复方左旋多巴是最有效的药物，从小剂量开始，逐渐增加至最佳疗效后长期维持。其他药物，如多巴胺受体激动药、抗胆碱能药物等可作为辅助治疗选择。

（二）手术及干细胞治疗

对于长期药物治疗疗效明显减退，同时出现异动症的患者可以考虑手术治疗，但手术只能改善症状，不能根治，术后仍需药物治疗。手术方法有立体定向神经核毁损术和脑深部电刺激术（DBS）。DBS 因其微创，安全和可控性高而作为主要选择。目前，正在探索采用干细胞移植结合基因治疗的新疗法。

（三）对症治疗

当老年患者出现焦虑、抑郁、睡眠障碍等非运动症状时，需对症使用抗焦虑药、抗抑郁药、镇静催眠药等，以改善临床症状和生活质量。

（四）运动治疗

根据运动症状选择合理的运动方式，鼓励患者多运动，可有效改善症状并延缓病情进展。

（五）中医、康复和心理治疗

康复及心理治疗包括肢体运动、语言、认知及各种日常生活的训练和指导，可提高帕金森病老年人的生活质量，减少并发症。心理疏导与疾病教育也是帕金森病的重要综合治疗措施。

五、照护措施

（一）生活照护

1. 环境

保持室内空气新鲜，光线明亮，温湿度适宜，定时通风，避免对流风。保持地面平整、防滑且无障碍物。

2. 合理饮食

给予高热量、高维生素、高纤维素、低盐、低脂、适量优质蛋白且容易消化的食物，并根据病情变换及时调整和补充各种营养素，戒烟限酒。饮食上建议主食以五谷类为主，多选粗粮，多吃新鲜蔬菜水果，多喝水，每天 2000 mL 以上。每天补充 900 ~ 15000 mg 钙质，预防骨质疏松症。上肢震颤明显者，可协助完成进食进水，抬高床头，保持半坐位或坐位。流涎过多者，可使用吸管吸食流质；进食困难、饮水呛咳者，给予鼻饲，防止经口进食引起误吸、窒息。

3. 清洁照护

照护员协助完成晨晚间护理，加强巡视，主动了解其需求，指导和鼓励老年人自我护理，做好洗漱、沐浴、刷牙等清洁工作，增强老年人的舒适感，预防并发症。

（二）基础照护

1. 病情观察

定期记录老年人的主要运动症状（震颤、运动迟缓、肌肉僵直等）变化，并注意非运动症状（睡眠、情绪、认知变化）。可采用标准化量表（UPDRS 评分）进行客观评估，便于医师依据病情变化及时调整治疗方案。

2. 对症照护

（1）上肢震颤未能控制、动作笨拙者：避免拿热水、热汤，谨防烧伤、烫伤等；避免自行使用液化气炉灶，尽量不要自己从开水瓶中倒水，为端碗持筷困难者准备带有大把手的餐具，选用不易打碎的不锈钢饭碗水杯和汤勺，避免使用玻璃和陶瓷制品等。

（2）有幻觉、错觉、欣快、抑郁、精神错乱、意识模糊或智力障碍者：应专人陪护，照护员应代为保管药物，认真查对老年人是否按时服药，有无错服、误服或漏服，每次送服到口；进行严格交接班制度，禁止老年人自行使用锐利器械和危险品。

（3）认知障碍者：安置在有严密监控的区域，避免自伤、坠床、坠楼、走失、伤人等意外发生。

（4）直立性低血压者：应适当增加盐和水的摄入量，睡觉时抬高头位，穿医用压力袜，改变体位时应缓慢进行。

（5）睡眠障碍者：要改变睡眠习惯，规律进行日间锻炼，避免晚上服用刺激性食物。

3. 用药照护

协助老年人严格遵医嘱按时、按量服药，确保药物剂量和服药间隔符合医嘱。观察并记录可能出现的药物副作用，如恶心、幻觉或其他神经精神异常。

（三）心理照护

与帕金森病老年人进行心理沟通，倾听其内心困扰，帮助其认识并接受病情，逐步缓解焦虑和抑郁情绪。采用认知行为疗法（CBT）等非药物干预措施，鼓励老年人表达情绪并通过积极交流获得情感支持。

（四）康复照护

照护员应帮助老年人制订个性化步态、平衡和柔韧性训练方案，根据帕金森病老年人体能状况逐步提高训练强度，确保每天进行适量运动。可结合物理治疗设备辅助康复，如使用振动训练仪、平衡板、步态分析仪等，帮助改善运动协调性和稳定性。指导老年人掌握缓慢起身、正确转移重心的方法，必要时提供助步器或其他辅助工具，减少跌倒风险。

六、健康指导

（一）疾病知识指导

照护员要做好帕金森病的相关知识宣传，让老年人及其家属了解病情的进展情况，主动配合治疗和照护。注意服药的时间、剂量及不良反应，避免累加用药引起中毒；不能突然停药或随意更换药品，以确保用药安全。

（二）疾病预防指导

目前，尚无有效的预防措施能够阻止帕金森病的发生与发展，因此，应重视早期发现并采取干预措施以延缓阻止多巴胺能神经元的变性死亡。

（三）病情监测指导

照护员应嘱老年人定期进行门诊复查，以了解病情变化及用药情况，及时调整用药剂量及用药方案。

（四）照顾者指导

此病无法治愈，病情通常逐渐加重，可能持续数年至数十年。这会导致家庭成员感到身心俱疲，并承受较大的经济压力。照护员需关注照顾者和家属，倾听他们的感受，理解他们的处境，并尽力帮助他们解决问题，从而为老年人提供更好的家庭支持。

【练习题】

A1 型题

1. 帕金森病老年人典型的初始症状是（ ）。

A. 肌肉无力 B. 静止性震颤 C. 姿势不稳

D. 言语障碍 E. 视力模糊

答案：B

解析：静止性震颤是帕金森病的典型初始症状，表现为在静止状态下出现的手部或其他部位的抖动。

2. 帕金森病的主要病理变化是（ ）。

A. 大脑皮质神经元丢失 B. 基底节多巴胺能神经元变性

C. 小脑神经元丢失 D. 脊髓前角细胞变性 E. 海马神经元增生

答案：B

解析：帕金森病的主要病理特征是中脑黑质致密部的多巴胺能神经元变性，导致基底节功能障碍。

3. 帕金森病老年人常见的面部表情变化是（ ）。

A. 面部肌肉抽搐 B. 面具脸 C. 眼睑下垂

D. 口角歪斜 E. 频繁眨眼

答案：B

解析：帕金森病患者常表现为面部表情减少，称为“面具脸”，即面部肌肉僵硬，缺乏表情变化。

4. 帕金森病的运动症状不包括（ ）。

A. 静止性震颤 B. 肌肉僵直 C. 运动迟缓

D. 肌肉萎缩 E. 平衡失调

答案：D

解析：帕金森病的主要运动症状包括静止性震颤、肌肉僵直和运动迟缓，但不直接导致肌肉萎缩。

5. 帕金森病老年人的步态特征是（ ）。

A. 跨步过大 B. 拖曳步态 C. 慌张步态

D. 跨步不稳 E. 跳跃步态

答案：C

解析：帕金森病患者常表现为起步困难，步幅小，步伐加快，称为“慌张步态”。

A2型题

1. 刘爷爷，65 岁，近一年来出现右手静止性震颤，动作迟缓，行走时步态拖曳，面部表情减少。查体：肌张力增高，齿轮样强直。最可能患有（　　）。

A. 特发性震颤　　B. 帕金森病　　C. 小脑性共济失调

D. 阿尔茨海默病　　E. 脑梗死

答案：B

解析：患者表现为静止性震颤、运动迟缓、肌张力增高等帕金森病的典型运动症状，因此最可能的诊断是帕金森病。

2 李奶奶，68 岁，诊断为帕金森病 2 年，近期出现情绪低落，兴趣减退，睡眠障碍，食欲下降。最可能患有（　　）。

A. 帕金森病痴呆　　B. 抑郁症　　C. 焦虑症

D. 精神分裂症　　E. 躁狂症

答案：B

解析：无。

3. 刘爷爷，75 岁，诊断为帕金森病 10 年，长期服用左旋多巴治疗，近期出现幻觉，妄想，行为异常。最可能的诊断是（　　）。

A. 帕金森病痴呆　　B. 药物诱发精神障碍　　C. 路易体痴呆

D. 阿尔茨海默病　　E. 血管性痴呆

答案：B

解析：患者长期服用左旋多巴后出现幻觉、妄想等精神症状，最可能的原因是药物诱发精神障碍。

任务四　老年期抑郁症照护

扫码获取
数字资源

案例导入

邹奶奶，78 岁，退休后一直热爱书法和园艺。近 1 年来，逐渐出现情绪低落、兴趣减退、睡眠紊乱及食欲不振等症状，甚至出现自责与无望感。家人注意到邹奶奶日常社交活动减少，对曾经热爱的事物提不起兴趣，同时伴有记忆力下降和体力减退。经精神科医师评估后，被诊断为老年期抑郁症。由于家属工作繁忙，邹奶奶主要依赖社区和居家照护服务。

任务描述

1. 指导并协助老年人服药。

2. 为老年人提供心理支持。

知识殿堂

老年期抑郁症指首发在60岁以后，以持久（时间至少持续2周）的抑郁心境为主要临床表现的一种精神障碍。常由多种生理、心理和社会因素综合作用所致，其临床表现多样，除情绪低落外，还可能表现为认知功能下降、躯体不适和社交退缩。老年期抑郁症属精神疾病，易反复发作，使老年人丧失劳动能力和日常生活能力，导致精神残疾，甚至自杀。近年来，随着我国人口老龄化加剧，老年期抑郁症的发病率呈逐年上升趋势，我国老年人抑郁症患病率可达7%～10%，在患有高血压、冠心病、糖尿病甚至癌症等疾病的老年人群中，发病率高达50%。相关研究表明，老年人的自杀企图和自杀有50%～70%继发于抑郁症。

一、病因

目前，老年期抑郁症的病因并不清楚，但可以肯定的是，生物、心理与社会环境等多方面因素共同参与了该疾病的发病过程。

（一）生物因素

主要包括遗传、神经内分泌、神经再生等方面，老化造成中枢神经递质分泌减少，大脑内5-羟色胺、去甲肾上腺素、多巴胺等化学物质失去平衡。

（二）心理因素

神经质、内向、依赖性强等人格特质与老年期抑郁症的发生密切相关。消极的认知方式，如过度概括、灾难化思维等，容易导致情绪低落，增加抑郁症风险。早年经历心理创伤，如童年虐待、亲人离世等，会增加老年期抑郁症的易感性。

（三）社会因素

社会支持网络薄弱，缺乏家人、朋友的关心和支持，容易导致孤独、无助，增加抑郁症风险。退休、丧偶、经济困难等负性生活事件，会给老年人带来巨大的心理压力，诱发抑郁症。退休后社会角色丧失，社会地位下降，容易导致自我价值感降低，产生抑郁情绪。

二、临床表现

情绪低落、思维迟缓、行为活动减少。老年期抑郁症发作的临床表现常不典型。

（一）情绪低落

是最常见症状，表现为持续的情绪低落、沮丧、悲伤，老年人对以往感兴趣的活动失去兴趣，甚至对日常生活也提不起精神，表现为社交退缩、不愿出门、不愿与人交流等。老年人常感到疲劳、乏力，即使休息后也难以缓解，日常活动能力下降，甚至出现生活不能自理的情况。

（二）思维迟缓

大部分老年期抑郁症的老年人伴有不同程度的认知功能损害，表现为记忆力下降、注意力不集中、思维迟缓、执行功能受损等，容易被误诊为痴呆。需与老年期痴呆相互鉴别。

（三）行为活动减少

表现为行为阻滞，肢体活动减少，不想说话（言语少、语调低、语速慢）。大部分情况下处于缄默状态，不愿与人交往。经常自觉精力不够，全身乏力，甚至日常生活不能自理。

（四）自杀倾向

严重抑郁发作的老年人常伴有消极自杀的观念和行为。对伴有严重躯体疾病、社会支持缺乏、既往有自杀史的老年人，应高度重视。

（五）老年期抑郁症的特殊表现

1. 隐匿性抑郁

部分老年期抑郁症的老年人以躯体症状为主，如腹胀腹痛、恶心、腹泻或便秘、体重下降、潮热出汗等。因情绪低落不明显，容易被误诊为躯体疾病，因此又称为隐匿性抑郁。

2. 假性痴呆

老年期抑郁症的老年人常伴有认知功能损害，表现为记忆力下降、注意力不集中等，容易被误诊为痴呆。

3. 激越性抑郁

部分老年期抑郁症老人表现为焦虑、激越、易激惹，甚至出现攻击行为。

三、辅助检查

（一）心理评估工具

采用汉密尔顿抑郁量表（HAMD）、老年抑郁量表（GDS）等进行症状评估，以量化抑郁的程度。

（二）生化及内分泌检查

检查甲状腺功能、血糖、电解质及维生素水平，排除躯体疾病引起的情绪障碍。

（三）脑影像学检查

对疑难病例可进行 MRI、CT 等检查，以评估脑部结构改变状况。

四、治疗要点

（一）药物治疗

首选 5- 羟色胺再摄取抑制剂，如氟西汀、帕罗西汀、左洛复等。其次为三环类和四环类抗抑郁药，如氯丙嗪、多塞平、阿米替林等。

（二）心理治疗

老年期抑郁症的诱发因素多为社会心理因素，因此应注重老年抑郁症老年人的心理治疗，争取家庭成员及朋友的支持和密切配合，营造良好的生活氛围，鼓励老年人生活自理，参加社会活动，以消除或缓解其心理问题，改善预后，预防复发。

（三）电抽搐治疗

电抽搐治疗主要适用于严重抑郁、药物及心理治疗无效、无心脑血管和骨骼系统疾病、年龄在 75 岁以下的老年患者。改良电休克治疗（MECT）对急性老年期抑郁症患者更安全、有效。

（四）中医治疗

1. 穴位按摩可选内关、神门、太冲、膻中等穴。

2. 耳穴压丸取神门、心、交感、肝、脾。

五、照护措施

（一）生活照护

1. 合理饮食

合理安排饮食，给予高蛋白质、高维生素食物，如鸡蛋、瘦肉、水果、蔬菜等，避免高脂肪、高糖、高盐饮食，避免辛辣刺激的食物。保证水及营养物质摄入均衡。戒烟戒酒。

2. 休息和活动

房间光线柔和、整洁、安静、舒适，确保充足睡眠、生活规律，避免熬夜和过度劳累。白天适当参加体育锻炼，睡前热水泡脚、喝牛奶，促进睡眠。鼓励老年人进行适度的有氧运动，如散步、慢跑、游泳等，每周至少 3 次，每次 30 min 以上，运动强度以微微出汗为宜。

3. 安全照护

采取有效措施严防抑郁症老年人的自伤、自杀行为。建立良好的治疗性人际关系，早期识别自杀倾向，专人守护，避免意外发生。妥善保管能造成老年人自伤的药品及危险物品，以免造成意外伤害。对于有强烈自杀企图的老年人应 24 h 专人照护，尤其是夜间、凌晨、午间、交接班、节假日等，要加强防范，必要时经解释后予以约束，以防意外。

（二）基础照护

1. 病情观察

老年期抑郁症发作的临床症状常不太典型，应密切观察老年人情感、思维、意志活动的变化，有无情绪波动及自杀观念和行为；关注老年人的躯体症状，如疼痛、腹胀、腹泻或便秘、胸闷、心悸、面红、潮热出汗、睡眠障碍、体重明显变化等，避免漏诊、误诊。建立详细的日常记录，包括情绪波动、睡眠质量、食欲变化、活动水平及身体不适等方面。每日记录并了解病情变化，判断治疗效果，必要时进行干预调整。

2. 用药照护

由于抑郁症的复发率较高且治疗用药时间长，老年人常因药物的不良反应而拒药、藏药，要耐心说服老年人严格遵医嘱服药，不可擅自停药或减量，并定期复查。注意观察老年人是否有高血压、冠心病、糖尿病等并发症表现，注意药物间的配伍禁忌。

（三）心理照护

1. 个体化心理疏导

定期开展一对一的心理咨询，采用认知行为疗法、正念疗法等方法，帮助老年人认识和调整负性思维。针对老年人的具体情绪问题，制订个性化的疏导方案，缓解焦虑、孤独和无助感。

2. 团体与家庭支持

组织老年人团体辅导或支持小组活动，提供一个交流情感、分享经验的平台；同时，邀请家属参与心理辅导课程，提高家庭成员对老年期抑郁症的认知，共同营造理解和支持的家庭氛围。家属应定期陪伴患者，主动倾听其情感需求，提供情感支持和实际帮助。

3. 社交活动鼓励

鼓励老年人参与社区活动、兴趣小组或文体活动，如书法、园艺、太极、广场舞等。增加社交互动不仅有助于改善情绪，也能增强自我价值感和归属感。

（四）康复照护

1. 适度运动计划

制订符合老年人体能状况的运动方案，如散步、体操或太极拳。运动不仅能改善睡眠质量和身体素质，还能促进大脑内神经递质的分泌，帮助缓解老年人的抑郁症状。

2. 兴趣培养与技能训练

根据老年人的兴趣爱好，鼓励发展书法、绘画、手工、园艺等活动。这些活动既可以转移注意力，也能带来成就感，帮助改善情绪状态。

3. 康复辅助工具

如有需要，可结合音乐疗法、艺术疗法或宠物辅助治疗，利用外部资源进一步调动老年人的积极情绪。

六、健康指导

（一）疾病知识指导

向老年人及其家属讲解老年期抑郁症的病因、临床表现、诊断方法、治疗方案及预后，帮助他们正确认识疾病，消除恐惧和误解。向老年人及其家属讲解抑郁症复发的危险因素和预警信号，指导他们识别复发迹象，及时就医。

（二）疾病预防指导

鼓励老年人合理安排生活，积极参加社交活动，如参加老年大学、社区活动等，保持与家人、朋友的沟通和交流，避免与社会隔离。针对老年期抑郁症的预防和心理健康促进等开展讲座，有条件的地区可设立网络和电话热线进行心理健康教育和心理指导。

（三）病情监测指导

定期进行门诊随访，照护者应注意观察老年人有无情绪、性格及行为变化，及时评估其有无自杀倾向，如有焦虑不安、独自哭泣、沉默少语、食欲减退、回避接触，以及给亲友赠送纪念品等表现时，应加强监护，严格做好危险品的保管，避免意外的发生。

【练习题】

A1 型题

1. 下列哪项是老年期抑郁症的核心症状（　　）。

A. 情绪低落　　B. 兴趣减退　　C. 精力缺乏

D.ABC 以上都是　　E. 幻觉

答案：D

解析：老年期抑郁症的核心症状包括情绪低落、兴趣减退和精力缺乏。

2. 老年期抑郁症患者出现自杀倾向时，下列哪项干预措施最重要（　　）。

A. 加强安全防护　　B. 给予抗抑郁药物治疗　　C. 进行心理疏导

D. 改善生活环境　　E. 增加社交活动

答案：A

解析：对于有自杀倾向的老年期抑郁症患者，加强安全防护是最重要的干预措施，以避免患者发生意外。

3. 下列哪项不是预防老年期抑郁症复发的有效措施（ ）。

A. 坚持规律服药　　B. 保持健康的生活方式　　C. 定期进行心理评估

D. 完全停止药物治疗　　E. 保持乐观心态

答案：D

解析：坚持规律服药、保持健康的生活方式、定期进行心理评估都是预防老年期抑郁症复发的有效措施。

拓展阅读

2025 年 1 月，国家卫生健康委员会联合 15 个部门发布了《应对老年期痴呆国家行动计划（2024—2030 年）》。该计划的总体目标是，到 2030 年，建立覆盖预防、筛查、诊断、治疗、康复和照护的连续防控体系，全面提升老年期痴呆防治能力。具体任务包括：①宣传教育：普及老年期痴呆科学防控知识，提升全社会对痴呆的认识。②筛查与干预：开展老年人认知功能筛查，及时发现高风险人群，提供早期干预。③诊疗服务：提高老年期痴呆规范化诊疗服务水平，确保患者获得及时有效的治疗。④照护服务：增加痴呆老年人照护服务供给，建设痴呆老年人照护专区，培训专业照护人员。⑤友好环境：构建老年期痴呆友好的社会环境，促进社会各界对痴呆患者的关爱和支持。

点燃思考

杜爷爷，72 岁，独居。近年来，他先后被诊断患有高血压和高脂血症，并有短暂性脑缺血发作（TIA）病史。一年前，杜爷爷曾因出现轻微的左侧肢体无力、口齿不清及短暂性记忆障碍而到医院就诊，经过检查后被诊断为轻型缺血性脑卒中。经过住院治疗、药物调控和社区康复训练后，杜爷爷的症状有所缓解，但仍存在左侧肢体轻微运动障碍和言语表达不够流畅的问题。最近，杜爷爷在家中偶有头晕、注意力下降及记忆模糊的现象，社区医师建议他加强日常康复训练、严格控制血压和调整饮食结构，以进一步降低卒中复发风险。与此同时，杜爷爷对社区日间照护中心统一安排的康复训练和健康指导感到单调乏味，认为缺乏个性化指导，且对改变生活习惯和进行规律运动存在一定抵触情绪。

实际照护任务：

1. 指导杜爷爷进行血压自我监测。

2. 为杜爷爷进行肢体功能训练以及语言表达训练。

2. 设计脑血管疾病预防的健康教育海报。

项目十
老年感官系统常见疾病照护

学习目标

素质目标

1. 具备“尊老敬老、以人为本、爱岗敬业、爱心奉献”的职业精神。
2. 具备对感官系统障碍老年人的共情能力，理解老年人因感官系统受损产生的社交问题。

知识目标

1. 了解感官系统常见疾病的病因和治疗要点。
2. 熟悉感官系统常见疾病的临床表现、并发症。
3. 掌握感官系统常见疾病的照护措施和健康指导方法。

技能目标

1. 准确识别并评估感官系统常见老年疾病的症状。
2. 对患有感官系统疾病的老年人制订个性化照护方案。
3. 对老年人进行感官系统常见疾病的健康教育。

知识导读

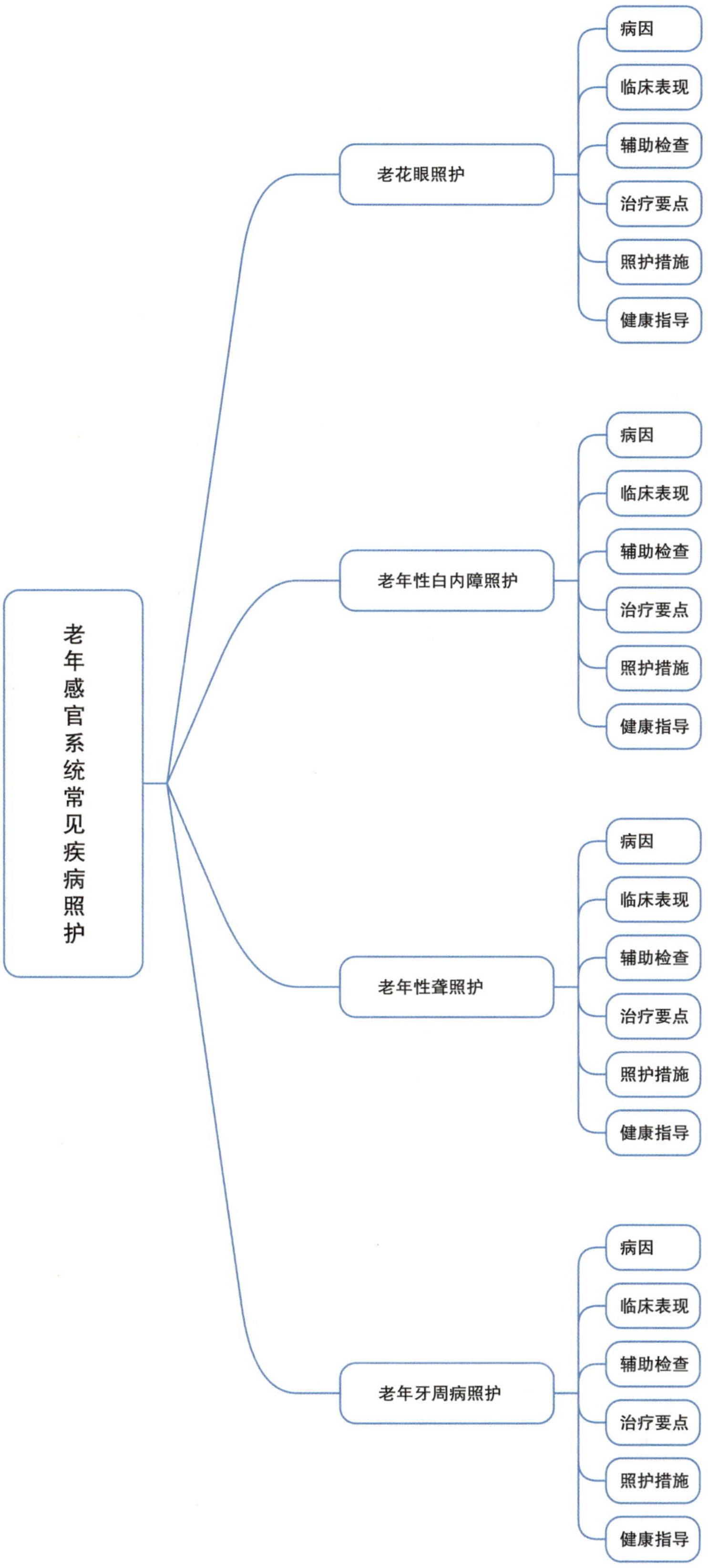
老年感官系统常见疾病照护
老花眼照护
病因
临床表现
辅助检查
治疗要点
照护措施
健康指导
老年性白内障照护
病因
临床表现
辅助检查
治疗要点
照护措施
健康指导
老年性聋照护
病因
临床表现
辅助检查
治疗要点
照护措施
健康指导
老年牙周病照护
病因
临床表现
辅助检查
治疗要点
照护措施
健康指导

赛证对接

本项目通过真实情境下的照护任务，综合考查选手的知识、能力与素质目标。在老年感官系统常见疾病项目中，要求参赛选手根据患病老年人的具体情况，提供生活照护、饮食照护、心理照护等服务。学生需掌握老年人感官系统疾病的常见临床表现、基础治疗方案、照护措施及健康指导等内容。此外，项目还包含制作照护计划、健康教育海报和反思报告等环节。本项目帮助学生将老年感官系统疾病的专业知识与老年人群的健康管理、照护需求相结合，并通过大赛平台推动相关技能的提升和标准化实践，通过专业化的知识、技能和实践，提升老年人感官系统疾病的预防、治疗和照护水平。

任务一 老花眼照护

扫码获取
数字资源

案例导入

喻奶奶，70岁，退休教师，喜欢十字绣手工。近半年，做针线活时穿线困难，常感眼睛酸胀、头痛，曾自行购买老花镜，佩戴后仍感视物不清。于是，她在医院眼科进行了规范性验光与配镜，佩戴新眼镜后有时感眩晕不适，有时又能清晰视物。

任务描述

1. 指导老年人正确佩戴眼镜。
2. 根据老年人的具体情况绘制健康教育海报。

知识殿堂

随着年龄的增长，晶状体逐渐硬化，弹性减弱，睫状肌的功能逐渐减退，从而引起眼的调节功能逐渐减弱，近点后移，40 ~ 50岁开始，会出现近距离工作困难，视近物时，必须在静态屈光矫正之外另加凸透镜，才能有清晰的近视力，这种由于年龄增长所致的生理性调节减弱称为“老花眼”，也叫“老视”。

一、病因

老花眼的实质是眼的调节能力减退。年龄是影响眼调节能力的最主要的因素。随着年龄的增长，睫状体逐渐变小、变硬，产生房水和调节眼屈光能力逐渐下降，进而影响晶状体功能。除此之外，屈光不正、长期从事近距离精细工作、患有某些全身性疾病（糖尿病、心血管疾病等）、长期使用某些药物（抗抑郁药等）以及环境因素等也可导致老花眼的发生。

二、临床表现

（一）近距离工作或阅读困难

是老花眼最主要的症状，首先在阅读时出现，看不清小的字体，患者会不自觉地将头后仰或者把书本放远才能把字看清，随着年龄增长，症状逐渐明显。

（二）视疲劳

随着调节能力的减退，阅读时眼的调节逐渐接近调节能力极限，不能持久工作；同时，因过度调节引起过度集合，容易发生眼胀、头痛、头晕、恶心、易疲劳等不适。

（三）阅读需要更强的照明

为了能更清楚地看清近处物体，老花眼患者喜欢在光线强的地方阅读，晚间阅读时喜欢将灯光移近甚至将灯光放在阅读物和眼之间，因为充足的光线可以使视网膜上的成像更加清晰，一定程度上弥补眼睛调节能力的不足，从而提高视力。

（四）调节延迟现象

即在视远物和近物之间转换时，需要较长时间来重新调节焦距，当看远处物体时，由于睫状肌紧张不能马上放松，因而形成暂时近视。再看近物时又有短时间的模糊。

三、辅助检查

（一）裂隙灯显微镜和眼底镜

排除引起视力下降的其他眼部疾病。

（二）屈光检查

屈光检查可以明确患者的屈光不正类型和程度，为老花眼的矫正提供准确的数据，包括电脑验光和检影验光。

1. 电脑验光

能快速测量眼睛的屈光状态，初步确定近视、远视、散光的度数以及老视的初步情况。

2. 检影验光

是一种更准确的检查方法，验光师通过观察视网膜反射光线的情况来判断眼睛的屈光度数，对于一些存在眼部疾病或电脑验光结果不准确的患者尤为适用。

四、治疗要点

目前，该疾病虽无法完全治愈，但可以通过多种方法改善症状、提高视觉质量，以下主要介绍 3 种治疗方法。

（一）佩戴老花眼镜

是目前最简单、实用且安全的方法。老花眼镜通过凸透镜的力量代替调节，把近点移到习惯工作距离以内。佩戴老花眼镜的第一步是进行远距的屈光不正检测。第二步是根据患者的工作种类及其习惯阅读距离，测定眼的屈光度和调节程度，选定适当的矫正镜片。通过佩戴老花眼镜能够有效改善视力困难，从而避免眼部疲劳。在平时外出或者看远处的时候，不需要佩戴。

（二）手术治疗

主要包括角膜屈光手术、晶状体屈光手术和巩膜屈光手术三大类。其他新兴技术包括激光老视矫正术、传导性角膜成形术等。

（三）中医治疗

1. 穴位按摩可选睛明、承泣、攒竹、足三里、光明、养老、光明、风池、肝俞、肾俞等穴。

2. 耳穴压丸取眼、目 1、目 2、肝、肾。

五、照护措施

（一）生活照护

1. 合理饮食

指导患者多摄入富含叶黄素（菠菜、玉米）、维生素 A（胡萝卜、动物肝脏）及 Omega-3（深海鱼）的食物，保护晶状体和视网膜；控制糖和盐分的摄入，避免影响眼部的代谢；戒烟限酒。

2. 日常活动指导

鼓励老年人合理安排日常活动，根据自身身体状况选择合适的运动项目，如散步、慢跑、太极拳等，每周进行 3 ~ 5 次，每次 30 min 左右，以促进全身血液循环，增强体质，延缓眼睛衰老进程。

3. 用眼指导

避免长时间、近距离连续阅读、看电视或使用电子设备。指导患者遵循“20-20-20”原则，即每近距离用眼 20 min，需向 20 英尺（约 6 米）外远处眺望至少 20 秒，以此放松睫状肌，缓解眼睛疲劳。光线不宜太暗，注意劳逸结合。同时保证充足的睡眠，让眼睛得到充分的休息和恢复。

（二）基础照护

规范治疗，遵医嘱佩戴合适的老花眼镜，老视度数和年龄有关，一般按照 45 岁 +1.50 D，50 岁 +2.00 D，55 岁 +2.50 D，60 岁 +3.00 D 的原则。

远视眼配老花眼镜时，应在原有屈光度的基础上，再加上老花眼镜的度数。例如，按年龄需配 2.00 D 老花眼镜的人，原来远视 2.00 D，则将远视的度数加上老视的度数，实际应佩戴 4.00 D 的老花眼镜。

近视眼配老花眼镜时，在原有屈光度的基础上，应减去年龄老视度数。例如按年龄需戴 2.00 D 老花眼镜的人，原来近视 3.00 D，则应将近视的度数减去老视的度数，实际上只需要佩戴 1.00 D 的近视镜。

（三）心理照护

部分老花眼患者因视力下降、视物不清、担心跌倒等意外情况的发生，故减少外出活动。应向老年人解释老花眼出现的原因以及保健知识，消除老年人的顾虑，保持健康的心理状态。

六、健康指导

（一）疾病知识指导

向患者及其家属讲解老花眼的发病机制和检测与矫正的方法。避免随意购买成品镜，应到要专业机构进行验光配镜。避免长时间近距离用眼，无论是阅读、写作还是使用电子设备，每间隔一段时间应适当休息，向远处眺望或闭目养神。同时，保持正确的阅读姿势或距离，眼睛与书本或屏幕应保持 30 ~ 40 cm 的距离，避免在光线过强或过暗的环境中用眼。

（二）指导患者正确佩戴眼镜

指导患者在日常摘戴框架眼镜时，应双手摘戴眼镜，避免镜架变形；保持镜片清洁，可先用清水冲洗，再用专用眼镜布吸干镜片上的水滴；眼镜放置时，镜片凸面向外，不要与较硬物品或化学物品接触，避免磨损与腐蚀，保持镜片良好的透光性。

（三）注意眼部保健

经常进行眼部按摩，如眼保健操、按摩眼眶周围的穴位（睛明穴、太阳穴等），可以促进眼部血液循环，缓解眼睛疲劳，增强眼肌的调节能力。

（四）积极控制慢性病

积极控制高血压、糖尿病等慢性疾病，这些疾病会影响眼部的血管和神经，加速老花眼的进程，增加其他眼部并发症的风险。

（五）定期检查

每年应复查视力并调整眼镜度数，若出现突然视力下降、视物变形、眼痛或闪光感，需立即就医，排除白内障、青光眼或视网膜病变。

【练习题】

A1 型题

1. 老花眼通常从什么年龄开始出现（　　）。

A.20 ~ 25 岁　　B.30 ~ 35 岁　　C.40 ~ 45 岁
D.50 ~ 55 岁　　E.60 岁以上

答案：C

解析：老花眼是年龄相关的生理现象，因为晶状体弹性下降导致，多数人在 40 ~ 45 岁开始出现症状。20 ~ 35 岁（A、B）过早，50 岁以上可能已进入中晚期，但并非初始发年龄。

2. 矫正老花眼的常用方法是（　　）。

A. 凹透镜（近视眼镜）　　B. 凸透镜（老花镜）　　C. 隐形激光手术
D. 散瞳药物　　E. 体育锻炼

答案：B

解析：老花镜需通过凸透镜（正镜片）增加屈光力，补偿调节不足。

3. 老花眼的典型症状是（　　）。

A. 看远处物体模糊　　B. 看近处物体需拿远才能看清
C. 眼睛干涩、畏光　　D. 视野中出现黑点　　E. 进行性视力下降

答案：B

解析：老花眼患者因调节能力下降，近距离阅读或工作时需要将物体拿远以看清。

4. 老花眼的成因主要是以下哪一项（　　）。

A. 眼轴过长　　B. 晶状体弹性降低
C. 角膜屈光力过强　　D. 视网膜病变　　E. 睫状肌功能增强

答案：B

解析：老花眼是由于晶状体弹性降低，导致调节能力下降，属于自然衰老现象，与眼轴过长（近视成因）无关。

A2 型题

1. 张奶奶，60 岁，近半年自觉阅读书籍或报纸时需将字体调大，且手臂伸直才能看清，但远视力正常。无眼痛、头痛及糖尿病史。请问该患者最可能的诊断（　　）。

A. 近视　　B. 远视　　C. 老花眼

D. 早期白内障　　E. 眼干燥症

答案：C

解析：无。

2. 张爷爷，75 岁，患有老年性老花眼，近期在做手工活时发现视力模糊，且经常出现头痛、头晕的症状。以下照护措施不正确的是（　　）。

A. 建议做手工活时使用放大镜　　B. 建议多在光线充足的地方进行手工活动

C. 使用滴眼液，以缓解眼部干涩　　D. 鼓励多在强光下阅读，以增强视力

E. 建议进行一些眼部按摩和热敷，以缓解眼部疲劳

答案：D

解析：在强光下阅读不仅不能增强视力，反而会加重眼部疲劳，甚至会对眼睛造成伤害。

3. 王奶奶，68 岁，患有老年性老花眼，最近在穿针引线时发现视力模糊，且经常出现眼部疲劳、干涩等症状。以下照护措施不正确的是（　　）。

A. 配一副合适度数的老花镜，确保其能够正常穿针引线

B. 建议在穿针引线时，每隔一段时间就休息一下眼睛

C. 使用滴眼液，以缓解眼部干涩

D. 鼓励多在强光下穿针引线，以增强视力

E. 建议进行一些眼部按摩和热敷，以缓解眼部疲劳

答案：D

解析：在强光下穿针引线不仅不能增强视力，反而会加重眼部疲劳，甚至会对眼睛造成伤害。

任务二　老年性白内障照护

扫码获取
数字资源

案例导入

昌爷爷，69 岁，渐进性双眼视力下降 3 年，加重伴视物模糊、眩光 6 个月。诊断为老年性白内障，需要手术治疗。术后回家第三天，发现眼睛发红发痒不适，有些担心，要求家人通过社区智慧健康养老服务平台求助，请照护员提供术后健康照护服务。

任务描述

1. 为老年人正确滴眼药水。

2. 为老年人制订术后滴眼药物的使用计划。

3. 在滴眼药水操作前后，指导并协助老人进行手部卫生清洁。

知识殿堂

白内障指许多因素如老化、遗传、代谢异常、外伤、辐射、中毒和局部营养障碍等，引起晶状体囊膜损伤，使其渗透性增加、丧失屏障作用，导致晶状体代谢紊乱、晶状体蛋白发生变性，形成混浊的疾病。白内障随着年龄的增长发病率逐渐增加，我国 60 岁以上人群白内障的发病率为 60% ~ 70%，70 岁以上老年人发病率为 80% 以上。据统计，全球白内障盲人约 1700 万人，白内障致盲居各种眼病的首位。WHO 将晶状体混浊且矫正视力低于 0.5 者的，称为临床有意义的白内障。

一、病因

老年性白内障病因复杂多样，是由年龄、紫外线照射、过量饮酒、吸烟、营养不良、职业性暴露因素以及糖尿病、高血压等多种因素长期综合作用引起的晶状体退行性改变。

（一）晶状体生理性老化

随着年龄的增长，晶状体的代谢功能逐渐衰退。晶状体中的蛋白质会发生变性，原本透明的晶状体逐渐变得混浊，这是老年性白内障形成的主要生理原因。一般来说，年龄越大，患老年性白内障的概率越高。

（二）物理因素

老年性白内障的发病原因与紫外线的长期慢性损害密切相关。阳光中的紫外线产生光化学作用，导致晶状体和房水中活性氧的发生，攻击晶状体中的蛋白质、脂质和核酸等生物大分子，导致晶状体蛋白质的结构和功能改变，促使晶状体混浊，引起白内障的发生。

（三）维生素及微量元素缺乏

老年人晶状体内维生素 B_2、维生素 C、维生素 E 及微量元素硒、锌缺乏及谷胱甘肽等营养物质含量不足，会导致晶状体内氧自由基含量增加，使晶状体混浊。

（四）其他

与遗传因素、全身性疾病（糖尿病、甲状腺功能减退）、严重脱水、中毒、吸烟、饮酒等有关。

二、临床表现

（一）症状

老年性白内障常双眼发病，但可有先后，主要表现为进行性、无痛性视力减退。由于晶状体吸收水分后体积增加，屈折力增强。因晶状体纤维吸水后肿胀和断裂，使屈光度不均一，可出现单眼复视或多视。由于光线通过部分混浊的晶状体时会产生散射，干扰视网膜上成像，可出现畏光和眩光。

（二）体征

可在肉眼下、聚光灯或裂隙灯显微镜下观察到晶状体混浊。不同类型的白内障具有其特征性的混浊表现。根据晶状体开始出现混浊的部位不同，可分为 3 种类型：皮质性、核性、后囊下性。

1. 皮质性白内障

最为常见，按其发展过程分为 4 期，分别为初发期、膨胀期、成熟期、过熟期，具体见表 9-2-1。

表 9-2-1 皮质性白内障的发展过程

分期	特点
初发期	绝大部分的皮质性白内障起自晶状体赤道部位，小部分起自后极部和核心混浊。此期晶状体大部分透明，瞳孔区不受累，一般不影响视力或仅有视力轻微下降，其周边部皮质出现楔状混浊，楔的尖部指向中央。
膨胀期	又称未成熟期，晶状体混浊继续加重，呈不均匀灰白色，但仍有透明区，视力明显下降，由于晶状体膨胀，前房变浅，可诱发急性闭角型青光眼。
成熟期	晶状体完全混浊呈乳白色，晶状体内水分溢出，肿胀消退，前房恢复正常。患眼视力降至眼前手动或光感时，适宜手术治疗。
过熟期	晶状体皮质分解液化，呈乳白色液体，核下沉。视力可突然有所提高。但这个时期容易发生晶状体囊膜破裂，液化的皮质溢出，可引起葡萄膜炎、晶状体溶解性青光眼等并发症，此期应及时手术。

2. 核性白内障

40 岁左右开始发病，进展缓慢，老年人常主诉老视减轻或近视增加，早期周边部分皮质仍为透明，对视力影响不大，但在强光下瞳孔缩小，视力反而减退，故一般不等待皮质完全混浊即行手术。

3. 后囊下性白内障

裂隙灯显微镜下见瞳孔区后囊下浅层皮质有小空泡核结晶样颗粒构成的盘状混浊，由于混浊位于视轴，早期即有明显的视力障碍。后期合并皮质和核性混浊，可发展至完全性白内障。

三、辅助检查

（一）裂隙灯显微镜检查

在裂隙灯显微镜下，不仅可以发现细微的晶状体改变，还可以将混浊作精准定位，确定晶状体混浊程度。

（二）色觉检查

混浊的晶状体对光谱中位于蓝光端的光线吸收增强，使患者对这些光的色觉敏感度下降。

四、治疗要点

目前，本病无特效药。白内障最基本、最有效的治疗手段是手术治疗。

（一）药物治疗

早期使用药物治疗可以延缓白内障的进展，应在医师指导下服用维生素 C、维生素 E、外用谷胱甘肽眼药水等。

（二）手术治疗

手术治疗仍是中后期老年性白内障最有效的治疗手段。手术方法有白内障囊内摘除术、白内障囊外摘除术、白内障超声乳化吸出术、激光乳化白内障吸出术等。

五、照护措施

（一）生活照护

1. 环境

居室光线要充足，居住环境要有障碍物标志，移去周围障碍物。物品摆放按方便老人原则定位放置，常用物品要放在老人伸手可及之处。

2. 合理饮食

避免吃高脂肪、高热量的食物，多吃新鲜蔬菜和水果，饮食应清淡、易消化。建议多摄入富含维生素 C、维生素 E、叶黄素和锌等的营养物质，以保护晶状体免受自由基的损伤，禁烟限酒，减少刺激性食物的摄入。

3. 保护视力

避免眼睛受紫外线照射，外出戴防紫外线的深色眼镜（或戴遮阳帽）。晚间用夜视灯以调节室内光线，避免长时间看书、看电视、使用电子设备等。

（二）基础照护

1. 术前照护

了解老年人对手术的心理接受程度，给予心理疏导；协助老年人进行各项术前检查，并说明检查的目的、意义。全身检查主要包括有无高血压、心脏病、糖尿病、咳嗽、感冒等，判断能否耐受手术。双眼泪道冲洗和术眼结膜囊冲洗，使用散瞳滴眼剂将术眼充分散瞳。

2. 术后照护

术后嘱老年人卧床休息，避免剧烈运动；手术眼严禁外力碰撞、按压、低头、揉眼，睡眠时要平卧或向非手术眼侧卧，并戴眼罩，以保护眼睛；严密观察有无并发症，及时处理；遵医嘱正确使用滴眼药水。

（三）心理照护

老年性白内障患者常因视力下降，导致生活不便，从而易产生焦虑、恐惧等负面情绪。家属和医护人员要耐心与老人交流，倾听其烦恼，用通俗易懂的语言讲解疾病知识，帮助正确认识病情。对需要手术者需告知手术的重要性、手术方式、注意事项，给予心理安慰，增强其自信心。

六、健康指导

（一）疾病知识指导

向老人及其家属讲解老年性白内障的病因、手术指征。积极控制糖尿病、高血压等慢性病，因高血糖、高血压会影响晶状体代谢和眼部的血液循环，将血糖、血压控制在理想范围，有助于预防白内障的发生与发展。

（二）注意保护眼睛

注意休息，劳逸结合，避免劳累和用眼过度，避免长时间阅读、看电视、使用电子设备，不要在暗室停留太久；定期进行眼睛检查，特别是对家族中有白内障遗传史的老年人；合理使用药物，某些药物会增加白内障的发病风险，如长期使用糖皮质激素。指导老年人掌握滴眼剂的使用方法。

（三）定期眼科检查

指导老人每年进行 1 次眼科检查。如果近期出现视力下降或眼痛、头痛，应及时就医。

【练习题】

A1 型题

1. 致盲居各种眼疾的首位的是（　　）。

A. 白内障　　B. 青光眼　　C. 近视眼

D. 角膜炎　　E. 结膜炎

答案：A

解析：全球白内障在致盲各种眼病中占据首位。

2. 老年性白内障发病与以下哪项因素无关（　　）。

A. 晶状体生理性变化　　B. 物理因素

C. 维生素及微量元素缺乏　　D. 遗传因素　　E. 眼部外伤

答案：E

解析：与老年性白内障的发病无关的是眼部外伤。发病原因有晶状体生理性变化、物理因素（紫外线的长期慢性损害）、维生素及微量元素缺乏、其他（遗传因素、全身疾病等）。

3. 老年性白内障的主要症状是（　　）。

A. 视力障碍　　B. 眼痛

C. 眼充血　　D. 眼分泌物

答案：A

解析：老年性白内障的主要症状是视力障碍，表现为渐进性、无痛性视力下降。

4. 老年性白内障的最佳手术时机是（　　）。

A. 初发期　　B. 膨胀期

C. 成熟期　　D. 过熟期

答案：C

解析：成熟期是老年性白内障的最佳手术时机，此时晶状体完全混浊，视力明显下降。

A2 型题

1. 李爷爷，65 岁，平时喜欢晒太阳且未采取防晒措施。近期他感觉视力逐渐模糊，看东西像隔着一层雾。在眼科检查中，医师初步怀疑是老年性白内障。以下说法正确的是（　　）。

A. 他的视力模糊一定是因为老花眼，和晒太阳无关

B. 视力模糊可能是白内障，但也可能是其他眼部疾病

C. 只要停止晒太阳，视力就能立刻恢复正常

D. 老年性白内障只会影响单眼视力

E. 白内障是老年人正常生理现象，无须治疗

答案：B

解析：视力模糊的原因有很多，虽然李爷爷有长期晒太阳史，增加了患白内障的风险，但也

可能是其他如青光眼、黄斑病变等眼部疾病导致，不能仅凭症状就确定病因，B 正确。

2. 张奶奶，70 岁，患糖尿病 10 年，一直通过药物控制血糖。最近她发现自己看东西越来越模糊，家人带她去医院检查，诊断为老年性白内障。针对张奶奶的情况，以下说法错误的是（　　）。

A. 糖尿病可能加速了她白内障的发展

B. 她应严格控制血糖，对白内障治疗有帮助

C. 白内障手术前不需要特别关注血糖情况

D. 可以通过手术改善视力

E. 平时饮食中应注意控制糖分摄入

答案：C

解析：白内障手术前必须控制血糖水平，否则影响预后效果。

3. 王爷爷，66 岁，饮食结构单一，很少吃新鲜蔬果。近期视力下降，诊断为老年性白内障。从饮食角度看，其患病可能与什么有关（　　）。

A. 饮食单一致营养不均衡，缺乏抗氧化物质

B. 吃肉太多导致血脂高引发白内障

C. 喝水太少使眼睛缺水造成白内障

D. 吃盐过多影响眼部功能致白内障

E. 饮食与白内障无关联

答案：A

解析：新鲜蔬果富含维生素 C、E 等抗氧化物质，对晶状体有保护作用。王爷爷饮食单一，缺乏这些营养，增加患病风险，A 正确。题干未提及吃肉多、喝水少、吃盐多，且这些因素与白内障关联不大，B、C、D 错误。饮食营养对眼睛健康有影响，E 错误。

任务三　老年性聋照护

扫码获取
数字资源

案例导入

荣奶奶，69 岁。家人反映老人近期说话习惯明显改变，与家人说话时喜安静怕嘈杂，喜慢怕快，要求家人大声说话，经常听错家人说话，有时还要求家人重复说话的内容，看电视时音量也调得越来越高。经常向家人诉说耳朵内有鸟鸣的声音，因听不清对话对家人发脾气，心情不好。家人通过社区智慧健康养老服务平台求助，请照护员为老人提供照护服务。

任务描述

1. 为老年人实施听觉功能评估。

2. 对老年人进行听觉 – 言语康复训练。

3. 为老年人提供心理指导。

知识殿堂

老年性聋指随着年龄的增长，听觉器官发生退行性老化而引起的双耳听力对称性进行性下降，以高频听力下降为主的感觉神经性耳聋，是听觉器官及身体其他不同组织与器官随年龄增加共同发生的缓慢进行性老化过程，会出现听力减退的生理现象，是老年人最常见的听觉障碍。

一、病因

（一）年龄

听觉器官随着年龄的增长出现的生理性变化是导致老年性聋的主要原因。由于老化，内耳的毛细胞数量减少，耳蜗的螺旋神经节、听觉中枢的神经细胞和神经纤维发生老化、萎缩，导致听力减退。这种单纯因年龄老化引起的耳聋为生理性耳聋。

（二）老年慢性病

高血压、冠心病、脑动脉硬化、糖尿病等均可促使听觉感受器和（或）听神经系统受损，加速老年性聋的发生发展。

（三）药物因素

部分药物具有耳毒性，如氨基糖苷类抗生素（链霉素、庆大霉素）、抗肿瘤药物（顺铂等）、袢利尿剂（呋塞米等），老年人的肝肾功能下降，更容易受药物的影响。

（四）其他

遗传因素、长期吸烟、长时间处于高强度噪声环境中，高脂、高糖饮食，以及缺乏维生素 D 和钙代谢异常、贫血等均可加速听觉功能减退，引起老年性聋。

二、临床表现

（一）双侧渐进性听力下降

60 岁以上出现原因不明的双侧对称性、渐进性听力缓慢下降，以高频听力下降为主，如对电话铃声、门铃声、鸟鸣声等高频声音不敏感。

（二）言语识别率下降

虽然能听到声音，但分辨不清楚具体内容，理解能力下降。尤其是在嘈杂环境中，对语言的理解更差，常出现“打岔”现象，严重影响了与他人的沟通交流，导致老人社交活动减少。

（三）重振现象

即对声音的敏感性异常，低声说话听不见，但稍大的声音又感觉刺耳不适。

（四）耳鸣

约 60% 患者伴有持续性或间歇性耳鸣，多为高频蝉鸣声或嗡嗡声，安静环境下尤为明显，常影响老人的睡眠和日常生活。

三、辅助检查

（一）听力测试

行纯音听力检查，测听力时先测听力较好的耳朵。测试者先用耳塞塞住老年人听力较差的耳朵，站在距离老年人 50 cm 处对另一侧耳朵小声发出两个音节的数字，让老年人复述。

（二）听力学检查

如纯音听阈、言语测听、耳蜗电图、脑干听觉诱发电位测试等，测得的数据可为佩戴助听器提供依据。

四、治疗要点

老年性聋是听觉系统随年龄增长出现的退行性老化，目前尚无有效的疗法。

（一）药物治疗

采用扩张脑血管治疗，应用改善内耳微循环的药物，以改善听觉器官的血液供应，如双嘧达莫、地巴唑；实施营养脑神经和抗动脉硬化治疗，如降胆固醇、维生素 A、维生素 C 及维生素 E 等，以减缓耳聋的发生与发展。

（二）佩戴助听器

听力减退明显的老年人应在专业医师的指导下选择佩戴合适的助听器。助听器可以帮助老年性聋患者改善沟通交流能力，增强对生活的信心，提高生活质量。

（三）人工耳蜗植入

对于重度或极重度老年性聋患者，经规范的药物治疗和助听器佩戴后，听力仍无法得到有效改善，可考虑人工耳蜗植入。

（四）听觉言语康复训练

可以帮助患者提高对声音的感知和理解能力，改善言语交流能力。训练内容包括听觉训练，如听声识别、听觉记忆、听觉追踪等，以及言语训练，如发音练习、词汇理解、语句表达等。

（五）中医治疗

针灸治疗根据辨证论治，实证可选用翳风听会、侠溪中渚；虚证可选太溪、照海、听宫。耳穴压丸法取心、肝、肾、内耳、皮质下。

五、照护措施

（一）生活照护

1. 环境

与老人交流时，保持环境安静、光线充足，减少背景噪音干扰，关闭电视、收音机等，说话语速适中，吐字清晰，可适当加大音量，但避免喊叫，必要时可用简单的手势、表情或文字书写来辅助表达，提高交流效果。

2. 合理饮食

提倡三低一高（低糖、低盐、低脂肪、高纤维素）均衡饮食，多吃富含维生素 B 族、维生素 E、锌、铁等营养素的食物，如瘦肉、鱼类、豆类、坚果、新鲜蔬菜和水果等。一些中药和食物，如黄精、山药、黑豆、芝麻，也可延缓耳聋的进展。戒烟限酒。

3. 休息和活动

坚持体育锻炼，注意劳逸结合，避免过度疲劳和精神紧张，可根据自身身体状况选择合适的体育项目，如慢跑、散步、八段锦和太极拳等，以促进全身血液循环，改善内耳的血液供应。

（二）基础照护

1. 病情观察

定期监测老年人听力障碍的变化，如短期内听力明显下降，应告知老人或家属及时去医院就诊。

2. 用药照护

尽量避免使用耳毒性药物，如庆大霉素、链霉素等，必须使用时要严格遵医嘱，用药剂量不可过大，时间不宜过长，并注意观察药物的不良反应。

（三）心理照护

随着听力的逐渐下降，导致老年人与外界的沟通和联系减少，使老年人容易产生焦虑、孤独、抑郁、社交障碍等心理问题。照护员要帮助老年人认识衰老是正常的生理现象，耐心地向老年人解释，尊重并理解老年人，帮助老年人树立乐观生活的信心。避免过度劳累和压力过大，保持情绪愉快。

六、健康指导

（一）疾病知识指导

向老年人及其家属介绍疾病相关知识。日常生活和外出时应注意加强个人防护，尽量避开噪声的环境，避免长时间噪声刺激，积极治疗高血压、动脉硬化、糖尿病等慢性病，养成良好的生活习惯，戒烟限酒，延缓老年性聋的发生与发展。

（二）听力保护指导

提醒老年人避免长时间处于高分贝环境中，如演唱会、建筑工地、工厂车间等。在无法避免时，应佩戴耳塞、耳罩等听力保护装置。同时，要注意避免使用耳毒性药物，如庆大霉素、链霉素等，如需使用药物，应遵医嘱用药，并告知医师自己的听力情况。

保持耳部清洁，不要使用尖锐的物品和挖耳勺、发卡等掏耳朵，以免损伤外耳道和鼓膜。指导老年人用手掌按压耳朵和用示指按压环绕耳屏，每日 3 ~ 4 次，以增加耳膜活动，促进局部血液循环，防止听力下降。

（三）定期进行听力检查

定期进行听力检查，建议每半年或一年到专业机构进行听力测试，若老年人或家属一旦发觉耳鸣或听力下降，应及时去医院就诊。

知识拓展

1998 年，全国政协委员提出关于设立“全国爱耳日”的提案。2000 年起，每年 3 月 3 日定为“全国爱耳日”。2013 年，我国的“全国爱耳日”被世界卫生组织确定为“世界听力日”，进一步扩大了影响力，让全球更多人开始关注如何预防耳聋和听力损失。2025 年，爱耳日主题为“健康聆听，无碍沟通”，旨在倡导大众养成良好的听力习惯，从源头保护听力，同时完善沟通环境，让听力障碍者能够顺畅交流。

【练习题】

A1 型题

1. 老年耳聋的主要临床特点不正确的是（　　）。

A.60 岁以上出现不明原因的双侧对称性听力下降

B. 以低频听力下降为主

C. 许多老年人常出现“打岔”现象

D. 伴有耳鸣

E. “重听现象”

答案：B

解析：老年人 60 岁以上出现不明原因的双侧对称性听力下降，以高频听力下降为主。

2. 老年耳聋的健康教育内容不正确的是（　　）。

A. 早期积极治疗相关慢性疾病

B. 避免使用对耳有毒性的药物

C. 避免长期的噪声刺激

D. 根据老年人的喜好选戴助听器

E. 定期进行听力检查及治疗

答案：D

解析：要根据老年人病情选择适宜的助听器。一般情况下，具有中度至重度感觉神经性耳聋，精神及身体状况较好，语言分辨率较高的老年人适合佩戴助听器。

3. 以下哪项不是耳聋老人的良好生活方式（　　）。

A. 坚持体育锻炼　　B. 宜三低一高饮食　　C. 多饮酒促进血液循环

D. 局部按摩耳朵　　E. 保护听力，避免噪声污染

答案：C

解析：戒烟酒可明显延缓老年耳聋发展。

4. 关于老年性聋的照护，以下错误的是（　　）。

A. 与老年人说话时，语速要慢，使用短句

B. 平时多听嘈杂的声音，进行听力训练

C. 对老年人给予关注

D. 注意避免使用耳毒性药物

答案：B

解析：嘈杂的声音会加重听力负担，不利于听力训练，甚至可能进一步损害听力。

5. 下列关于老年性聋的临床特点的陈述中不正确的是（　　）。

A. 双侧对称性听力下降　　B. 听力进行性下降　　C. 以低频听力下降为主

D. 随增龄出现的生理现象　　E. 属于不可逆的退行性变化

答案：C

解析：老年性聋主要以高频听力下降为主，而非低频。

A2 型题

1. 李爷爷，70 岁，退休干部，自述耳鸣，晚上睡不好，和别人聊天时听不清，常常需要重复说，宜应用的抗生素是（　　）。

A. 新霉素　　B. 链霉素　　C. 卡那霉素

D. 青霉素　　E. 丁胺卡那

答案：D

解析：患者有老年性耳聋的症状，所以不能使用对耳有毒性的药物，如链霉素、卡那霉素、庆大霉素、新霉素、奎宁等药物。

2. 王奶奶，75 岁，农民，近来听力下降，耳鸣，入睡困难。为确诊疾病，最常用的基本听力检查法是（　　）。

A. 音叉试验　　B. 纯音听力计检查法　　C. 言语测听法

D. 耳蜗电图　　E. 声阻抗测听

答案：B

解析：最常用的基本听力检查法是纯音听力计检查法。

3. 胡爷爷，70 岁，近年来逐渐出现听力下降，尤其对高频声音听不清。以下哪种情况最可能导致胡爷爷这种听力变化（　　）。

A. 长期在安静的图书馆工作　　B. 从年轻时就经常参加摇滚音乐会

C. 每天坚持晨练　　D. 近期开始吃素　　E. 一直居住在农村

答案：B

解析：长期暴露在高分贝环境中，如摇滚音乐会现场，噪声会对内耳毛细胞造成损伤，随着年龄增长，这种损伤逐渐积累，容易引发老年性聋。

4. 赵爷爷，75 岁，患有高血压和糖尿病，最近感觉听力下降更明显了。他听力下降加重的原因最可能是（　　）。

A. 年龄增长导致的自然听力衰退

B. 高血压和糖尿病影响了耳部血液循环和神经功能

C. 最近睡眠质量变好

D. 每天看报纸时间变长

E. 新养了一只宠物狗

答案：B

解析：高血压和糖尿病会引起血管病变和神经病变，影响耳部的血液循环和神经功能，从而加重老年性耳聋的症状。A 选项，年龄增长本身是导致老年性耳聋的因素，但结合赵爷爷有基础病，基础病对听力的影响更突出；C 选项，睡眠变好一般不会导致听力下降加重；D 选项，看报纸时间变长与听力变化无直接关系；E 选项，养宠物狗如果没有噪音等特殊因素，不会导致听力下降加重。

5. 王奶奶，74 岁，听力下降 3 年，根据家人的反映，王奶奶生活方式不健康的是（　　）。

A. 每天坚持晨练

B. 每天睡前按摩耳郭

C. 很少去公共场合，嫌人多太吵

D. 每餐饮酒，以促进血液循环

E. 少量多餐，饮食规律

答案：D

解析：王奶奶长期饮酒对听力有潜在的损害作用，且可能对身体健康产生其他不良影响。

任务四　老年牙周病照护

扫一扫

案例导入

柏爷爷，68 岁，退休工人，自述 1 年前开始出现牙龈出血，尤其在刷牙或进食硬物时明显。近半年感觉多颗牙齿松动，咀嚼功能下降，尤其是后牙区。无自发疼痛，但偶有牙龈肿胀感。口腔科检查发现口腔卫生状况较差，牙面大量菌斑和牙石沉积，需规范治疗。

任务描述

1. 为老年人进行口腔清洁。

2. 为老年人提供口腔卫生指导。

知识殿堂

老年牙周病指由于牙菌斑中的细菌侵犯牙周组织，导致牙龈、牙周膜、牙槽骨和牙骨质等牙周支持组织发生慢性进行性破坏的疾病。常表现为牙龈红肿、出血、退缩、牙周袋形成、牙槽骨吸收、牙齿松动、移位等症状，严重影响老年人的口腔功能和生活质量，也是老年人失牙的主要原因之一。主要诱因有口腔卫生不良、牙齿排列不齐、不良修复体、全身性疾病、药物副作用等。

一、病因

（一）局部因素

牙菌斑中的细菌产生毒素和酶，会刺激牙龈引发炎症，破坏牙周组织。牙结石是矿化牙菌斑，沉积在牙齿表面和牙龈缘，表面粗糙，促进牙菌斑附着和聚集，持续刺激牙龈，引起炎症反应，促进牙周病发展。长期咬合不平衡、牙齿过度磨损导致异常咬合力，引起牙周膜损伤、牙槽骨吸收，加速牙周病进程。

（二）全身因素

老年人由于消化吸收功能减退等原因，可能存在维生素 C、维生素 D、钙、磷等营养素缺乏，这些营养素对维持牙周组织的健康至关重要，缺乏时会导致牙龈、牙槽骨等组织的修复和再生能力下降，增加牙周病的易感性。

（三）内分泌紊乱

老年人内分泌系统功能发生变化，如性激素水平下降等，会影响牙周组织对局部刺激的反应性，使牙龈组织对牙菌斑等刺激物的抵抗力降低，容易引发牙周炎症。

（四）遗传因素

部分老年人牙周病的发生与遗传因素有关，某些基因的突变或多态性可能会影响牙周组织的结构和功能，增加对牙周病的易感性，使他们在相同的口腔环境和生活习惯下，更容易患牙周病。

二、临床表现

老年牙周病主要包括牙龈炎和牙周炎，其临床表现有以下几个方面。

（一）牙龈异常

1. 牙龈红肿

牙龈组织呈现鲜红色或暗红色，这是因为炎症导致牙龈内血管扩张、充血。比如，在刷牙时，可明显看到牙龈颜色比正常时更红，且质地松软。

2. 牙龈出血

在刷牙、咬硬物时，牙龈容易出血，这是牙龈炎早期常见的症状。有时甚至在无明显刺激的情况下，也可能出现自发性出血。

3. 牙龈退缩

随着病情发展，牙龈会逐渐向牙根方向退缩，使牙齿看起来变长，牙缝变大，牙根暴露。吃冷热酸甜食物时，牙齿可能会出现敏感症状。

4. 牙龈流脓

严重时，牙龈边缘或牙周袋内会有脓性分泌物溢出，挤压牙龈时可见脓液流出，同时伴有明显的异味。

（二）牙齿异常

1. 牙齿松动

由于牙槽骨吸收，牙齿的支持组织减少，牙齿会出现不同程度的松动。初期可能只是轻微松动，后期松动度会逐渐增加，甚至可能导致牙齿脱落。

2. 牙齿移位

牙周组织破坏严重时，牙齿会发生移位，常见于前牙区，牙齿会出现扇形散开等排列异常，影响美观和咬合功能。

3. 咀嚼困难、疼痛

牙齿松动和移位会导致咬合关系紊乱，在咀嚼食物时，使力量无法正常传导，从而感到咀嚼无力，而且可能会出现疼痛，影响进食。

4. 牙齿敏感

牙根暴露后，牙本质小管开放，外界的冷热、酸甜等刺激会通过牙本质小管传导至牙髓，引起牙齿敏感，出现酸痛等症状。

（三）口腔异味

牙菌斑、牙结石的堆积，以及牙龈出血、流脓等情况，会导致口腔内细菌滋生，产生难闻的气味，即口臭。这不仅会影响老年人的社交生活，还可能提示牙周病的存在。

（四）牙周袋形成

在正常情况下，牙龈与牙齿之间有一个浅的龈沟。患牙周病时，由于牙龈退缩和牙槽骨吸收，龈沟会加深，形成牙周袋。医师通过牙周探针检查，可以测量牙周袋的深度，一般超过 3 mm 就可认为有牙周袋形成。

三、辅助检查

（一）影像学检查

X 线牙片是常用的检查方法，可观察牙槽骨的高度、密度和形态，了解牙槽骨是否有吸收及吸收的程度，从而帮助判断牙周病的严重程度；曲面体层摄影（全景片）可同时拍摄全口牙齿的影像，能更全面地显示牙齿和牙槽骨的整体情况；锥形束 CT（CBCT）能提供更清晰、准确的三维影像，精确显示牙槽骨的形态、结构以及牙周组织的细节，对于判断牙槽骨的垂直吸收、根分叉病变等情况具有重要意义，还可用于种植手术等的术前评估。

（二）牙周专科检查

使用钝头带刻度的牙周探针做牙周探诊。用牙科镊夹住前牙切缘或抵住后牙面窝做牙松动度测定，同时检查有无牙倾斜或移位。让患者取端坐位做各种咬合运动，做咬合功能检查来判断咬合因素对牙周组织的影响。

（三）实验室检查

1. 血常规检查

对怀疑有全身性疾病影响牙周健康的老年人，应检查血糖、血脂、肝肾功能、凝血功能等，评估全身状况与牙周病的关系。

2. 微生物学检查

通过龈下菌斑涂片、培养等，检测与牙周病相关的致病菌，如牙龈卟啉单胞菌、伴放线聚集杆菌等，有助于明确病因并制订针对性的治疗方案。

四、治疗要点

（一）基础治疗

洁治和刮治是通过龈上洁治（洗牙）去除龈上牙石、菌斑和色渍，通过龈下刮治去除龈下牙石和菌斑，平整根面，消除炎症，终止牙周袋的形成；对于严重松动、牙槽骨吸收严重、无保留价值的牙齿，应尽早拔除，以消除感染源，防止炎症扩散。

（二）药物治疗

1. 局部用药

可使用氯己定含漱液等抗菌漱口水，抑制口腔细菌生长，减少菌斑形成。还可在牙周袋内放置米诺环素凝胶、碘甘油等局部缓释药物，直接作用于病变部位，控制炎症。

2. 全身用药

对于病情严重、伴有全身疾病或基础治疗效果不佳的患者，可在医师指导下全身应用抗生素，如甲硝唑、阿莫西林等，但需注意药物的禁忌证和不良反应。

（三）手术治疗

牙周翻瓣术适用于经基础治疗后，牙周袋仍较深、牙槽骨吸收明显的患者。对于牙槽骨吸收严重的患者，可采用植骨术。

（四）修复治疗

对于松动的牙齿，经过治疗炎症消除后，可通过牙周夹板、纤维带等方式将松动牙固定，增强牙齿的稳定性，改善咀嚼功能。对于因牙周病导致牙齿缺失的老年人，应在炎症得到控制后，根据患者的口腔条件和全身状况，选择合适的义齿修复方式，如活动义齿、固定义齿或种植义齿，以恢复咀嚼功能并改善美观度。

五、照护措施

（一）生活照护

1. 合理饮食

饮食应营养均衡，多食用富含维生素 C、维生素 D 和钙的食物。每天保证摄入 200 ~ 350 g 水果和不少于 500 g 蔬菜。控制糖分摄入，老年人应尽量减少糖果、蛋糕、甜饮料等高糖食物的食用。若食用甜食，建议在饭后进行，并及时漱口，减少糖分在口腔内的残留时间。避免刺激性食物，减少辛辣、过热、过冷等刺激性食物的摄入。改掉用牙齿开瓶盖、咬硬物等不良习惯，避免过度磨损牙齿。

2. 口腔清洁照护

协助老年人每天早晚使用软毛牙刷及含氟牙膏刷牙，每次 3 min 左右。指导老年人每天使用牙线清洁牙缝，牙缝较大者可用牙缝刷。也可在饭后使用漱口水，进一步清除食物残渣和细菌。对于不能自理的老年人，协助其取侧卧位、坐位或头偏向一侧，下颌及前胸垫毛巾，用清水或漱口水让其漱口；无法配合者，可用清洁纱布包裹牙刷头蘸清水清洁，或使用专业口腔照护工具，动作要轻柔。

（二）基础照护

1. 病情观察

观察口腔情况，如有异常及时处理。

2. 对症照护

牙周疾病炎症期间，用 3% 过氧化氢溶液或 0.1% 氯己定清洗牙齿、牙龈，擦干后涂 2% 碘甘油于牙龈袋内，或用 1% 过氧化氢水漱口；严重者遵医嘱应用抗生素及镇痛药物。

3. 义齿照护

正确佩戴义齿，避免强行摘取或佩戴不当对牙龈和口腔黏膜造成损伤。进食后应及时摘下义齿，用清水冲洗，去除表面的食物残渣。每天晚上睡觉前，将义齿取下，使用专用的义齿清洁剂浸泡、清洁，以彻底清除义齿上的细菌和污垢，应将其浸泡在清水中，防止义齿变形。定期到医院检查义齿的贴合度和磨损情况，如有不适或义齿损坏，应及时调整或更换，确保义齿佩戴舒适，能够发挥正常功能，避免因义齿问题刺激牙周组织。

（三）心理照护

耐心倾听老年人因牙周病而产生的不适和担忧，理解其心情，帮助他们正确认识疾病，详细讲解牙周病的科学知识及治疗过程中可能出现的情况。鼓励老年人保持积极的生活态度，参与散步、太极拳等有益身心的活动，提高身体免疫力，促进口腔健康。

六、健康指导

（一）疾病知识指导

慢性牙周病经早期正确诊断，彻底去除局部刺激因素，并配合中西药治疗后，预后较好。但若放弃复查和治疗，炎症反复发作，牙周组织遭到破坏，最终可造成牙齿脱落。此外，反复发作的牙周炎症还可能成为全身某些疾病的病灶，影响机体健康。侵袭性牙周病的患者预后疗效较差，要如实告知，并要鼓励患者积极配合治疗。

（二）口腔卫生维护指导

选择软毛牙刷减少对牙龈刺激，使用含氟牙膏增强牙齿抗龋能力。每天早晚刷牙至少 3 min，使用牙线和牙缝刷清除食物残留和牙菌斑。老年人使用牙缝刷可更有效地清洁牙缝。清洁舌苔可减少细菌滋生和异味，使用舌刷或刮舌器每天清洁。定期更换牙刷以保持清洁效果和卫生，建议每 3 个月更换一次。坚持叩齿和按摩牙龈以促进血液循环和增强牙龈健康。

（三）定期检查指导

保持良好的口腔卫生习惯，如饭后漱口和早晚刷牙。建议每半年至一年进行一次专业牙科检查，以清除牙石和软垢。定期洗牙是预防和治疗牙周病的关键，通常每年一次。牙周病患者可能需要更频繁的洗牙，遵医嘱每 3 ~ 6 个月一次。发现口腔问题如龋齿应及时治疗，避免影响牙周健康。老年人若因牙周病失去牙齿，应在炎症控制后尽快修复，以恢复咀嚼功能和保持牙列完整性，减轻其他牙齿负担。定期复查，通常每 3 ~ 6 个月一次，以评估治疗效果并及时处理新问题。

【练习题】

A1 型题

1. 老年牙周病患者最基本的口腔照护措施是（　　）。

A. 每天使用漱口水　　B. 每天至少刷 2 次牙（早晚各一次）

C. 每月进行一次口腔检查　　D. 每年洗一次牙

E. 每一个月换一次牙刷

答案：B

解析：刷牙是口腔清洁的基础，对于老年牙周病患者，每天至少早晚刷牙 2 次是最基本的口腔护理措施。

2. 老年牙周病患者应多摄入以下哪种食物（　　）。

A. 糖果　　B. 蛋糕　　C. 猕猴桃

D. 碳酸饮料　　E. 咖啡

答案：C

解析：老年牙周病患者应多吃富含维生素C的食物，猕猴桃富含维生素C，有利于增强牙龈的抵抗力，而糖果、蛋糕、碳酸饮料等含糖量高，会增加患牙周病的风险。

3. 为老年牙周病患者进行口腔护理时，牙刷应选择（　　）。

A. 硬毛牙刷　　B. 中毛牙刷　　C. 软毛牙刷

D. 电动牙刷　　E. 以上都可以

答案：C

解析：软毛牙刷能更好地保护老年患者的牙龈，减少对牙齿和牙龈的损伤。

4. 老年牙周病患者定期口腔检查的时间间隔是（　　）。

A.3个月　　B. 半年到一年　　C. 两年

D. 三年　　E.1个月

答案：B

解析：中老年人应每半年到一年去正规口腔医院或诊所进行一次全面的口腔检查，以便及时发现牙齿和牙周组织的问题。

5. 老年性牙周病的典型症状不包括（　　）。

A. 牙龈红肿　　B. 牙齿松动

C. 牙齿变色　　D. 咀嚼无力

答案：C

解析：牙齿变色通常与牙周病无直接关系，而牙龈红肿、牙齿松动和咀嚼无力是牙周病的典型症状。

A2型题

1. 张奶奶，70岁，患有糖尿病，近期发现牙龈红肿、疼痛，刷牙时出血加重。以下关于牙周病与糖尿病关系的说法正确的是（　　）。

A. 糖尿病对牙周病无影响

B. 牙周病会加重糖尿病病情，但糖尿病不会影响牙周病

C. 糖尿病会加重牙周病，牙周病也可能影响糖尿病控制

D. 两者之间只是巧合，无必然联系

E. 糖尿病患者比非糖尿病患者患牙周病概率低

答案：C

解析：糖尿病与牙周病相互影响。糖尿病患者血糖控制不佳时，会导致牙周组织内的小血管壁和基底膜增厚，管腔闭塞，造成牙周组织缺氧、代谢废物堆积，利于细菌生长繁殖，加重牙周病。反之，牙周炎产生的炎症介质可能影响胰岛素的敏感性，干扰糖代谢，影响糖尿病控制。

2. 刘爷爷，66岁，患有牙周病，在日常生活中，下列哪种行为有助于预防牙周病进一步加重（　　）。

A. 减少刷牙次数，避免损伤牙龈　　B. 只使用清水漱口

C. 多吃甜食补充能量　　D. 定期到医院进行口腔检查和洁治

E. 自行服用抗生素

答案：D

解析：定期到医院进行口腔检查和洁治，能及时发现牙周问题并进行处理，去除牙结石、菌斑等致病因素，预防牙周病加重。

3. 陈爷爷，75 岁，患有老年性牙周病，牙龈红肿，牙齿松动，咀嚼无力。针对陈爷爷的情况，以下照护措施不正确的是（　　）。

A. 每天使用含氟牙膏刷牙　　B. 定期使用牙线清理牙缝

C. 每天使用抗生素漱口水　　D. 定期进行牙周检查和洁治　E. 减少含糖食物的摄入

答案：C

解析：长期使用抗生素漱口水可能导致口腔菌群失调。

拓展阅读

老年性白内障防治的健康快车：光明的使者

“健康快车”是我国第一列流动的、专门从事慈善医疗活动的火车眼科医院。由 4 节车厢组成，常年为贫困地区白内障患者送去免费的手术治疗。它是香港同胞于 1997 年 7 月香港回归之际，赠送给内地人民的礼物。自 1997 年运行以来，“健康快车”已发展到四列，已到过 28 个省（市、自治区）的 202 站，共有 280 多个国家级医疗团队走上列车，为白内障患者实施复明手术超 22 万例，使患者重见光明，极大改善了他们的生活质量。

点燃思考

云奶奶，74 岁，退休工人，高血压病史 8 年，冠心病史 5 年，长期口服降压药，血压控制稳定。2 年前，家人发现她性格和行为有些异常，睡眠不好，口述皮肤常感瘙痒，小腿皮肤有血痂划痕。3 天前眼睛上火有炎症，自行滴左氧氟沙星滴眼液。女儿得知老人情况，通过社区智慧健康养老服务平台求助，请照护员为老人提供健康照护服务。

实际照护任务：

1. 指导并协助老年人正确滴眼药水。
2. 评估老人的皮肤状况（清洁度与损伤程度），并提供相应的皮肤护理指导。

项目十一
老年常见健康问题照护

学习目标

素质目标

1. 培养对老年患者的人文关怀意识，理解他们的生理和心理特殊需求。
2. 树立尊重老年人隐私和尊严的职业态度，明确个性化照护的重要性。

知识目标

1. 熟悉老年常见健康问题（跌倒、便秘、尿失禁、营养不良、睡眠障碍）的病因、治疗要点。
2. 掌握老年常见健康问题的照护措施、健康指导方法。
3. 了解老年常见健康问题的辅助检查。

能力目标

1. 结合个体差异制订照护计划（膳食方案、排便习惯训练等）并开展针对性的健康教育。
2. 熟练运用各种评估工具和方法，准确评估老年人的健康状况。

知识导读

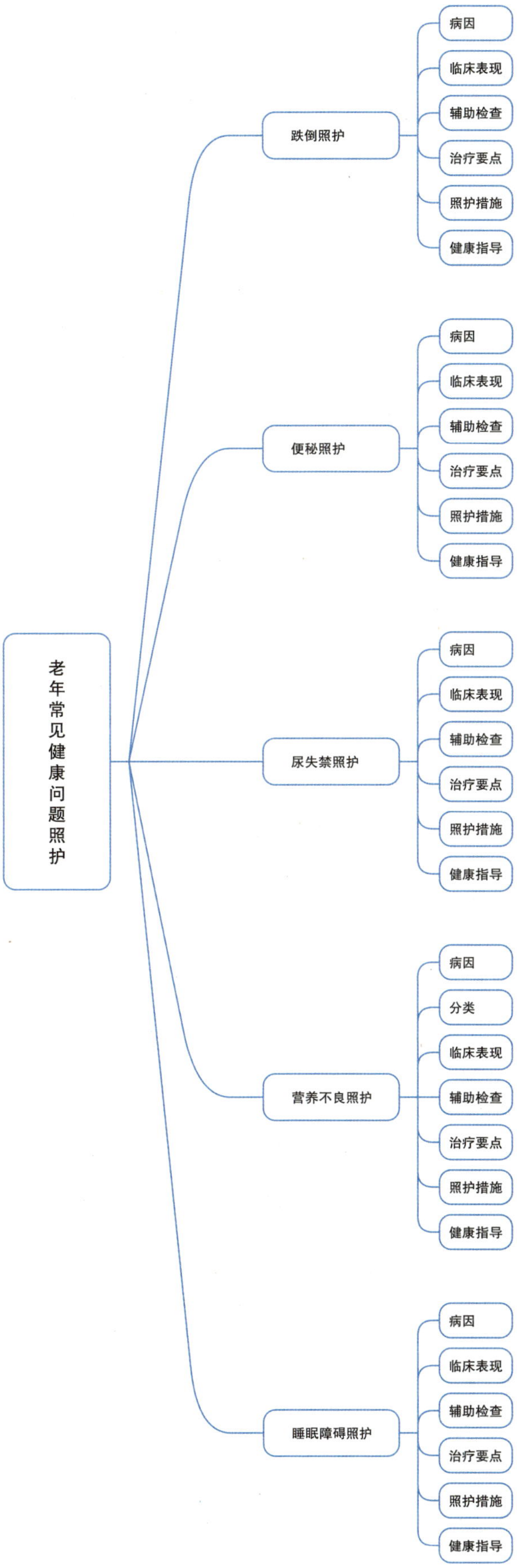
老年常见健康问题照护
跌倒照护
病因
临床表现
辅助检查
治疗要点
照护措施
健康指导
便秘照护
病因
临床表现
辅助检查
治疗要点
照护措施
健康指导
尿失禁照护
病因
临床表现
辅助检查
治疗要点
照护措施
健康指导
营养不良照护
病因
分类
临床表现
辅助检查
治疗要点
照护措施
健康指导
睡眠障碍照护
病因
临床表现
辅助检查
治疗要点
照护措施
健康指导

赛证对接

本项目通过真实情境下的照护任务，综合考查选手的知识、能力与素质目标。选手需要根据老年人的具体情况，为老年人提供跌倒风险评估与预防干预、跌倒应急处理、尿失禁康复训练、便秘管理、睡眠环境优化及睡眠障碍干预等照护服务。此外，还有制订照护计划、设计健康教育海报和撰写反思报告等环节。本项目旨在帮助学生将老年常见健康问题的专业知识与老年人群的健康管理、照护需求相结合，并通过大赛平台推动相关技能的提升和标准化实践，从而提高老年人的照护水平。

任务一　跌倒照护

扫码获取数字资源

案例导入

兰奶奶，78 岁，独居，有高血压病史且长期服用降压药，近期因关节炎行动稍显迟缓。家中浴室未安装防滑垫，夜间仅使用小夜灯照明。某日早晨，兰奶奶在浴室洗漱时因地面湿滑不慎跌倒，右髋部剧烈疼痛无法起身，后勉强爬到客厅用手机联系了儿子。儿子赶到后立即拨打 120 送医，经检查诊断为右股骨颈骨折，需手术治疗。

任务描述

1. 为老年人提供跌倒后的照护。
2. 协助老年人做好跌倒风险防范。

知识殿堂

跌倒是一种不能自我控制的意外事件，指个体突发的、不自主的、非故意的体位改变，使脚底以外的部位停留在地上或者更低的平面。国际疾病分类将跌倒划分为两类，即同一平面的跌倒和从一个平面至另一个平面的跌落。在 65 岁以上的老年人中，平均每年约 30% 会发生跌倒，1 年内有过跌倒史的患者再次跌倒的风险高达 60%。

一、病因

（一）内在因素

主要来源于老年人本身，通常不易察觉且不可逆转，需仔细询问和观察方可获知。

1. 年龄和性别

年龄越大跌倒风险越高，因女性肌力差、平衡受损、活动偏少等，男女跌倒比例为 1：（1.5 ～ 2）。

2. 病理因素

例如，帕金森病、前庭疾病、外周神经系统等神经系统疾病；直立性低血压、心律失常等心血管疾病，尿路感染等泌尿系统疾病等。

3. 药物因素

镇静催眠药可导致老年人反应时间延长、本体觉下降等；氨基糖苷类抗生素、利尿剂等可影响前庭功能等。

4. 步态和平衡功能因素

步态的稳定性下降和平衡能力受损是导致老年人跌倒的主要原因。

（二）外在因素

与内在因素相比，外在因素更容易控制。

1. 环境因素

室内环境如灯光昏暗，地面湿滑、凹凸不平，不合适的家具高度和摆放位置，楼梯台阶、卫生间没有扶栏和把手等都可能增加跌倒的危险。室外环境，如路面不平整、雨雪天气、人群拥挤等都可能引起老年人跌倒。个人环境，如居住环境发生改变、衣服裤脚较长、鞋不合脚、辅助行走工具异常、家务劳动（如照顾小孩）、交通损伤等。

2. 社会因素

老年人的教育和收入水平、卫生保健水平、享受社会服务和卫生服务的途径、室外环境的安全设计，以及老年人是否独居、与社会的交往和联系程度等是影响跌倒发生的间接因素。

3. 心理因素

沮丧、抑郁、焦虑、情绪不佳等会导致老年人对环境危险因素的感知和反应能力下降，从而增加跌倒的危险。另外，害怕跌倒也使老年人的行为能力、自理能力降低，活动受限继而影响步态和平衡能力，从而出现步态不稳而增加跌倒的危险。

二、临床表现

（一）外伤

1. 皮肤损伤

擦伤、挫伤、血肿（多见于手臂、髋部、腿部）。

2. 骨折

（1）髋部骨折：患肢缩短、外旋畸形、活动受限。

（2）腕部骨折（Colles 骨折）：手腕肿胀、疼痛、餐叉样畸形。

（3）脊椎压缩性骨折：腰背剧痛、身高缩短、驼背。

（4）头部损伤：头皮血肿、脑震荡（头痛、恶心、呕吐）、颅内出血（意识模糊、瞳孔不等大）。

（二）内伤

1. 内脏损伤

肝脾破裂（腹痛、腹胀、休克）、肋骨骨折（胸痛、呼吸困难）。

2. 关节脱位

肩关节或髋关节脱位，表现为关节畸形、活动障碍。

三、辅助检查

（一）影像学检查

如 X 线检查、CT、MRI 等。

（二）功能评估

起立—行走试验、五次起坐试验等。

（三）量表评估

可使用老年人居住环境安全评估要素表评估居家环境中是否存在不安全的因素。在了解老年人病情的基础上，通过老年人跌倒风险评估工具（fall risk assessment tool，FRAT）进行综合评估。

四、治疗要点

老年人跌倒后，不要急于扶起，应先分清情况，再进行跌倒后的现场处理。

（一）确认伤情

老年人对跌倒过程是否有记忆，如不能记起跌倒过程，提示可能为晕厥或脑血管意外；检查是否有剧烈头痛或口角㖞斜、言语不利、手脚无力、感觉异常及大小便失禁等，警惕是否为脑卒中，处理过程中注意避免加重病情；检查有无骨折，查看有无肢体疼痛、畸形、关节异常、肢体位置异常等，以确认骨折并适当处置。

（二）正确搬运

确定伤情后，如需搬运应保证平稳，尽量保持平卧姿势。

（三）有外伤、出血者

立即止血包扎并进一步观察处理。

（四）对跌倒后试图自行站起的老年人

可协助其缓慢起立，经坐位或卧位休息，确认无碍后方可放手，并继续观察病情。

（五）查找跌倒危险因素

评估跌倒风险，并制订防治措施和方案。

（六）对跌倒后意识不清的老年人的处理

1. 老年人若发生呕吐，应将头偏向一侧，保持呼吸道通畅，并清理口鼻腔的分泌物和呕吐物。

2. 老年人若发生抽搐，将其移至平整软地面或者身体下垫软物，防止擦伤、碰伤，必要时使用牙垫，防止舌咬伤，并主要保护抽搐肢体，避免肌肉、骨骼损伤。

3. 老年人若发生呼吸、心搏骤停，应立即进行心肺复苏急救措施。

五、照护措施

（一）生活照护

1. 环境安全

保持室内光线明亮，通风良好，地面干燥、平坦；经常使用的东西放在伸手容易拿到的位置，尽量不要登高取物；家具摆放合理，避免棱角对老年人产生伤害；对过道、厕所、灯开关等予以明确标志，并将其具体方位告知老年人。

2. 衣着合适

衣着合身，避免穿着过于紧身或过于宽松的服饰，以防行走时绊倒；鞋子尺码合脚，尽量避免穿拖鞋、高跟鞋、鞋底过于柔软或过大的鞋。

3. 调整生活方式

（1）避免走过陡的楼梯或台阶，上下楼梯、如厕时尽可能使用扶手。

（2）转身、转头时动作一定要慢，走路保持步态平稳，尽量慢走，避免携带沉重物品。

（3）避免去人多及湿滑的地方，避免在他人看不到的地方独自活动，乘坐交通工具时，应等车辆停稳后再上下车。

（4）放慢起身、下床的速度，避免睡前饮水过多导致夜间多次起床如厕，晚上床旁尽量放置小便器。

4. 合理运动

指导老年人坚持参加适宜、规律的体育锻炼，以增强其肌肉力量、柔韧性，协调及平衡能力、步态稳定性和灵活性，从而减少跌倒的发生。适合老年人的运动包括太极拳、散步、慢跑、游泳、平衡操等。

5. 选择适当的辅助工具

指导老年人使用高度合适、底部面积较大的拐杖。并将拐杖、助行器及经常使用的物件等放在老年人触手可及的位置；有视觉、听觉及其他感知障碍的老年人应佩戴视力辅助设备、助听器等辅助工具。

（二）基础照护

1. 病情观察

跌倒后观察患者神志、生命体征的变化，警惕内出血及休克征象；观察神志、瞳孔以及单侧肢体，若有肢体无力、口齿不清、打哈欠、大小便失常情况，警惕有无颅脑损伤等。

2. 对症照护

见治疗要点。

3. 用药照护

指导老年人遵医嘱服药，不要随意加药或减药，避免自行同时服用多种药物，了解药物的副作用，注意用药后的反应。如服用降压药时需遵医嘱调整血压，随意加药量可致低血压，发生跌倒。随意减量则会出现血压不稳定，长期可能发生脑卒中，也可出现跌倒。

（三）心理照护

重点针对跌倒后出现恐惧心理的老年人进行心理照护，帮助其分析产生跌倒的原因，共同制订针对性的措施，以减轻或消除其恐惧心理。大多数老年人跌倒后伴有不同程度的身体损伤，生活不能自理，需要长期照护，为避免老年人对照护产生依赖和出现自卑心理，照护员应鼓励老年人，帮助他们恢复自理活动。

（四）康复照护

包括平衡训练、步态训练、肌力训练、认知训练等。

六、健康指导

（一）疾病知识指导

加强跌倒知识的宣教，帮助老年人及其家属增强预防跌倒的意识；告知老年人发生跌倒时不同情况的紧急处理措施，同时告知其在紧急情况发生时应如何寻求帮助等，做到有备无患。

（二）跌倒预防指导

使用老年人跌倒风险评估工具和老年人平衡能力测试表，对老年人进行自我跌倒的风险评估，帮助老年人及其照护者明确老年人跌倒的风险等级，这也是预防跌倒和干预管理的基础。此外，定期体检，及时治疗相关疾病，不乱用药物、少饮酒。指导老年人结合自己的具体情况，加强下肢肌肉、骨关节的锻炼，增强肌肉力量和平衡能力。正确使用助行工具，保证安全。给予充足的时间进行日常活动，不要催促。

【练习题】

A1 型题

1. 以下哪项不是老年人跌倒的内在危险因素（　　）。

A. 视力衰弱　　B. 运动功能下降　　C. 环境湿滑

D. 神经系统疾病　　E. 药物因素

答案：C

解析：环境湿滑属于外在危险因素。

2. 以下哪项药物不会增加老年人跌倒的风险（　　）。

A. 抗抑郁药　　B. 抗高血压药　　C. 降糖药

D. 维生素补充剂　　E. 抗帕金森病药

答案：D

解析：维生素补充剂通常不会影响神志、精神、视觉、步态或平衡感觉。

3. 以下哪项不是老年人跌倒后的正确处理方法（　　）。

A. 立即扶起老年人　　B. 确认伤情　　C. 正确搬运

D. 止血包扎　　E. 协助缓慢起立

答案：A

解析：老年人跌倒后不应立即扶起，应先确认伤情，避免加重可能的骨折或内伤。

4. 以下哪项不是预防老年人跌倒的生活照护措施（　　）。

A. 保持室内光线明亮　　B. 穿着舒适合身的鞋子　　C. 避免走过陡的楼梯

D. 增加夜间饮水量　　E. 合理运动

答案：D

解析：增加夜间饮水量可能导致夜间多次起床如厕，增加跌倒的风险，因此不是预防跌倒的措施。

A2型题

1. 张奶奶，75 岁，近期多次发生跌倒，家属发现她近期服用了一种新的抗高血压药物。

以下哪项最可能是跌倒的原因（　　）。

A. 视力衰弱　　B. 药物因素　　C. 环境湿滑

D. 心理因素　　E. 运动功能下降

答案：B

解析：抗高血压药物可能通过影响血压和平衡觉增加跌倒的风险，因此药物因素是最可能的原因。

2. 王爷爷，80 岁，跌倒后出现手腕肿胀、疼痛，餐叉样畸形。以下哪项最可能是他的诊断（　　）。

A. 髋部骨折　　B. 腕部骨折（Colles 骨折）　　C. 脊椎压缩性骨折

D. 头部损伤　　E. 内脏损伤

答案：B

解析：手腕肿胀、疼痛和餐叉样畸形是 Colles 骨折的典型表现。

3. 赵奶奶，70 岁，跌倒后意识不清，伴有呕吐。以下哪项是最紧急的处理措施（　　）。

A. 立即扶起　　B. 将头偏向一侧，清理口腔呕吐物

C. 进行心肺复苏　　D. 止血包扎

E. 协助缓慢起立

答案：B

解析：意识不清伴有呕吐时，应将头偏向一侧，清理口腔呕吐物，保持呼吸道通畅，防止窒息。

4. 董爷爷，65 岁，跌倒后出现腰背剧痛、身高缩短、驼背。以下哪项最可能是他的诊断（　　）。

A. 髋部骨折　　B. 腕部骨折　　C. 脊椎压缩性骨折

D. 头部损伤　　E. 内脏损伤

答案：C

解析：腰背剧痛、身高缩短和驼背是脊椎压缩性骨折的典型表现。

5. 刘奶奶，78 岁，跌倒后出现患肢缩短、外旋畸形、活动受限。以下哪项最可能是她的诊断（　　）。

A. 髋部骨折　　B. 腕部骨折　　C. 脊椎压缩性骨折

D. 头部损伤　　E. 内脏损伤

答案：A

解析：患肢缩短、外旋畸形和活动受限是髋部骨折的典型表现。

任务二　便秘照护

扫码获取
数字资源

案例导入

华奶奶，78 岁，患有高血压、2 型糖尿病和骨质疏松症。主诉已连续 3 个月出现排便困难。作为独居老人，日常活动主要是看电视，日均步数不到 900 步。饮食上，她偏爱白粥和面条，蔬菜水果摄入不足。为避免夜尿，饮水量低于推荐值。目前，她正在服用氢氯噻嗪片、碳酸钙 D_3 片和二甲双胍。

任务描述

1. 为老年人开展预防便秘的健康教育。
2. 指导并协助老年人正确服药。

知识殿堂

便秘表现为排便困难和（或）排便次数减少、粪质干硬。排便困难包括排便费力、排出困难、排便不尽感、肛门直肠堵塞感、需要手法辅助排便等。排便次数减少指每周排便＜ 3 次。老年人的便秘程度严重影响生活质量。

老年人便秘属于慢性便秘，慢性便秘常使用罗马Ⅱ标准来诊断。罗马Ⅱ标准为在不用泻药的情况下，过去 12 个月中至少 12 周连续或间断出现以下 2 个或 2 个以上症状称为便秘，即：①大于 1/4 的时间排便费力。②大于 1/4 的时间粪便是团块或硬结。③大于 1/4 的时间有排便不尽感。④大于 1/4 的时间有排便时肛门阻塞感或肛门梗阻。⑤大于 1/4 的时间排便需用手协助。⑥大于 1/4 的时间每周排便少于 3 次。

一、病因

（一）生理因素

随着年龄增长，老年人肠管的张力和蠕动减弱，腹腔及盆底肌肉乏力，肛门内外括约肌减弱，胃结肠反射减弱，直肠敏感性下降，使食物在肠内停留过久。

（二）饮食因素

喜食辛辣食物、饮水过少、饮酒、谷类食物、膳食纤维的摄入量减少等不良的饮食行为与便秘的发生有关。

（三）活动因素

久坐不动、缺乏运动、生活起居无规律，影响正常肠蠕动。

（四）药物因素

长期服用缓泻药会引起肠壁神经麻痹，抗精神病药抑制胃肠蠕动而引起便秘。

（五）疾病因素

合并脑血管疾病、阿尔茨海默病、结肠炎等，因活动受限或生活不能自理导致便秘。

二、临床表现

排便次数减少、粪便干燥硬结及排出困难，常伴排便不尽感，严重病例可继发肛周疼痛或撕裂伤；病情进展时可出现系统性症状，包括腹部绞痛、恶心呕吐、食欲减退、神经性头痛、眩晕以及进行性乏力等情况。

三、辅助检查

结肠镜、直肠镜可直接检查肠内有无异常改变，钡剂灌肠 X 线摄片可检查肠道是否存在狭窄、梗阻等，直肠肛门压力测定等可辅助诊断。

四、治疗要点

（一）基础治疗

适当增加可溶性膳食纤维和水分的摄入，规律运动，养成定时排便的习惯，排便时注意力要集中，避免受无关因素的干扰。

（二）药物治疗

采用酚酞片、麻仁丸、大黄、番泻叶、甘露醇、乳果糖、液状石蜡、硫酸镁等药物治疗，常用的泻药类型见表 11-2-1。外用的简易通便剂有开塞露、甘油栓、肥皂栓等，经肛门插入可软化粪便，润滑肠壁，促进通便（图 11-2-1）。如果以上方法均无效，对于严重便秘的患者，必要时遵医嘱给予灌肠。

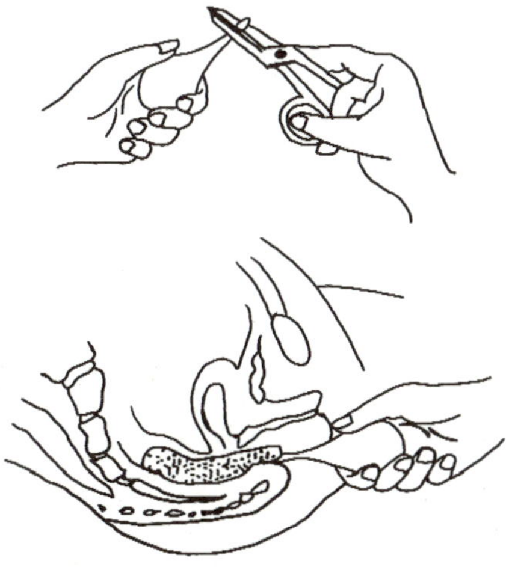

图 11-2-1　开塞露的使用方法

表 11-2-1　常见的泻药类型

类型	名称	注意事项
容积性泻药	欧车前、车前草等	注意补充水分，预防机械性肠梗阻
渗透性泻药	乳果糖、盐类泻药等	盐类泻药容易造成电解质紊乱
刺激性泻药	大黄、番泻叶、果导片等	易引起剧烈腹泻，遵医嘱使用，且尽量少用

（二）中医药治疗

根据不同证型，可选用麻子仁丸、六磨汤、黄芪汤、润肠丸等方剂加减使用。可选择天枢、支沟、水道、归来、丰隆等穴位针灸治疗，以调理肠胃、导滞通便。

五、照护措施

（一）生活照护

1. 合理饮食

在病情允许的情况下，鼓励老年人多饮水，每天的饮水量在 2000 ~ 2500 mL。清晨空腹饮一杯温开水，以刺激肠蠕动，对血脂不高、无糖尿病的患者，清晨宜空腹饮一杯蜂蜜水。摄取足够的膳食纤维和维生素丰富的食物，如白薯、香蕉、生蒜、生葱、木耳、银耳、黄豆、玉米等，利用其发酵产气，可促进肠蠕动。少饮浓茶或含咖啡因的饮料，禁食生冷、辛辣及煎炸刺激性食物。

2. 运动照护

老年人根据自身情况参加运动，若身体条件允许可适当参加体育锻炼，如散步、慢跑、太极拳等，每天坚持 30 ~ 60 min，避免长期卧床或坐轮椅等，如果不能自行活动，可以借助辅助器械帮助其站立或进行被动活动。

3. 排便照护

（1）房间内居住两人以上者，可在床单位间设置屏风或窗帘，便于老年人排泄的需要。照顾老年人排泄时，只协助其无力完成的部分，不要一直在旁守候，更不要催促，以免老年人因精神紧张而影响排便或不愿麻烦照顾者而憋便。为体质虚弱的老年人提供座便椅，或在老年人面前放置椅背，提供排便坐姿的依托，减轻排便不适感，避免了老年人久蹲后出现直立性低血压。

（2）培养良好的排便行为，指导老年人在每天晨起或早餐后定时排便，即使无便意，也要坚持去厕所 3 ~ 5 min，尽量不留宿便。在排便时集中注意力，不看报或听广播。采取腹部顺时针按摩、收腹和提肛运动、卧床锻炼等方式促进肠蠕动，注意排便技巧，如身体前倾，心情放松，先深呼吸，后闭住声门，向肛门部位用力等。具体见表 11-2-2。

（3）高血压、冠心病、脑血管意外患者应避免用力排便，若排便困难，要及时告知医务人员，采取相应措施，以免发生意外。

表 11-2-2 促进肠蠕动的方法

项目	操作要点
腹部按摩	指导老年人取仰卧位，用手掌从右下腹开始沿顺时针向上、向左、再向下至左下腹，按摩至左下腹时应加强力度，每天 2 ~ 3 次，每次 5 ~ 15 圈，站立时亦可进行此项活动
收腹和提肛运动	收缩腹部与肛门肌肉 10 秒后放松，重复训练数次，以提高排便辅助肌的收缩力，增强排便能力
卧床锻炼	躺在床上，将一条腿屈膝抬高到胸前，每条腿练习 10 ~ 20 次，每天 3 ~ 4 次；从一侧翻身到另一侧 10 ~ 20 次，每天 4 ~ 10 次

（二）基础照护

1. 病情观察

注意观察患者的病情变化，如果出现腹痛、头痛等情况，应立即报告医师。

2. 用药照护

遵医嘱给予缓泻药或灌肠，观察药物的不良反应，注意药物使用注意事项，长期服用泻药可能造成依赖性，减弱肠道自行排便功能而加重便秘，同时还可能造成蛋白质、铁和维生素损失，从而导致营养缺乏。若患者出现面色苍白、出冷汗、剧烈腹痛、脉速、心慌气急等情况，应立即停止用药，并通知医护人员进行处理。

（三）心理照护

照护员应给老年人讲解便秘出现的原因，调节老年人情绪，使其精神放松，避免因精神紧张而引发便秘。反复强调便秘的危害性，及时发现并解决问题，增加其治疗信心。鼓励老年人参加集体活动，提高患者的家庭支持和社会支持水平。

六、健康指导

详见生活照护内容。

【练习题】

A1 型题

1. 关于老年人便秘的罗马Ⅱ诊断标准，以下哪项是正确的（　　）。

A. 过去 12 个月中，至少 12 周连续或间断出现 1 个或以上症状

B. 过去 6 个月中，至少 6 周连续或间断出现 2 个或以上症状

C. 过去 12 个月中，至少 12 周连续或间断出现 2 个或以上症状

D. 过去 6 个月中，至少 12 周连续或间断出现 1 个或以上症状

E. 过去 12 个月中，至少 6 周连续或间断出现 2 个或以上症状

答案：C

解析：根据罗马Ⅱ标准，老年人便秘的诊断需要在过去 12 个月中至少 12 周连续或间断出现 2 个或以上症状。

2. 以下哪项不是老年人便秘的生理因素（　　）。

A. 胃肠道分泌消化液减少　　B. 肠管的张力和蠕动减弱　　C. 腹腔及盆底肌肉乏力

D. 直肠敏感性增加　　　　E. 胃结肠反射减弱

答案：D

解析：直肠敏感性下降是导致便秘的原因之一。

3. 以下哪项不良饮食习惯与老年人便秘的发生无关（　　）。

A. 膳食纤维摄入不足　　　B. 饮酒　　　　　　　C. 喜食辛辣食物

D. 饮水过少　　　　　　　E. 高纤维饮食

答案：E

解析：高纤维饮食有助于预防便秘。

4. 以下哪项不是老年人便秘的临床表现（　　）。

A. 排便次数减少　　　　　B. 大便量少质硬　　　C. 排便费力

D. 便后有畅快感　　　　　E. 肛门疼痛或撕裂

答案：D

解析：临床表现包括排便次数减少、大便量少质硬、排便费力、肛门疼痛或撕裂等，而便后没有畅快感是便秘的典型表现。

5. 以下哪项不是老年人便秘的基础性治疗措施（　　）。

A. 适当增加可溶性膳食纤维和水分的摄入　　　　　B. 适当增加运动

C. 养成定时排便的习惯　　D. 长期服用泻药　　　E. 避免久坐不动

答案：D

解析：长期服用泻药可能导致依赖性，不是基础性治疗措施。

A2型题

1. 王奶奶，75 岁，近期出现排便费力、大便干硬、排便不尽感，且每周排便少于 3 次。根据罗马Ⅱ标准，该患者最可能的诊断是（　　）。

A. 急性便秘　　　　　　　B. 慢性便秘　　　　　C. 肠易激综合征

D. 结肠癌　　　　　　　　E. 痔疮

答案：B

解析：根据罗马Ⅱ标准，该患者过去 12 个月中至少 12 周连续或间断出现 2 个或以上症状，符合慢性便秘的诊断标准。

2. 张爷爷，80 岁，长期卧床，近期出现便秘症状。以下哪项是最可能的病因（　　）。

A. 胃肠道分泌消化液增加　B. 肠管的张力和蠕动增强　C. 腹腔及盆底肌肉乏力

D. 直肠敏感性增加　　　　E. 胃结肠反射增强

答案：C

解析：腹腔及盆底肌肉乏力，导致肠管的张力和蠕动减弱。

3. 赵奶奶，73 岁，平时饮食中动物性食物多，谷类食物和膳食纤维摄入量少，近期出现便秘症状。以下哪项是最可能的病因（　　）。

A. 膳食纤维摄入不足　　　B. 饮水过多　　　　　C. 高纤维饮食

D. 胃肠道分泌消化液增加　E. 直肠敏感性增加

答案：A

解析：膳食纤维摄入不足，肠道蠕动缓慢，从而引起便秘。

4. 刘奶奶，65 岁，近期出现排便费力、大便干硬、排便不尽感，且每周排便少于 3 次。以下哪项辅助检查最有助于排除结肠、直肠病变（　　）。

A. 血常规　　B. 尿常规　　C. 结肠镜

D. 心电图　　E. 胸部 X 线

答案：C

解析：结肠镜可以直接检查肠内有无异常改变，有助于排除结肠、直肠病变及肛门狭窄等情况。

任务三　尿失禁照护

扫码获取数字资源

案例导入

范奶奶，65 岁，高血压病史 9 年，1 年前因“脑出血”导致右侧肢体偏瘫，近半年出现大小便失禁，平时用纸尿裤。范奶奶怕麻烦别人，渴了也不敢喝水。近日，由于老伴身体欠佳，不能很好地照顾范奶奶，导致日常生活受到影响。老伴求助社区智慧养老信息化平台，希望能为其提供照护服务。（本案例改编自全国职业院校技能大赛“健康养老照护”赛项赛题）

任务描述

1. 协助老年人更换纸尿裤。
2. 指导并协助老年人进行盆底肌功能训练。
3. 为老年人完成进水进食的健康指导。

知识殿堂

尿失禁是指由于膀胱括约肌损伤或神经功能障碍而丧失排尿自控能力，使尿液不自主地流出的现象。包括各种原因引起的持续或间断性不自主漏尿的现象，是排尿障碍性疾病的常见症状。尿失禁是老年人中最为常见的健康问题，不同性别、民族、种族人群的尿失禁发生率都随着年龄的增加而增高。报道显示，在 60 岁以上老年性尿失禁患者中，男性的发生率大约为 18.9%，女性为 37.7%。

一、病因

先天性疾病，如尿道上裂；创伤，如妇女生产时的创伤、骨盆骨折等；手术后并发症，如前列腺手术、尿道狭窄修补术等；各种原因引起的神经源性膀胱功能失调。

二、临床表现

尿失禁可分为以下 5 类。详见表 11-3-1。

表 11-3-1　尿失禁的分类及特点

类别	特点
压力性尿失禁	当腹压增加时（咳嗽、打喷嚏、上楼梯或跑步时），即有尿液自尿道流出
急迫性尿失禁	突发强烈、不能被延迟的尿意，继而尿液不自主流出的现象
充溢性尿失禁	膀胱过度充盈，无逼尿肌收缩情况下，膀胱内压力增高超过最大尿道阻力的现象
功能性尿失禁	身体功能或认知功能缺损导致的不自主排尿状态
混合性尿失禁	两种及以上的尿失禁同时存在

三、辅助检查

（一）实验室检查

尿常规、尿培养、尿动力学检查等，必要时进行直肠指检、尿道压力测试等。

（二）简单的护垫测试

护垫测试一般是测量 24 h 的漏尿量和漏尿频率。护垫每 2 h 更换一次，换后的护垫重量减去换前的护垫重量就是 2 h 的漏尿量。24 h 内的漏尿量大于 4 g 被认为是阳性。但因需要 24 h 测量尿量，会给照顾者带来压力。国际尿控协会推荐使用 1 h 尿垫测试，1 h 内的漏尿量大于 1 g 被认为是阳性。

四、治疗要点

（一）行为治疗和调整生活方式

是首选的治疗方法，包括生活方式干预、盆底肌肉训练、膀胱训练、间歇性导尿。

（二）药物治疗

推荐使用选择性 α_1 受体激动剂、β 受体阻滞剂和雌激素等，以增加尿道闭合压力，提高尿道闭合功能。

（三）手术治疗

用于非手术治疗无效者。常用方式包括阴道无张力尿道中段悬吊术、耻骨后膀胱尿道固定术、人工括约肌植入术等。

五、照护措施

老年人尿失禁的发生常是多种因素共同作用的结果，故应遵循个体化的原则，根据个体情况采取不同的照护方法。

（一）生活照护

1. 合理饮食

向老年人解释饮水对排尿反射刺激的必要性，指导并协助老年人定时饮水，保持每日摄入的液体量在 2000 ~ 2500 mL，适当调整饮水时间和量，睡前限制饮水，以减少夜间尿量。避免摄入有利尿作用的咖啡、浓茶、可乐、酒类等饮料。均衡饮食，保证足够热量和蛋白质供给；摄取富含维生素及纤维素的食物，避免产气及辛辣刺激食物。

2. 皮肤照护

指导患者及时更换尿失禁护理用具，每日用温水擦洗，勤换衣裤、尿垫、床单等，局部皮肤可涂适量油膏保护。定期检查皮肤情况，及时处理红肿、破损等问题，防止进一步感染。

（二）基础照护

1. 病情观察

观察尿失禁的类型和程度，了解尿失禁是在特定情况下发生还是无规律出现；观察老年人是否有其他慢性疾病，如高血压、糖尿病等；定期进行尿常规检查，监测尿路感染情况。

2. 对症照护

根据老年人尿失禁的程度选择合适的护理用品，确保护理用品的吸收能力和舒适性，以减少尿液刺激。定期更换护理用品，保持会阴部皮肤清洁和干燥。

3. 用药照护

遵医嘱正确用药，观察药物的不良反应，并根据具体状况及时送医。

（三）心理照护

理解和关心老年人，鼓励老年人表达自己的感受，帮助其树立积极的心态。通过参加社交活动、兴趣小组等方式，帮助老年人缓解焦虑和抑郁情绪，增强自信心。

（四）康复照护

1. 制订合理的排尿时间表

鼓励老年人定时去厕所，根据老年人的身体状况和需求，随时调整。

2. 盆底肌肉训练

（1）站立位：双脚分开与肩同宽，尽量收缩骨盆底肌肉并保持 10 s，然后放松 10 s，重复收缩与放松 15 次。

（2）坐位：双脚平放于地面，双膝微微分开与肩同宽，双手放于大腿上，身体微微前倾，尽量收缩骨盆底肌肉并保持 10 s，然后放松 10 s，重复收缩与放松 15 次。

（3）仰卧位：双膝微屈约 45°，尽量收缩骨盆底肌肉并保持 10 s，然后放松 10 s，重复收缩与放松 15 次。

3. 膀胱训练

（1）老年人白天每 2 h 饮水 150 ~ 200 mL，并记录饮水量及饮水时间。

（2）根据老年人平常的排尿间隔，鼓励其在急迫性尿意感发生之前排尿。

（3）若能自行控制排尿，2 h 没有尿失禁现象，则可将排尿间隔再延长 30 min，直到将排尿时间逐渐延长至 3 ~ 4 h。若不能自行控制排尿，则可根据膀胱残余尿量行间歇性导尿。

六、健康指导

见照护措施。

【练习题】

A1 型题

1. 以下哪项是压力性尿失禁的典型表现（　　）。

A. 尿液不断地自尿道中滴出

B. 患者在站立时尿液全部由尿道流出

C. 当腹压增加时即有尿液自尿道流出

D. 患者有十分严重的尿频、尿急症状

E. 患者不自主地间歇排尿

答案：C

解析：压力性尿失禁的典型表现是当腹压增加时（咳嗽、打喷嚏、上楼梯或跑步时），即有尿液自尿道流出。

2. 关于尿失禁的行为治疗，以下哪项是错误的（　　）。

A. 生活方式干预　　B. 盆底肌肉训练　　C. 膀胱训练

D. 间歇性导尿　　E. 手术治疗

答案：E

解析：手术治疗用于非手术治疗无效者，不属于行为治疗。

A2 型题

1. 张奶奶，70 岁，主诉在咳嗽、打喷嚏时会有尿液不自主流出，最可能的诊断是（　　）。

A. 充溢性尿失禁　　B. 功能性尿失禁　　C. 混合性尿失禁

D. 急迫性尿失禁　　E. 压力性尿失禁

答案：E

解析：压力性尿失禁的典型表现是当腹压增加时（咳嗽、打喷嚏时）即有尿液自尿道流出。

2. 王爷爷，65 岁，膀胱呈膨胀状态，不能完全排空，存有大量残余尿，最可能的诊断是（　　）。

A. 充溢性尿失禁　　B. 功能性尿失禁　　C. 混合性尿失禁

D. 急迫性尿失禁　　E. 压力性尿失禁

答案：A

解析：充溢性尿失禁的典型表现是膀胱呈膨胀状态，不能完全排空，存有大量残余尿。

3. 朱奶奶，70 岁，主诉有十分严重的尿频、尿急症状，由于逼尿肌无抑制性收缩而发生尿失禁，最可能的诊断是（　　）。

A. 充溢性尿失禁　　B. 功能性尿失禁　　C. 混合性尿失禁

D. 急迫性尿失禁　　E. 压力性尿失禁

答案：D

解析：急迫性尿失禁的典型表现是有十分严重的尿频、尿急症状，由于逼尿肌无抑制性收缩而发生尿失禁。

任务四　营养不良照护

扫码获取
数字资源

案例导入

龚奶奶，78 岁，独居，患有高血压和轻度关节炎。近 3 个月体重下降 5 kg，常感乏力、头晕。子女每周探望一次，发现家中冰箱食物较少，多为方便面、饼干等速食。龚奶奶自述嚼不动肉，每日仅喝粥配咸菜。体检显示 BMI 17.2，人血白蛋白 28 g/L，血红蛋白 90 g/L，存在轻度脱水。医师诊断为营养不良（蛋白质 – 能量不足型），需制订照护方案。

任务描述

1. 指导龚奶奶进行合理饮食。
2. 为龚奶奶设计健康教育指导海报。

知识殿堂

老年人营养不良指能量、蛋白质和营养素缺乏或过剩，通常指摄入不足、吸收不良或过度耗损，以及暴饮暴食和过度摄入特定营养素导致的营养过剩。

一、病因

（一）生理因素

老年人日常生活能力下降，体力活动减少；味觉和嗅觉功能下降，缺乏食物色香味的感知。

（二）心理与社会因素

焦虑、抑郁、恐惧等心理因素，导致营养摄入减少。价值观对饮食的影响也同样重要，有“不劳动者不得食”信念的老年人，由于自己丧失了劳动能力，在饮食上极度地限制着自己的需求而影响健康。

（三）进食习惯和功能异常

长期饮食结构不合理，种类单一，热量和蛋白质摄入过少。与口腔相关的功能异常，如经口摄食的肌肉无力等，均会影响营养的吸收利用。

（四）疾病因素

某些慢性消耗性疾病，如恶病质会使食欲不振、乏力、贫血和全身衰竭等。

（五）药物因素

长期服用多种药物，因药物副作用而影响消化功能，会直接或间接地妨碍营养物质的吸收。

二、分类

（一）干瘦型或单纯饥饿型

多见于能量摄入不足的慢性疾病或长期饥饿者。

（二）低蛋白血症型或急性内脏蛋白消耗型

长期蛋白摄入不足，常见于严重的外伤、感染、大面积烧伤等引起的炎症反应。

（三）混合型

蛋白质和能量均摄入不足，是最严重的一类营养不良，常常发生在疾病终末期。

（四）营养过剩

机体摄入能量远超过机体消耗的能量，造成的能量储备现象。过多的能量往往以脂肪的形式储存在皮下组织、内脏器官的周围以及腹部网膜上。

三、临床表现

（一）干瘦型或单纯饥饿型

严重的脂肪和肌肉消耗，皮褶厚度减少等。

（二）低蛋白血症型或急性内脏蛋白消耗型

脂肪储备和肌肉组织可在正常范围内，但生化指标如血浆白蛋白值明显异常，患者出现全身水肿，伤口迁延不愈，免疫功能下降等。

（三）混合型

本身能量储备少，应激状态下，蛋白急剧消耗，容易出现感染、伤口不愈合等并发症。还会出现头发干燥易脱落，指甲脆弱有横沟，并伴有其他营养素缺乏的表现。例如，缺B族维生素时，会出现记忆力减退、眼睛干涩、溃疡等；缺铁时，会出现易疲倦、失眠、注意力不集中等。

（四）营养过剩

肥胖，常伴血压、血脂、血糖的升高。

四、辅助检查

（一）人体测量检查

测量身高、体重、小腿围、上臂围、肩胛下皮褶厚度等。

（二）实验室检查

主要检查人血白蛋白、前白蛋白等，以及机体有无脱水或水肿等。

（三）营养不良筛查

常用微营养评估表或营养风险筛查 2002（NRS 2002）量表。

五、治疗要点

1. 根据年龄、BMI、原发病和是否伴随心肺疾病等，选择合适的营养支持途径。给予适量的能量和营养物质，制订个体化的营养支持方案。

2. 严重营养不良时，先从半量开始，再逐渐增至全量，防止发生再喂养综合征。

3. 积极治疗原发病。

六、照护措施

（一）膳食结构合理

针对老年人群的营养代谢特征及其营养需求，其膳食结构应遵循以下原则。

1. 主食以米、面、薯类为主要来源，推荐摄入量为每日约 300 g；糖类（包括蜂蜜）摄入量应控制在每日 25 g 以下。

2. 蛋白质食物的摄取应以动物蛋白为主。例如，瘦肉（畜肉和禽肉）每日 75 g，鱼类（鱼、虾、贝类）每日 75 g，两者可交替食用。此外，蛋类每日摄入量为 50 克，鲜奶每日 225 g，豆制品每日 90 g。

3. 脂肪类食物的摄入，建议植物油每日不超过 25 g。

4. 维生素及食物纤维的摄取，推荐每日蔬菜摄入量为 250~300 g，水果摄入量为 90~150 g。

上述建议的膳食结构能够基本满足老年人每日的营养需求，可根据个体的年龄、性别及劳动强度进行适当调整。

（二）营养素均衡

在保证适当的糖类、蛋白质、脂肪三大营养素的同时，应注意水分的适量摄入、各类维生素的供给和食物纤维素的保证。不吃烟熏、烧焦、腌制、发霉或过烫的食物，以预防消化道疾病，如食管癌、胃癌等；适当补充含纤维素多的食物，预防便秘、结肠癌等疾病。

（三）食量合理分配

老年人保持理想的体重很重要，故应适当限制热量的摄入。根据老年人的生理特点，少吃多餐，避免暴饮暴食或过度饥饿，提倡“早晨吃好，中午吃饱，晚上吃少”的原则。

（四）烹调合理

老年人由于牙齿松动和脱落导致咀嚼能力减退，消化能力下降，在食物的配料上应采用既适合老年人咀嚼又便于消化、吸收的食物。因此，食物加工应细、软、松，烹调宜采取烩、蒸、煮、炖、煨等方式，同时应注意色、香、味，既易消化又促进食欲。食物的温度要适宜于老年人，老年人消化道对食物的温度较为敏感，饮食宜温偏热，两餐之间或入睡前可加用热饮料，以解除疲劳。

（五）注意个体差异

由于饮食习惯、劳动强度、遗传因素、患病状况、宗教及个人健康等多方面影响，老年人在饮食习惯上存在个体差异。在饮食种类选择上既要满足个人的嗜好和习惯，又要符合老年人活动消耗，还要更多地考虑饮食是否有利于身体健康。

（六）烹饪时的照护

1. 咀嚼、吞咽功能低下者

进食应选择黏稠度较高的食物，同时要根据老年人的身体状态合理调节饮食种类。蔬菜要切细，肉类最好制成肉末，烹制方法可采用煮或炖，尽量使食物变软而易于消化。但由于易咀嚼的食物对肠道的刺激作用减少，往往很容易引起便秘。因此，应多选用富含纤维素的蔬菜类，如绿叶蔬菜、根茎类食物等烹制后食用。

2. 味觉、嗅觉等感觉功能低下者

饮食的色、香、味能够刺激感官、增加食欲。因此，味觉、嗅觉等感觉功能低下的老年人偏重味道重的饮食，特别是盐和糖，而盐和糖食用过多对健康不利，使用时应格外注意。有时老年人进餐时会感觉食物味道太淡而没有胃口，烹调时则可用醋、姜、蒜等调料来增进食欲。

（七）进餐时的照护

1. 上肢功能障碍者

对于患有麻痹、挛缩、变形、肌力减退、震颤等上肢功能障碍的老年人，进食过程可能变得尤为艰难。尽管如此，许多老年人仍倾向于自行进食。为此，可以设计或提供一系列特制餐具以满足他们的需求。例如，市场上有专为老年人设计的叉子和勺子，这些餐具的柄部设计得较为粗大，便于握持；对于那些口腔开合幅度有限的老年人，可以对婴儿使用的勺子进行适当改造以适应其需求；同时，使用筷子进行进食对大脑具有积极的刺激作用，因此应尽可能地保持老年人使用筷子的能力。具体做法是，可以利用弹性绳索将两根筷子连接起来，以防止其脱落。

2. 视力障碍者

照护员向老年人说明餐桌上食物的种类和位置，并帮助其用手触摸以便确认。注意保证老年人安全，热汤、茶水等易引起烫伤的食物要加以提醒，鱼刺等要剔除干净。视力障碍的老年人可能因看不清食物而引起食欲减退，因此，食物的味道和香味更加重要，或者让老年人与家属或其他老人一起进餐，制造良好的进餐气氛以增进食欲。

3. 吞咽功能低下者

抬高床头，取坐位或半坐位。若老年人不能或不宜经口进食者，可通过鼻饲、肠道高营养及全肠道外营养等方法，为老年人供给营养和水分。

七、健康指导

见照护措施。

【练习题】

A1 型题

1. 老年人营养不良的主要原因不包括以下哪项（　　）。

A. 味觉功能下降　　B. 消化吸收功能增强　　C. 牙齿欠缺
D. 吞咽反射能力下降　　E. 疾病消耗

答案：B

解析：消化吸收功能下降的，B 错误。

2. 老年人营养不良的临床表现中，以下哪项不属于生理层面的警示信号（　　）。

A. 体重异常变化　　B. 肌肉与骨骼系统衰退　　C. 皮肤与毛发异常
D. 认知与情绪障碍　　E. 消化功能紊乱

答案：D

解析：认知与情绪障碍属于功能与认知层面的改变。

3. 在老年人营养不良的照护措施中，以下哪项不适合吞咽功能低下的老年人（　　）。

A. 选择黏稠度较高的食物　　B. 进食液体类食物如酸奶、汤面
C. 采用煮或炖的烹制方法　　D. 使用特制的餐具
E. 采取坐位或半坐位进食

答案：B

解析：吞咽功能低下的老年人应避免进食液体类食物，以防止呛食或噎食。

4. 在老年人营养不良的健康指导中，以下哪项不属于膳食结构合理的原则（　　）。

A. 主食以米、面、薯类为主要来源

B. 蛋白质食物以动物蛋白为主

C. 脂肪类食物以动物性脂肪为主

D. 蔬菜每日摄入量为 250~300 g

E. 水果每日摄入量为 100~150 g

答案：C

解析：脂肪类食物应以植物性油脂为主，不宜多食动物性脂肪。

A2型题

1. 王奶奶，70 岁，近期体重下降明显，衣物变松，面部颧骨突出，肋骨轮廓明显。最可能的诊断是（　　）。

A. 糖尿病　　B. 高血压　　C. 营养不良

D. 骨质疏松　　E. 心脏病

答案：C

解析：体重异常变化、衣物变松、面部颧骨突出、肋骨轮廓明显是老年人营养不良的典型表现。

2. 刘爷爷，80 岁，近期出现吞咽困难，进食时易发生呛食或噎食。最合适的照护措施是（　　）。

A. 选择黏稠度较高的食物　　B. 进食液体类食物如酸奶、汤面

C. 采用煮或炖的烹制方法　　D. 使用特制的餐具

E. 采取坐位或半坐位进食

答案：A

解析：吞咽功能低下的老年人应选择黏稠度较高的食物，以防止呛食或噎食。

3. 杨奶奶，70 岁，近期出现反复感染、疫苗接种后抗体生成延迟。最可能缺乏的营养素是（　　）。

A. 蛋白质　　B. 脂肪　　C. 糖类

D. 维生素 A　　E. 维生素 C

答案：A

解析：反复感染、疫苗接种后抗体生成延迟是蛋白质缺乏的典型表现。

任务五 睡眠障碍照护

扫码获取
数字资源

案例导入

宫爷爷，72 岁，退休教师。因 3 个月的入睡困难、早醒和日间疲劳就诊。他每晚入睡需 1 ～ 2 h，凌晨 3：00 ～ 4：00 醒来后难以再次入睡，白天感到精神不振，经常打瞌睡，有高血压和骨关节炎病史，长期服用氨氯地平和对乙酰氨基酚。近年来，因老伴去世情绪低落，独居，每天喝 2 ～ 3 杯浓茶，晚餐时间不规律。体检显示 BMI 为 24，血压为 132/80 mmHg，心肺腹检查无异常，四肢关节有轻度压痛。

任务描述

1. 帮助老年人优化睡眠环境。
2. 为老年人设计睡眠健康教育海报。

知识殿堂

睡眠障碍指睡眠量及质的异常，为各种原因引起的入睡困难、睡眠深度过浅或者频度过短、早醒以及睡眠时间不足或质量差。调查显示，40% 以上的人存在睡眠障碍，其中 3/4 是 40 ～ 60 岁的中老年人，女性患者数是男性的 1.5 倍。失眠是睡眠障碍最常见的一种类型，我国失眠患者约有 1.5 亿人，睡眠不良者高达 3 亿人。长期失眠会导致大脑功能紊乱，对身体造成多种危害，严重影响身心健康。因此，睡眠障碍必须引起足够的重视。

一、病因

（一）疾病因素

老年人常易同时患有多种疾病，由疾病所致的各种刺激源，如疼痛、不适、抑郁、焦虑等均会影响老人的睡眠。另外，因疾病所采取的不同体位，也会直接影响其睡眠效果。例如，呼吸系统疾病，如支气管哮喘、肺气肿等所致的喘息及可能采取的半坐位或端坐位等均会影响睡眠。

（二）心理与社会因素

老年人对社会生活的适应能力下降，同时面临退休、丧偶、社会角色改变、慢性病折磨、经济拮据、生活困难等重大事件，容易产生焦虑、紧张、恐惧等，导致睡眠节律紊乱。

（三）不良生活方式

睡前饮用咖啡、浓茶，吸烟等，均可造成兴奋难眠、入睡困难或睡眠中断。饮酒开始有帮助入睡的作用，但长期饮用后会改变睡眠结构，最常见的为易早醒和宿醉，若突然戒断可产生严重失眠。睡前剧烈运动、睡前兴奋行为也可导致失眠。另外，饮食过饱或饥饿，可产生不舒适感，造成入睡困难。

（四）药物因素

羟色胺、多巴胺、乙酰胆碱、去甲肾上腺素等中枢神经递质，使睡眠与觉醒规律改变的药物，均可能引起药源性睡眠障碍，具有提神、兴奋作用的药物晚餐时或睡前服用更容易引起睡眠障碍。

二、临床表现

（一）睡眠量的异常

睡眠量不足指整夜睡眠时间少于 5 h，表现为入睡困难、浅睡、易醒或早醒等，又称失眠。失眠可由外界环境因素（光线过强、噪声大、值夜班、坐车船、刚到陌生的地方）、躯体因素（疼痛、瘙痒、剧烈咳嗽、睡前饮浓茶或咖啡、夜尿频繁或腹泻等）或心理因素（焦虑、恐惧、过度思念或兴奋）引起。一些疾病也常伴有失眠，如神经衰弱、焦虑、抑郁症等。

（二）睡眠质的异常

睡眠质的异常指睡眠发作性异常行为。通常表现在睡眠中出现一些异常行为，如梦游症、梦呓（说梦话）、夜惊（在睡眠中突然骚动、惊叫、心跳加快、呼吸急促、全身出汗、定向错乱或出现幻觉）、梦魇（做噩梦）、磨牙、不自主笑、肌肉或肢体不自主跳动等。这些发作性异常行为并非出现在整夜睡眠中，多发生于特定睡眠时期，可导致老年人出现日间嗜睡、精神萎靡及补偿性日间睡眠等表现。

三、辅助检查

主要应用脑电图多导联描记、Epworth 睡眠量表（ESS）测量、夜间多相睡眠图记录、多相睡眠潜伏期测定等。还可对原发病进行血常规、血电解质、血糖、尿素氮、心电图等检查。

四、治疗要点

老年人睡眠障碍的治疗主要包括非药物干预、药物治疗等。非药物干预包括改善睡眠环境、培养良好的睡眠习惯、认知行为治疗等。药物治疗包括镇静催眠药、营养神经药、抗精神药以及其他药物等。此外，可配合针灸治疗，选取神门、三阴交、心俞、申脉、照海、安眠等穴位，以宁心安神；耳穴压丸，可取皮质下、心、肝、肾、神门。

五、照护措施

（一）创建良好的睡眠环境

睡眠环境应以整洁、舒适、安静、安全为原则，睡前根据老年人的睡眠习惯，调节好室内的温度、湿度、光线，减少外界环境对老人视、听、嗅、触等感觉器官的不良刺激，要求室内光线幽暗、空气流通、温湿度适宜、被褥舒适、床铺弹性适中等，并注意尽量避免变换老年人睡眠环境。一般建议以夏季温度 26 ~ 30℃、冬季温度 18 ~ 22 ℃、相对湿度 50% ~ 60% 为宜，可根据具体情况适当调整。天冷时要注意保暖，尤其是老年人主诉两脚发凉时，睡前要用热水泡脚，并根据季节变化，调整被子的厚薄，必要时加盖毛毯。对于住院的老年人，应尽快帮助其适应新的环境变化，详细介绍病房环境和同病室的患者，尽量将治疗集中在白天进行，操作做到“说话轻、走路轻、操作轻、关门轻”，条件允许时可将打鼾严重的老年人与其他人分室。此外，医院的寝具样式、面料直接关系到睡眠质量，要求被褥、枕头及有关物品舒适卫生、美观大方，易于消毒。

（二）养成良好睡眠习惯

1. 睡前饮食

睡前应避免进食过饱或饥饿，避免饮浓茶、咖啡，避免服用氨茶碱、麻黄素等兴奋中枢神经的药物，避免剧烈活动。乳酪、牛奶和金枪鱼等因含有丰富的色氨酸，能够抑制脑的兴奋和思维活动，促使机体进入睡眠状态，是良好的增进睡眠的食物。

2. 调整生活规律

安排有规律的睡眠时间表，定期锻炼和适度活动有助入睡。鼓励老年人日间适当活动，如打太极拳、散步、看书、听音乐及社交活动等，并劝告老年人每天按时起床，以强化生理节律。倘若是老年人长年养成的睡眠则不应硬性强迫纠正，而应多解释、多说服，向老人讲述规律睡眠的益处。阿尔茨海默病和睡眠节律紊乱（昼夜颠倒）的老年人要给予特殊的照顾，注意调整其睡眠类型，保证夜间睡眠质量。

3. 睡前清洁

睡觉前可用热水泡脚、按摩头部、清洁口腔、清洗会阴、洗温水浴等，从精神和身体上给予老人一种满足、舒适的感觉。

4. 指导肌肉放松

（1）缓解上半部身体与颈部肌肉紧张的练习：缓慢旋转头部，耸肩，松弛肩肌；自肩部旋转双臂，按顺序活动，每次 10 ～ 15 min。

（2）腹式呼吸法：采取最舒适的体位，将双臂随意放置于身体两侧，进行腹式吸气，同时尽可能扩大胸廓，放松腹肌，平静地完成 1 次吸气动作后，缓慢地进行呼气，时间较吸气慢 1 倍。在腹式呼吸的同时，依次放松全身肌肉，自足部开始至头部。

（3）肌肉松弛活动练习：该练习法由美国学者霍夫曼（Hoffman）提出，环境选择要清静，并采取轻松的姿势，使全身肌肉放松；闭上双目，做深呼吸；脑海里呈现一幅宁静的图画，并在每次呼气时重复一个对自身有特殊意义的词或字，如“安静”；在上述活动时，按顺序放松全身肌肉，自足部开始至头部；反复进行，每次 15 ～ 20 min；结束时静坐数分钟，顿感全身轻松。

六、健康指导

见照护措施。

【练习题】

A1 型题

1. 睡眠障碍的主要表现不包括以下哪项（　　）。

A. 睡眠量异常　　B. 睡眠质异常

C. 睡眠与觉醒转换时的异常行为　　D. 睡眠时间过长

E. 以上都不对

答案：D

解析：睡眠障碍主要表现为睡眠量及睡眠质的异常，或是在睡眠与觉醒转换时发生异常行为或生理事件，不包括睡眠时间过长。

2. 以下哪项不是导致老年人睡眠障碍的疾病因素（　　）。

A. 支气管哮喘　　B. 慢性支气管炎　　C. 肺气肿

D. 高血压　　E. 失眠

答案：D

解析：高血压虽然是老年人常见疾病，但文中未提及它直接影响睡眠。而支气管哮喘、慢性支气管炎、肺气肿等呼吸系统疾病会通过咳嗽、喘息等症状影响睡眠。

3. 关于老年人睡眠障碍的心理社会因素，以下哪项描述正确（　　）。

A. 老年人对社会生活的适应能力增强

B. 退休、丧偶等事件不会影响睡眠

C. 焦虑、紧张、忧郁等情绪会导致睡眠节律紊乱

D. 经济状况良好不会引起睡眠问题

E. 以上都正确

答案：C

解析：老年人面临退休、丧偶等重大事件时，容易产生焦虑、紧张、忧郁等情绪，进而引起睡眠节律紊乱。

4. 以下哪种生活习惯不利于睡眠（　　）。

A. 睡前饮用牛奶　　B. 睡前剧烈运动　　C. 睡前听轻音乐

D. 睡前泡脚　　E. 以上都正确

答案：B

解析：睡前剧烈运动会导致兴奋，难以入睡。

5. 关于老年人睡眠障碍的药物治疗，以下哪项描述错误（　　）。

A. 镇静安眠药是常用药物　　B. 营养神经药有助于改善睡眠

C. 抗精神药不用于治疗睡眠障碍　　D. 药物应在医师指导下使用　　E. 以上都不对

答案：C

解析：抗精神药也可用于治疗某些类型的睡眠障碍，尤其是伴有精神症状的患者。

A2型题

1. 赵奶奶，65 岁，近期因丧偶情绪低落，夜间难以入睡，白天感到疲倦。以下哪项是最可能的诊断（　　）。

A. 失眠　　B. 发作性睡眠　　C. 梦游症

D. 夜惊　　E. 以上都正确

答案：A

解析：患者因丧偶情绪低落，导致夜间难以入睡，符合失眠的表现。

2. 王爷爷，73 岁，患有慢性支气管炎，夜间常因咳嗽和喘息难以入睡。以下哪项是最可能的病因（　　）。

A. 心理社会因素　　B. 疾病因素　　C. 不良生活方式

D. 药物因素　　E. 以上都正确

答案：B

解析：患者因慢性支气管炎导致的咳嗽和喘息直接影响睡眠，属于疾病因素引起的睡眠障碍。

3. 刘爷爷，70 岁，长期服用镇静催眠药，近期突然停药后出现入睡困难、觉醒次数增加。以下哪项是最可能的诊断（　　）。

A. 反跳性失眠　　B. 梦魇　　C. 夜惊

D. 梦游症　　E. 以上都正确

答案：A

解析：长期服用镇静催眠药后突然停药，导致入睡困难、觉醒次数增加，符合反跳性失眠的表现。

4. 张爷爷，65 岁，睡前常饮用浓茶，夜间易醒且难以再次入睡。以下哪项是最可能的原因（　　）。

A. 心理社会因素　　B. 疾病因素　　C. 不良生活方式

D. 药物因素　　E. 以上都正确

答案：C

解析：睡前饮用浓茶会导致兴奋，影响睡眠，属于不良生活方式引起的睡眠障碍。

5. 杨奶奶，68 岁，夜间常出现梦游现象，白天感到困倦。以下哪项是最可能的诊断（　　）。

A. 失眠　　B. 梦游症　　C. 夜惊

D. 梦魇　　E. 以上都正确

答案：B

解析：患者在夜间出现梦游现象，符合梦游症的表现。梦游症是一种睡眠质异常的表现。

拓展阅读

随着我国老龄化程度不断加深，老年人营养不良问题日益凸显，成为影响老年人健康和生活质量的重要因素。最新数据显示，我国约有 50% 的老年人存在营养不良风险，农村地区尤为严重。这不仅关乎个体健康，更关乎“健康中国 2030”战略目标的实现以及国家积极应对人口老龄化战略的推进。在老年人营养不良的评估工作中，不仅要掌握营养评估、膳食指导等专业知识，更需关注国家政策导向和社会发展趋势。

点燃思考

夏奶奶，85 岁，因髋关节骨折接受手术治疗后处于卧床康复期，期间出现明显便秘症状。医护人员建议在确保安全的前提下，通过腹部按摩及床上适度活动促进肠道蠕动。

实际照护任务：

1. 描述为夏奶奶进行腹部按摩前需做的环境准备（温度调控、隐私保护等）及患者体位准备（如何摆放至舒适安全的体位）。

2. 演示并描述按摩的具体步骤，包括起止点、方向、手法、力度控制及持续时间。

项目十二 老年常见外科疾病照护

学习目标

素质目标

1. 树立“尊老、敬老、爱老、护老”的意识，尊重老年人的人格与意愿，给予其充分的情感支持与人文关怀。

2. 严格遵守操作规范，密切关注老年人身体状况，及时发现并处理外科疾病的潜在风险，保障老年人安全。

知识目标

1. 了解老年常见外科疾病的病因和治疗要点。

2. 熟悉老年常见外科疾病的临床表现、并发症。

3. 掌握老年常见外科疾病的照护措施和健康指导方法。

技能目标

1. 准确识别并评估老年常见外科疾病的症状。

2. 为患有外科疾病的老年人制订个性化照护方案。

3. 对老年人进行常见外科疾病的健康教育。

知识导读

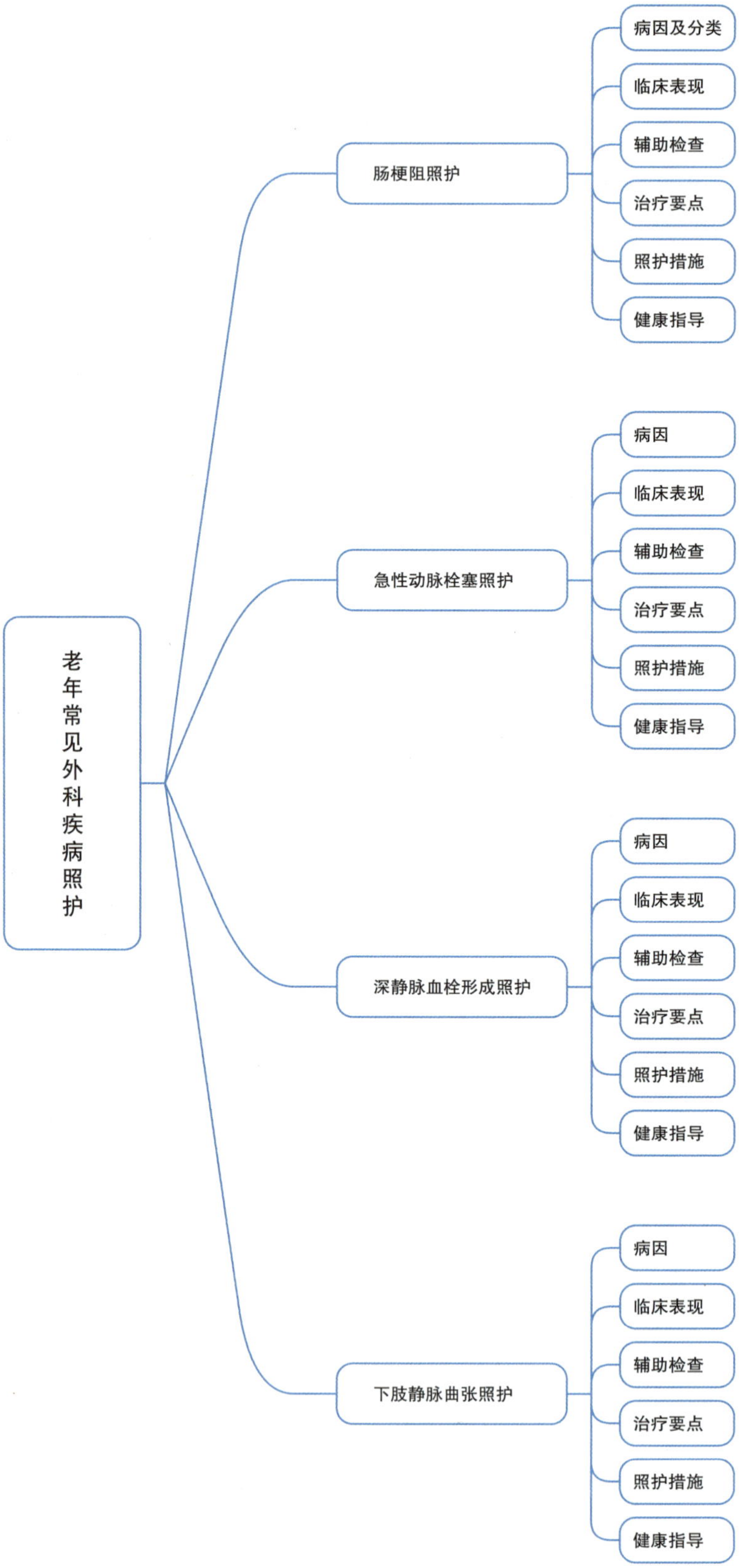
老年常见外科疾病照护
肠梗阻照护
病因及分类
临床表现
辅助检查
治疗要点
照护措施
健康指导
急性动脉栓塞照护
病因
临床表现
辅助检查
治疗要点
照护措施
健康指导
深静脉血栓形成照护
病因
临床表现
辅助检查
治疗要点
照护措施
健康指导
下肢静脉曲张照护
病因
临床表现
辅助检查
治疗要点
照护措施
健康指导

赛证对接

本项目通过真实情境下的照护任务，综合考查选手的知识、能力与素质目标。在外科疾病项目中，参赛选手需要根据老年人的具体情况，协助并指导老年人进行应急处理、康复训练、疾病健康教育等内容。此外，还有制订预防静脉血栓照护计划、设计健康教育海报和撰写反思报告等环节。

任务一　肠梗阻照护

扫码获取数字资源

案例导入

章奶奶，75 岁，长期便秘，饮食不规律，偏爱油腻食物。近一周，她频繁腹痛、腹胀，伴有恶心、呕吐，停止排气排便。家人紧急送她去医院，确诊为肠梗阻。章奶奶对病情感到担忧，情绪焦虑，既害怕手术，又担心疾病会影响未来的生活。

任务描述

1. 为老年人制订个性化照护计划。
2. 为老年人开展肠梗阻的健康教育。

知识殿堂

肠梗阻指因各种原因导致肠内容物通过障碍的一种病症，是临床常见的外科急腹症。肠梗阻引起肠管形态和功能改变的同时，也导致全身性的病理改变，病情变化快，处理不当会危及生命。

一、病因及分类

（一）按病因分类

1. 机械性肠梗阻

机械性肠梗阻是肠梗阻最常见的类型，由各种原因引起的肠腔狭窄、肠内容物通过障碍所致。病因包括：肠腔内因素，如结石、异物、粪块、寄生虫等；肠腔外因素，如肠粘连、肠扭转、嵌顿疝、肠道外肿瘤等；肠壁因素，如肠道肿瘤、肠套叠、炎症性肠病、憩室，以及放射性肠炎等。

2. 动力性肠梗阻

肠壁肌肉功能紊乱可由神经反射或毒素等因素引起，主要表现为肠蠕动减弱或消失或肠管痉挛，从而导致动力性肠梗阻。其中，肠蠕动减弱或消失（麻痹性肠梗阻）常见于急性弥漫性腹膜炎、腹部手术后、低钾血症等；肠管痉挛（痉挛性肠梗阻）则常见于尿毒症、慢性铅中毒等。

3. 血运性肠梗阻

肠管血液循环障碍，如肠系膜血栓形成、栓塞、血管受压、动脉硬化等，都会引起肠蠕动减弱或消失。

4. 假性肠梗阻

无明显诱因，属于慢性疾病，可能是遗传性疾病。

（二）其他

1. 按肠壁是否有血液循环障碍分为单纯性肠梗阻和绞窄性肠梗阻。

2. 按梗阻程度分完全性肠梗阻和不完全性肠梗阻。

3. 按梗阻部位分高位肠梗阻和低位肠梗阻。

二、临床表现

不同类型的肠梗阻临床表现不同，但腹痛、恶心呕吐、腹胀、停止排气排便是共同表现。

（一）症状

1. 腹痛

多表现为阵发性绞痛，不同类型的肠梗阻，有不同的疼痛特点，绞窄性肠梗阻表现为腹痛间歇缩短，呈持续性剧烈腹痛；麻痹性肠梗阻表现为全腹弥漫性胀痛；肠扭转引发的腹痛表现为突发的腹部持续性绞痛，且呈阵发性加剧。老年人对疼痛的敏感度有所下降，腹痛症状有时可能并不典型，疼痛程度相对较轻。但疼痛发作时，仍会给老年患者带来极大不适，且疼痛间歇期长短不一。

2. 恶心、呕吐

高位肠梗阻呕吐症状出现较早，比较频繁，早期呕吐物多为胃及十二指肠内容物，低位肠梗阻出现较晚，呕吐物转变为胃容物，后期胃内容物经发酵、腐败，呕吐物呈粪样；麻痹性肠梗阻时呈现溢出性呕吐。老年患者发生呕吐时，需特别警惕误吸风险。

3. 腹胀

腹胀程度与梗阻部位相关，高位肠梗阻腹胀不明显，低位肠梗阻和麻痹性肠梗阻时腹胀明显，肠扭转引起的腹胀多为不对称。老年人腹部肌肉松弛，腹胀时腹部胀满感更为突出，严重时会对呼吸功能造成影响，导致呼吸困难。

4. 停止排气排便

在完全性肠梗阻发生后，肠内容物通过受阻，导致梗阻远端肠管空虚，临床表现为停止排气排便。但在肠梗阻初期，尤其是高位梗阻时，肠道残留的气体和粪便仍可排出，容易误诊为无肠梗阻或不完全性梗阻。某些绞窄性肠梗阻，如由肠套叠或肠系膜血管栓塞所致者，可排出血性黏液便。

（二）体征

单纯性肠梗阻早期全身情况无明显变化。晚期因呕吐、脱水及电解质紊乱可出现口唇干燥、眼窝凹陷、皮肤弹性减退、脉搏细弱等。绞窄性肠梗阻可出现全身中毒症状和休克。

机械性肠梗阻可见肠型及蠕动波，肠扭转时可有不对称腹胀，麻痹性肠梗阻表现为均匀性腹胀。单纯性肠梗阻可有轻度压痛，无腹膜刺激征；绞窄性肠梗阻可有固定压痛及腹膜刺激征，可触及压痛性肿块（绞窄肠袢），有腹腔渗液时移动性浊音呈阳性。机械性肠梗阻表现为肠鸣音亢进伴气过水声或金属音，麻痹性肠梗阻则肠鸣音减弱或消失。

（三）并发症

1. 肠穿孔

肠梗阻若持续未缓解，肠腔内压力不断升高，会致使肠壁缺血、坏死，最终引发肠穿孔。老年人肠壁相对较薄，血液循环较差，发生肠穿孔的风险更高。肠穿孔可导致急性腹膜炎，病情极为凶险。

2. 感染性休克

肠穿孔后，肠道内的细菌和毒素进入腹腔，引发严重感染，进而导致感染性休克。老年人身体抵抗力较弱，一旦发生感染性休克，死亡率较高，严重危及生命。

三、辅助检查

（一）实验室检查

早期可能无明显变化，随着病情进展，白细胞计数、血红蛋白、血细胞比容、尿比重均可增高，呕吐物、大便常规检查中可能有大量红细胞。但老年人血常规变化不典型。血生化检查可了解老年患者的水电解质酸碱平衡和肾功能情况。

（二）影像学检查

腹部 X 线平片是诊断肠梗阻的常用方法，可观察到气液平面和胀气肠袢，有助于判断梗阻部位和程度；CT 能更清晰地显示肠道的形态、梗阻部位及周围组织情况，对于明确病因具有重要意义。

（三）新型筛查技术

高风险人群（肿瘤患者）定期行 CT 小肠造影（CTE），以早期发现无症状梗阻，也可应用肠道超声动态监测肠壁厚度及蠕动功能。

四、治疗要点

肠梗阻的治疗旨在纠正肠梗阻引起的全身生理功能紊乱，解除梗阻。治疗措施包括基础治疗和手术治疗。

（一）基础治疗

肠梗阻时，不论是手术治疗还是非手术治疗，均应采取的治疗措施，包括禁食、胃肠减压、纠正水电解质和酸碱平衡紊乱、防止感染和中毒、酌情使用解痉药物等。

1. 禁食与营养支持

肠梗阻期间应严格禁食，以减少胃肠道负担。同时，根据老年患者的营养状况和身体需求，可以通过静脉输液等方式给予合理的营养支持，以维持患者的营养状态和水电解质平衡。在病情缓解、肛门排气后，可逐渐从流食过渡到半流食、软食。

2. 胃肠减压

是治疗肠梗阻的主要措施，目的是减少胃肠道积留的气体、液体，减轻肠腔膨胀，改善胃肠壁血液循环，减少肠壁水肿，缓解梗阻症状，对低位肠梗阻可应用较长的小肠减压管。

3. 纠正水电解质紊乱及酸碱失衡

是肠梗阻治疗的首要任务，需尽早实施。在获取血液生化检查结果前，应优先输注平衡盐溶液，之后根据检测结果，针对性地补充电解质并调整酸碱平衡。补液期间需动态监测尿量，必要时监测中心静脉压以指导补液量。对于单纯性肠梗阻晚期或绞窄性肠梗阻患者，需及时补充血浆及全血。

4. 防止感染及中毒

对于存在感染或有感染风险的肠梗阻患者，需使用抗生素进行抗感染治疗。根据感染的病原体类型和病情严重程度，合理选择抗生素的种类和剂量。

5. 其他

对于麻痹性肠梗阻或在肠梗阻恢复期，可适当使用促进胃肠动力的药物，如莫沙必利、西沙必利等，以促进肠道蠕动恢复，从而加快肠梗阻的缓解。疼痛较明显的患者可使用解痉药物，但避免使用止痛药物。对单纯性粘连性肠梗阻、麻痹性或痉挛性肠梗阻可采用中医中药、针灸、腹部按摩等方法。

（二）手术治疗

手术是肠梗阻治疗的关键手段，旨在解除梗阻并消除病因。治疗方式需综合评估患者的全身状况及梗阻的病因、性质、梗阻部位等因素，制订个体化手术方案。

五、照护措施

（一）生活照护

1. 安置适当的体位

非手术治疗时通常取低半卧位，以减轻腹肌紧张、缓解疼痛并改善呼吸，血压平稳后取半卧位。

2. 合理饮食

急性期禁食禁水，恢复后遵循流质→半流质→软食过渡原则，避免产气食物（豆类、牛奶），选择高纤维易消化饮食。减少辛辣刺激性食物，多摄入高蛋白、高维生素、易消化的食物，保持定时定量、细嚼慢咽的进餐习惯，以减轻肠道负担，避免暴饮暴食，避免立即运动。老年便秘患者可通过饮食调整、腹部按摩、多饮水、适当运动等方法保持大便通畅，无效者可遵医嘱适当给予缓泻药，避免用力排便。

3. 活动指导

在病情稳定后，鼓励由床上活动逐步过渡到床边及室内行走。

（二）基础照护

1. 病情观察

关注腹痛、腹胀的变化，记录呕吐的次数、量和性质，以及排气排便情况。密切观察老年患者的体温、脉搏、呼吸、血压，及时发现异常变化。

2. 对症照护

（1）呕吐：呕吐时协助患者坐起或头偏向一侧，及时清除口腔内呕吐物，以免误吸引起吸入性肺炎或窒息。呕吐后及时指导漱口，保持口腔清洁。观察和记录呕吐物的颜色、性状和量，并及时汇报给医护人员。

（2）胃肠减压：妥善固定胃管，保持胃管通畅，定期更换引流装置，防止发生感染。同时，要向老年患者解释胃肠减压的目的和重要性，以提高其配合度。

3. 用药照护

遵医嘱使用解痉药物、抗感染药等，指导患者密切观察药物的不良反应，如有疑问及时咨询医护人员。

（三）心理照护

照护员应耐心倾听患者的疑虑和不安，向其解释病情、治疗过程及预后，增强患者的信心和安全感。同时，鼓励患者表达情绪，通过心理疏导缓解其焦虑情绪。

（四）康复照护

术后6周内避免重体力劳动，每日步行≥3000步（可分3次完成），避免久坐久卧。每日3次腹式呼吸（吸气4秒→呼气6秒），术后4周可逐步开展平板支撑训练。

六、健康指导

（一）疾病知识指导

向老年患者及其家属讲解肠梗阻的相关知识，包括病因、症状、预防措施等，提高其自我保健意识。讲解时应采用通俗易懂的方式，确保老年患者及其家属能够充分理解。

（二）疾病预防指导

如调控血糖、甲状腺功能等，以减少因全身性疾病对肠道功能的不良影响。老年患者要严格遵医嘱按时服药，定期进行复查。

（三）病情监测指导

指导患者自我监测病情，如出现腹痛、腹胀、呕吐、停止排气排便等不适症状，及时就诊。

【练习题】

A1 型题

1. 老年人肠梗阻最常见的病因是（　　）。

A. 肠套叠　　B. 肠扭转　　C. 肠道肿瘤

D. 肠系膜血管栓塞　　E. 粘连性肠梗阻

答案：C

解析：随着年龄增长，老年人肠道肿瘤发病率升高，是肠梗阻常见病因。肠套叠多见于小儿；肠扭转多因剧烈运动等突发因素，在老年人中相对少见；肠系膜血管栓塞虽可致肠梗阻，但不是最常见原因。

2. 老年人肠梗阻典型的临床表现不包括（　　）。

A. 腹痛　　B. 腹泻　　C. 呕吐

D. 停止排气排便　　E. 腹胀

答案：B

解析：肠梗阻典型表现为腹痛、呕吐、腹胀、停止排气排便。

3. 诊断老年人肠梗阻首选的检查方法是（　　）。

A.CT　　B. 腹部X线平片　　C. 肠镜

D.MRI　　　　　　E.B 超

答案：B

解析：腹部 X 线平片能快速观察到肠管扩张、气液平面等肠梗阻典型表现，操作简便、经济，是首选检查。CT、MRI 可更清晰显示病变细节，但费用高、检查时间长；肠镜主要用于观察肠道黏膜病变，对肠梗阻整体判断不是首选。

4. 单纯性肠梗阻与绞窄性肠梗阻的主要区别在于（　　）。

A. 梗阻的部位　　　　B. 梗阻的程度　　　　C. 肠管壁有无血运障碍

D. 梗阻的时间　　　　E. 呕吐物性质

答案：C

解析：绞窄性肠梗阻有肠壁血运障碍，病情更严重，可迅速导致肠坏死、穿孔等。

5. 老年人肠梗阻非手术治疗措施不包括（　　）。

A. 胃肠减压　　　　B. 纠正水电解质紊乱　　　　C. 应用抗生素

D. 肠切除吻合术　　　　E. 灌肠

答案：D

解析：肠切除吻合术属于手术治疗方法

A2 型题

1. 齐爷爷，70 岁，既往有便秘史。近 1 周出现腹痛、腹胀，停止排气排便，腹部 X 线平片显示多个阶梯状气液平面。该患者最可能的诊断是（　　）。

A. 结肠癌　　　　B. 肠套叠　　　　C. 肠梗阻

D. 肠系膜血管栓塞　　　　E. 肠麻痹

答案：C

解析：患者老年男性，有便秘史，现腹痛、腹胀、停止排气排便，结合 X 线气液平面，符合肠梗阻典型表现。

2. 张奶奶，65 岁，因腹部手术史，近日出现阵发性腹痛，伴恶心、呕吐，呕吐物为胃内容物，腹胀不对称。该患者最可能发生了（　　）。

A. 粘连性肠梗阻　　　　B. 麻痹性肠梗阻　　　　C. 痉挛性肠梗阻

D. 蛔虫性肠梗阻　　　　E. 肠扭转

答案：A

解析：阵发性腹痛、呕吐、腹胀不对称是粘连性肠梗阻常见表现。

3. 单奶奶，69 岁。突发腹痛、腹胀，呕吐频繁，呕吐物为血性液体，腹部压痛明显，有反跳痛。首先考虑的诊断是（　　）。

A. 单纯性肠梗阻　　　　B. 绞窄性肠梗阻　　　　C. 动力性肠梗阻

D. 低位肠梗阻　　　　E. 高位肠梗阻

答案：B

解析：呕吐物为血性液体，腹部压痛、反跳痛，提示肠管有血运障碍，符合绞窄性肠梗阻特点。

4. 田爷爷，75 岁，长期便秘，近日用力排便后出现腹部绞痛，伴停止排气排便。查体：腹部膨隆，可见肠型，肠鸣音亢进。该患者可能的诊断是（　　）。

A. 肠扭转　　B. 结肠癌　　C. 肠结核

D. 溃疡性结肠炎　　E. 粪石性肠梗阻

答案：A

解析：患者长期便秘，用力排便后发病，腹部绞痛、停止排气排便，查体见肠型、肠鸣音亢进，符合肠扭转特点。结肠癌多为慢性病程，肠结核常有低热、盗汗等结核中毒症状，溃疡性结肠炎主要表现为腹泻、黏液脓血便。

5. 王奶奶，73 岁。肠梗阻保守治疗 3 天后，症状无缓解，腹胀加重，出现发热，心率加快。此时应采取的措施是（　　）。

A. 继续保守治疗　　B. 加大抗生素用量　　C. 手术治疗

D. 调整胃肠减压方式　　E. 尝试新的灌肠方法

答案：C

解析：保守治疗无效且出现腹胀加重、发热、心率加快等病情进展表现，提示可能发展为绞窄性肠梗阻或病情严重，应及时手术治疗，解除梗阻。继续保守治疗可能延误病情，加大抗生素用量和调整胃肠减压方式不能从根本上解决梗阻问题。

任务二　急性动脉栓塞照护

扫码获取
数字资源

案例导入

李奶奶，83 岁，有 10 年房颤和 15 年高血压病史，长期服用抗凝和降压药物。入住养老机构 2 个月，日常活动正常，血压控制良好。今晨起床时，她突然感到左下肢剧痛，皮肤苍白，温度低，足背动脉搏动消失，被诊断为急性动脉栓塞。初步治疗后，疼痛减轻，但李奶奶对康复前景感到担忧，害怕残疾，因而不愿配合治疗。

任务描述

1. 指导并协助老年人开展康复训练。
2. 为老年人设计关于急性动脉栓塞的健康教育海报。

知识殿堂

急性动脉栓塞指由心脏、近端动脉壁、动脉硬化斑块脱落或其他来源的栓子，随血流到达远端动脉，导致动脉管腔阻塞，引起肢体或器官急性缺血的一种疾病。特点是起病急、症状明显、进展迅速、后果严重。在老年人群中，由于血管病变和心脏疾病的高发，急性动脉栓塞的发生率也相对较高。

一、病因

栓子的来源主要分为以下 3 种。

（一）心源性栓子

约 90% 的栓子来源于心脏，房颤是急性动脉栓塞最常见的病因。房颤时，心房内的血栓一旦脱落，就会随血流进入动脉系统，导致栓塞。此外，心肌梗死、心脏瓣膜病、细菌性心内膜炎、心脏黏液瘤等疾病也可促进心脏内血栓形成，增加急性动脉栓塞的风险。

（二）血管源性栓子

动脉粥样硬化是老年人群中常见的血管病变，动脉粥样斑块破裂、脱落的栓子可栓塞远端动脉；动脉瘤、人工血管内的血栓脱落也容易导致动脉栓塞，尤其是在动脉瘤壁薄弱、血流动力学改变时。

（三）医源性栓子

在一些血管介入手术、心脏手术等的操作过程中，可能会导致血管内膜损伤，促使血栓形成，进而引发急性动脉栓塞。例如，冠状动脉搭桥术后，吻合口处的血栓脱落可导致下肢动脉栓塞。

二、临床表现

急性动脉栓塞的典型表现为“5P 征”，即疼痛（Pain）、感觉异常（Paresthesia）、苍白（Pallor）、无脉（Pulselessness）及麻痹（Paralysis）。症状出现的顺序及严重程度因人而异，主要取决于栓塞的位置、动脉阻塞程度、继发性血栓形成范围、是否合并动脉硬化性狭窄，以及侧支循环的代偿能力。

（一）疼痛

常是最早出现的症状，突发剧烈锐痛或绞痛，活动时疼痛加剧，疼痛部位主要取决于栓塞的部位，常起始于栓塞部位，并向远端扩散。患者常因剧痛而保持被动体位。后期若未及时处理，疼痛可能转为持续性钝痛。

（二）感觉异常

早期表现为肢体远端如手指、脚趾麻木，刺痛或烧灼感，随后感觉减退逐渐向近端蔓延，形成“手套－袜套样”分布。严重时患肢痛觉、温度觉完全丧失，触觉明显减弱。

（三）麻痹

早期以远端小肌群无力为主，如手部无法完成精细动作、足部背屈困难。随病情进展，近端大肌群受累时，出现肢体完全瘫痪。查体可见肌张力降低、腱反射减弱或消失。

（四）无脉

栓塞远端动脉搏动完全消失，如髂总动脉栓塞时同侧股动脉、足背动脉等均无搏动。不完全栓塞初期可能仅脉搏减弱，但随病情进展会逐渐消失，是判断动脉栓塞的重要体征。

（五）苍白

皮肤呈蜡白色或苍白色，界限清晰，抬高患肢时苍白加重，下垂后因少量血液充盈略显青紫但无法恢复红润。伴随皮肤冰凉、干燥及花斑状斑纹，则提示组织缺血濒临坏死。

三、辅助检查

（一）超声检查

是常用的检查方法，可清晰显示动脉内血栓的位置、大小和形态，以及血管的血流情况，对诊断急性动脉栓塞具有重要意义。

（二）动脉造影

能更准确地显示动脉栓塞的部位、范围以及侧支循环情况，因检查时需要注射造影剂，肾功能不全的老年患者慎用。

四、治疗要点

急性动脉栓塞的治疗原则是尽快恢复动脉血流，挽救肢体和器官功能，同时预防并发症的发生。治疗方案包括非手术治疗和手术治疗，根据栓塞的部位、时间、患者的身体状况等选择适当的治疗方法。

（一）非手术治疗

1. 一般治疗

患者需严格卧床制动，下肢动脉栓塞者床头抬高15°，上肢及腹主动脉栓塞者取半卧位。同时，需加强心电监护，持续监测心率及心律变化。

2. 药物治疗

（1）抗凝治疗：无论采用何种治疗方法，抗凝治疗都必不可少，可有效防止血栓蔓延，显著降低再栓塞的风险。常用的药物有肝素、低分子肝素、华法林等。抗凝治疗过程中，需密切监测凝血功能，及时调整药物剂量，以防止出血等并发症的发生。

（2）溶栓治疗：对于发病3天内的患者，可考虑进行溶栓治疗，以溶解血栓，恢复血管通畅，但存在出血风险，因此需要严格掌握适应证。常用药物有尿激酶等。

（3）扩血管药物：可根据病情适当使用扩血管药物。

（二）手术治疗

手术治疗是急性动脉栓塞的主要治疗手段。一旦确诊，特别是大中动脉栓塞，如果患者全身情况较好，应尽早通过手术切开动脉，直接取出栓塞的血栓，恢复动脉血流。近年来，介入下动脉导管溶栓是溶栓治疗的主要手段，该技术创伤小、恢复快，但对技术要求较高。

五、照护措施

（一）生活照护

1. 合理饮食

指导患者低脂、低盐、低糖、高钾、高蛋白、高维生素饮食，多吃新鲜蔬菜、水果等，保持大便通畅。避免食用辛辣、油腻、刺激性食物，戒烟限酒。

2. 休息与活动

急性期应绝对卧床制动休息，取适宜的体位，不可对患者进行按摩、挤压，以免脱落的栓子活动栓塞其他重要的器官。恢复期或出院后，可适当地进行规律的锻炼，如散步、打太极拳等活动。

3. 清洁照护

定期擦洗患肢，保持患肢局部干燥、清洁，预防感染，定时翻身预防压疮；保持口腔、泌尿道清洁，防止感染。

（二）基础照护

1. 病情观察

密切观察患肢皮肤颜色、温度、动脉搏动等血液循环状况及生命体征变化，详细记录。

2. 保护患肢

注意患肢保暖，但应局部避免热敷，以免局部组织代谢加快，加重缺氧；局部禁止冷敷，防止局部降温引起血管收缩、血液供应减少。

3. 疼痛照护

评估患者的疼痛程度，轻度疼痛，可采用音乐疗法、正念冥想等方法转移注意力，缓解疼痛；中重度疼痛，遵医嘱使用止痛药。

4. 用药照护

向患者介绍抗凝、溶栓等药物的作用、用法、用量和注意事项，告知患者遵医嘱服药，不可随意增减药量或停药。同时，要让患者了解药物可能出现的不良反应，如出血、皮肤过敏等，若出现异常情况，应及时就医。

（三）心理照护

急性动脉栓塞起病急，病情严重，患者往往会产生恐惧、焦虑等不良情绪。照护员应关心、安慰患者，向其解释病情和治疗方案，增强患者的治疗信心，使其积极配合治疗和护理。

（四）康复照护

恢复期或术后，鼓励患者积极进行康复锻炼，如踝泵运动、腓肠肌挤压运动等，预防健侧下肢静脉血栓形成，以促进血液循环、增强体质，能行走的患者可以借助辅具行走。但应注意避免剧烈运动和长时间站立，防止下肢静脉血栓形成。可以配合电刺激、超声波等物理疗法，促进肌肉和神经功能的恢复。

六、健康指导

（一）疾病知识指导

向老年患者及其家属讲解急性动脉栓塞的病因、症状、治疗方法和预防措施等，以提高患者的自我保健意识与疾病的认知水平。

（二）疾病预防指导

对于伴有房颤、动脉硬化、心脏瓣膜病等基础疾病的老年患者，要积极治疗原发病，降低动脉栓塞的发生率。对于长期卧床、手术后的老年患者，可采取预防性抗凝治疗，同时鼓励患者早期活动，穿医用压力袜等，以预防下肢静脉血栓形成。

（三）病情监测指导

老年人群应定期进行体检，特别是对有心血管疾病的患者进行定期筛查，包括血管超声、心电图检查等，以及时发现潜在的血管病变和心脏疾病，进行早期干预。患者定期复查，以便于照护员及时了解病情变化、调整照护方案。

【练习题】

A1 型题

1. 急性动脉栓塞最常见的病因是哪项（　　）。

A. 动脉硬化　　B. 心房颤动　　C. 医源性因素

D. 心脏瓣膜病　　E. 动脉粥样硬化斑块脱落

答案：B

解析：急性动脉栓塞最常见的病因是心房颤动（房颤）。房颤时，心房内易形成血栓，血栓脱落随血流阻塞远端动脉。其他选项虽为病因，但并非最常见。

2. 急性动脉栓塞典型的“5P”征不包括（　　）。

A. 疼痛　　B. 苍白　　C. 感觉异常

D. 脉搏正常　　E. 麻痹

答案：D

解析：急性动脉栓塞典型的“5P”征为疼痛、苍白、无脉、感觉异常、麻痹。

3. 诊断急性动脉栓塞最常用的辅助检查是（　　）。

A. 动脉造影　　B. 彩色多普勒超声　　C.CT 血管造影（CTA）

D. 磁共振血管造影（MRA）　　E. 数字减影血管造影（DSA）

答案：B

解析：彩色多普勒超声操作简便、无创，可初步判断栓塞部位和程度，是诊断急性动脉栓塞最常用的检查。动脉造影是诊断金标准，但为有创检查；CTA 和 MRA 也能清晰显示血管情况，但费用较高、检查时间长。

4. 急性动脉栓塞患者早期治疗的关键是（　　）。

A. 抗凝治疗　　B. 溶栓治疗　　C. 手术取栓

D. 应用血管扩张剂　　E. 介入溶栓取栓

答案：C

解析：急性动脉栓塞早期，手术取栓能迅速恢复动脉血流，挽救肢体，是关键治疗措施。抗凝、溶栓治疗可作为辅助或后续治疗；应用血管扩张剂作用相对有限。

5. 急性动脉栓塞患者术后照护错误的是（　　）。

A. 密切观察肢体血运　　B. 鼓励患者早期下床活动　　C. 监测生命体征

D. 遵医嘱给予抗凝药物　　E. 定期复查凝血功能

答案：B

解析：术后早期下床活动可能导致栓子再次脱落，应根据患者恢复情况，在医师指导下逐渐活动。

A2 型题

1. 朱爷爷，65 岁，有房颤病史。突然出现右下肢剧痛，皮肤苍白，右足背动脉搏动消失。该患者最可能的诊断是（　　）。

A. 急性动脉栓塞　　B. 深静脉血栓形成　　C. 血栓闭塞性脉管炎

D. 雷诺综合征　　E. 下肢静脉曲张

答案：A

解析：深静脉血栓形成主要表现为下肢肿胀、疼痛，浅静脉怒张；血栓闭塞性脉管炎多见于青壮年男性，有吸烟史；雷诺综合征多因寒冷、情绪激动诱发，表现为手指（足趾）皮肤颜色间歇性变化。

2. 丛奶奶，70 岁。因突发左下肢麻木、疼痛，不能活动入院。查体：左下肢皮肤温度降低，感觉减退，足背动脉搏动消失。该患者最可能发生（　　）。

A. 急性动脉栓塞　　B. 腰椎间盘突出症　　C. 坐骨神经痛

D. 糖尿病周围神经病变　　E. 动脉炎

答案：A

解析：患者突发下肢麻木、疼痛、活动障碍，伴皮肤温度降低、动脉搏动消失，急性动脉栓塞可能性大。

3. 满爷爷，65 岁。急性动脉栓塞行手术取栓后，出现患肢肿胀、皮肤青紫。首先考虑（　　）。

A. 再栓塞　　B. 局部感染　　C. 肢体缺血再灌注损伤

D. 伤口出血　　E. 静脉血栓形成

答案：C

解析：手术取栓后出现患肢肿胀、青紫，多因缺血再灌注损伤导致组织水肿、血管通透性增加。再栓塞多表现为肢体再次出现疼痛、无脉等；局部感染多有发热、伤口红肿热痛等；伤口出血多表现为伤口渗血。

4. 张爷爷，68 岁，有高血压、冠心病史。突然出现左上肢剧痛，皮肤苍白，桡动脉搏动消失。给予抗凝、溶栓治疗后症状无缓解，此时应采取的措施是（　　）。

A. 加大药物剂量　　B. 继续观察　　C. 手术取栓

D. 应用止痛药物　　E. 调整抗凝溶栓方案

答案：C

解析：抗凝、溶栓治疗无效，应及时手术取栓，恢复动脉血流。

5. 刘奶奶，70 岁。急性动脉栓塞术后，照护员指导其进行康复锻炼。下列做法正确的是（　　）。

A. 术后第 1 天即进行大幅度肢体活动　　B. 从被动活动逐渐过渡到主动活动

C. 活动量越大越好　　D. 只进行床上活动，不进行床下活动

E. 康复锻炼过程中避免监测肢体情况

答案：B

解析：术后康复锻炼应从被动活动逐渐过渡到主动活动，避免突然大幅度活动导致不良后果。术后第 1 天进行大幅度肢体活动过早；活动量应循序渐进，并非越大越好；在病情允许情况下，应逐渐增加活动范围，包括床下活动。

任务三　深静脉血栓形成照护

扫码获取
数字资源

案例导入

陆爷爷，65 岁，不慎跌倒，X 线片显示为左侧股骨颈骨折，急诊给予股骨头置换手术，因手术创伤、卧床制动以及本身右下肢存在 2 年的静脉曲张病史，陆爷爷面临着极高的深静脉血栓形成风险，对于下床活动他仍然非常紧张，不知道怎么做是正确的。（本案例改编自 2023 年全国职业院校技能大赛“健康养老照护”赛项赛题）

任务描述

1. 指导并协助老年人使用医用压力袜预防下肢深静脉血栓形成。
2. 对老年人开展预防深静脉血栓形成的健康教育。

知识殿堂

深静脉血栓形成指血液在深静脉内不正常地凝结、形成固体质块，从而阻塞静脉管腔，导致静脉回流障碍的一种病理状态。全身主干静脉均可形成深静脉血栓，但以下肢深静脉最为常见。深静脉血栓若不及时治疗，可能会引发严重的后果，急性期引起肺栓塞，是猝死的主要原因。后期可能导致血栓形成后综合征，引起患肢肿胀、疼痛、皮肤色素沉着、溃疡等，显著影响患者的生活质量。

一、病因

深静脉血栓的形成主要与血流缓慢、血管壁损伤和血液高凝状态这三大因素有关，凡是引起静脉内皮损伤、血液瘀滞和血液高凝状态的因素，均可增高深静脉血栓形成的风险。

（一）血流缓慢

久病卧床、外科手术、长途旅行等长时间制动的情况，会使下肢肌肉处于松弛状态，导致静脉血流缓慢。如一些老年人因骨折长期卧床，下肢静脉血液回流速度明显减慢，容易形成血栓。

（二）血管壁损伤

外伤、手术、静脉穿刺等因素可损伤血管内皮细胞，暴露内皮下的胶原纤维，激活凝血系统，促使血小板聚集和黏附，进而形成血栓。

（三）血液高凝状态

妊娠、口服避孕药、肿瘤、某些遗传性凝血因子异常等情况，会使血液处于高凝状态，导致血管内凝血，形成血栓。

二、临床表现

根据血栓形成的部位不同，其临床表现存在差异。典型症状是血栓阻塞静脉远端导致的血液回流障碍，表现为肢体肿胀、疼痛、浅静脉扩张及发热等。

（一）上肢深静脉血栓形成

主要表现为前臂与手部肿胀、胀痛，上肢下垂时症状加剧，抬高时可减轻。

（二）腔静脉系统血栓形成

1. 上腔静脉血栓形成

表现为面颈部肿胀、球结膜充血水肿、眼睑肿胀，胸背部以上浅静脉广泛扩张，胸壁静脉血流方向向下。

2. 下腔静脉血栓形成

多由下肢深静脉血栓向上蔓延引发，表现为下肢深静脉回流障碍，躯干浅静脉扩张、血流方向朝向头端。可伴有心悸、轻微活动即感心慌气短等心功能不全症状，肾静脉回流受阻时表现为尿量减少、全身水肿等肾功能不全症状。

（三）下肢深静脉血栓

是最常见的类型，根据血栓部位分为以下 3 种类型。

1. 周围型（小腿肌肉静脉丛血栓）

好发于术后，症状隐匿。主要表现为小腿疼痛或胀感、腓肠肌压痛、足踝部轻度肿胀。霍曼（Homan）征阳性，即膝关节伸直位足背屈时诱发腓肠肌疼痛。

2. 中央型（髂 - 股静脉血栓）

以左侧多见，起病急骤。表现为腹股沟韧带以下患肢明显肿胀，局部疼痛压痛，腹股沟区及下腹壁浅静脉显著扩张，股三角区可触及条索状血栓，伴低热。

3. 混合型（全下肢深静脉血栓）

临床最为常见，表现为全下肢明显肿胀、剧痛，股三角区、腘窝、小腿肌层均有压痛，伴发热、脉速，称为股白肿。若病情进展出现动脉痉挛，可发展为股青肿，表现为患肢明显肿胀、皮肤青紫发亮、皮温降低、动脉搏动消失，伴高热（可达 39 ℃以上）、意识淡漠甚至休克。

（四）并发症

1. 肺栓塞

深静脉血栓部分脱落，随血液循环经心脏进入肺动脉及其分支，引发栓塞。表现为呼吸困难、胸痛、咳嗽、咯血、晕厥，大块肺栓塞或多个小栓子同时堵塞分支时，会突然发作，甚至短时间内导致呼吸、心搏骤停。

2. 血栓形成后综合征

深静脉血栓造成静脉瓣膜损害，静脉壁炎症和纤维化，致使静脉血液回流障碍。表现为患肢持续肿胀、疼痛，长时间站立或行走后加重，休息或抬高患肢可缓解。出现皮肤色素沉着，严重时形成难以愈合、反复发作的静脉性溃疡。

3. 静脉性坏疽

深静脉血栓广泛形成，完全阻塞静脉回流，同时动脉痉挛或供血易受影响，患肢血液循环发生严重障碍，引起组织缺血缺氧坏死。患肢皮肤从青紫变为紫黑色，疼痛剧烈，出现水疱、血疱，皮肤破溃后露出黑色坏死组织，若不及时处理，易引发败血症等严重感染。

三、辅助检查

（一）多普勒超声检查

为首选检查，可明确静脉管腔有无血栓、具体位置及性质，对下肢深静脉血栓诊断价值高，具备无创、便捷、可重复的优势。

（二）静脉造影

可精准呈现血栓位置、范围和血管形态，是诊断的“金标准”，但属于有创检查，存在引发并发症的风险。

四、治疗要点

深静脉血栓的治疗分非手术治疗和手术治疗，具体方法应根据病变类型和老年人的实际情况选定。

（一）非手术治疗

1. 一般治疗

急性期应卧床休息，抬高患肢促进血液回流，缓解肿胀疼痛；禁止热敷、按摩。病情稳定后可进行轻微活动，离床活动时需穿戴医用压力袜或使用弹力绷带。

2. 药物治疗

采用利尿、溶栓、抗凝、祛聚药物及中医中药综合治疗。

（二）手术治疗

手术方式有静脉导管取栓术、腔内置管溶栓联合球囊扩张 + 支架植入术、下腔静脉滤器植入术、开放手术等，手术方式的选择需根据血栓类型、病程及患者全身状况进行综合评估。

五、照护措施

深静脉血栓形成的照护措施分为术前照护和术后照护两部分。

（一）术前照护

1. 病情观察

需密切监测患肢疼痛特征，包括部位、性质、持续时间及程度等，以及皮肤温度、颜色变化、动脉搏动及感觉功能，测量并记录患肢周径，对比双下肢差异。

2. 合理饮食

建议低脂、高纤维饮食，多饮水，保持大便通畅，防止腹压增高影响静脉回流。

3. 休息与活动

急性期需卧床 1 ~ 2 周，禁止热敷、按摩，避免剧烈活动和用力排便以防血栓脱落；休息时抬高患肢至高于心脏水平 20 cm，每日 3 ~ 4 次踝泵运动，每次 10 min，下床活动时穿戴医用压力袜，避免突然站立。鼓励老人在身体条件允许的情况下，适当进行有氧运动，如散步、打太极拳等，以促进血液循环。运动时要循序渐进，避免过度劳累，运动过程中若出现不适，应立即停止并休息。

4. 用药照护

遵医嘱使用药物，用药期间注意观察有无牙龈出血、鼻出血及血尿、血便情况，定期监测凝血功能。

（二）术后照护

1. 病情观察

监测生命体征、观察敷料及伤口渗血情况，观察患肢皮肤温度、色泽、感觉及动脉搏动情况。

2. 体位管理

患肢持续抬高至高于心脏水平 20 cm，保持膝关节微屈，早期进行足背屈伸运动，以促进循环。鼓励患者尽早下床活动。

3. 康复锻炼

术后尽早开始进行下肢的主动或被动活动，如踝泵运动、股四头肌泵运动等功能锻炼，勤翻身。指导患者正确穿戴医用医用压力袜及使用弹力绷带，保持患肢抬高体位。避免久坐、久站、长距离行走；当患肢肿胀不适时，及时卧床休息并抬高患肢高于心脏水平，避免穿紧身衣裤或紧身袜。

4. 心理照护

患者可能会因疾病带来的不适而产生焦虑、抑郁等不良情绪，家属和护理人员应多与老人沟通交流，给予关心和鼓励，增强其战胜疾病的信心。

六、健康指导

（一）疾病知识指导

向老年人及其家属讲解深静脉血栓的病因、症状、治疗方法及预后，让他们了解疾病的严重性和积极治疗的重要性，提高他们的自我保健意识。

（二）疾病预防指导

预防措施包括基础预防、药物预防、机械预防。

1. 基础预防

是预防深静脉血栓形成的基础措施，适用于所有具有深静脉血栓形成危险因素的人群。包括加强健康教育，保证充足的水分摄入，避免下肢外伤，避免长时间静坐或卧床，改善生活方式，积极控制基础疾病，抬高患肢等。

2. 药物预防

是预防深静脉血栓形成的关键措施，适用于深静脉血栓形成风险较高、单纯基础预防不能达到满意效果的人群。

3. 机械预防

是预防深静脉血栓形成的辅助措施。通常使用抗血栓梯度压力医用压力袜、间歇充气加压泵、足底静脉泵等。

（三）病情监测指导

建议患者出院后 3 ~ 6 个月返院复查，期间若出现下肢肿胀加重、持续性疼痛或抬高患肢后症状无缓解，需立即就诊。

【练习题】

A1 型题

1. 深静脉血栓形成的三大主要因素是（　　）。

A. 血流缓慢、血管壁损伤、血液高凝状态

B. 感染、遗传因素、高血压

C. 肥胖、吸烟、糖尿病

D. 外伤、肿瘤、长期卧床

E. 缺乏运动、酗酒、高盐饮食

答案：A

解析：深静脉血栓形成的三大因素为血流缓慢、血管壁损伤和血液高凝状态（选项 A）。其他选项涉及的危险因素（如肥胖、外伤）属于诱因，但非核心因素。

2. 预防老年人深静脉血栓形成，最关键的措施是（　　）。

A. 多喝水　　B. 控制基础疾病　　C. 多吃蔬菜水果

D. 穿医用压力袜　　E. 适当进行肢体按摩

答案：B

解析：高血压、高血脂、糖尿病等基础疾病会损伤血管内皮，促进血栓形成。控制好这些基础疾病能从根本上降低血栓形成风险。多喝水、多吃蔬菜水果、穿医用压力袜虽有一定预防作用，但相比之下，控制基础疾病最为关键，故选 B。

3. 老年人深静脉血栓急性期的照护措施中，错误的是（　　）。

A. 绝对卧床休息　　B. 抬高患肢

C. 按摩患肢促进血液循环　　D. 避免大幅度活动

E. 保持大便通畅

答案：C

解析：按摩患肢可能导致血栓脱落，引发严重后果

4. 诊断深静脉血栓的首选辅助检查是（　　）。

A. 静脉造影　　B. 多普勒超声检查　　C. 血液 D– 二聚体检查

D. 计算机断层扫描（CT）　　E. 磁共振静脉成像（MRA）

答案：B

解析：辅助检查部分明确指出，多普勒超声检查是首选，因其无创、便捷且可重复。静脉造影是金标准，但属于有创检查。

5. 深静脉血栓患者急性期的照护措施不包括（　　）。

A. 绝对卧床　　B. 抬高患肢 20°　~ 30°

C. 按摩患肢促进血液循环　　D. 监测呼吸频率及血氧饱和度

E. 磁共振静脉成像（M 类风湿关节炎）

答案：C

解析：禁止按摩患肢，以防血栓脱落引发肺栓塞。

A2 型题

1. 李爷爷，70 岁，有高血压和糖尿病病史，因髋关节置换术后卧床，术后第 3 天，诉下肢胀痛。以下护理措施正确的是（　　）。

A. 立即按摩下肢缓解疼痛　　B. 抬高下肢，密切观察　　C. 让患者下床活动

D. 给予止痛药　　E. 立即进行热敷

答案：B

解析：抬高下肢可促进血液回流，密切观察有助于及时发现病情变化。

2. 王奶奶，65 岁，确诊深静脉血栓，正在服用华法林。今天她发现牙龈出血，以下做法正确的是（　　）。

A. 自行停药　　B. 增加药量　　C. 立即就医，告知医师出血情况

D. 不用处理，继续观察　　E. 服用止血药物

答案：C

解析：华法林是抗凝药，牙龈出血可能是药物导致的出血倾向。自行停药可能导致血栓复发或加重，A 错误；增加药量会加重出血风险，B 错误；不处理继续观察可能使出血情况恶化，D 错误。立即就医告知医师出血情况，医师可根据具体情况调整治疗方案，所以选 C。

3. 赵爷爷，75 岁，长期卧床，为预防深静脉血栓，以下做法不合适的是（　　）。

A. 定期协助翻身　　B. 鼓励多喝水　　C. 让老人长时间保持同一姿势

D. 使用间歇充气加压装置　　E. 指导进行踝泵运动

答案：C

解析：老人长时间保持同一姿势会使下肢静脉血流缓慢，增加血栓形成风险。

4. 张奶奶，80 岁，深静脉血栓治疗后出院。以下健康指导错误的是（　　）。

A. 可以进行剧烈运动　　B. 定期复查凝血功能　　C. 观察下肢有无肿胀

D. 遵医嘱按时服药　　E. 避免长时间站立或久坐

答案：A

解析：剧烈运动可能导致血栓复发或影响恢复。

5. 孙爷爷，68 岁，有房颤病史。为预防深静脉血栓，除积极治疗房颤外，还应采取以下哪种措施（　　）。

A. 长期卧床休息　　B. 大量服用抗生素　　C. 预防性使用抗凝药物

D. 多吃高胆固醇食物　　E. 避免乘坐飞机长途旅行

答案：C

解析：预防性使用抗凝药物可降低血栓形成风险。

任务四　下肢静脉曲张照护

扫码获取
数字资源

案例导入

伍爷爷，63 岁，爱好摄影。最近，小腿青筋像蚯蚓般凸起，长时间站立拍摄后，腿部酸胀难忍，严重时连行走都受影响。一次，伍爷爷随摄影团队去山区拍日出，山路没走多远，双腿就沉重得迈不动步，只能无奈放弃。此后，为减轻腿部负担，他被迫减少外出拍摄，生活变得单调乏味。（本案例改编自全国职业院校技能大赛“健康养老照护”赛项赛题）

任务描述

1. 指导并协助老人开展腿部康复训练。
2. 指导并协助老人使用医用压力袜以缓解腿部不适。

知识殿堂

下肢静脉曲张指各种原因引起下肢浅静脉瓣膜关闭不全，使静脉管腔内血液回流受阻，远端静脉瘀滞，进而引起病变静脉壁扩张，出现不规则的膨出、迂曲状态的现象，主要累及大隐静脉及小隐静脉。体力劳动强度大、从事久站工作的人群发生风险相对较高，在老年人群中颇为常见。

一、病因

各种原因引起的静脉壁薄弱、静脉内压持久升高、静脉瓣膜功能不全是导致浅静脉曲张的主要原因，而静脉瓣膜反流是其最常见的根本诱因。

（一）静脉瓣膜功能不全

1. 原发性反流

瓣膜结构退化或先天发育薄弱，常见于长期站立、重体力劳动或遗传倾向人群。

2. 继发性反流

深静脉血栓形成后，血栓破坏瓣膜结构，如血栓后综合征，或因静脉外压迫如肿瘤、妊娠子宫等，导致瓣膜功能受损。

（二）静脉内压持久升高

老年人常伴有慢性疾病，如慢性阻塞性肺疾病导致的慢性咳嗽，会使腹压长期处于较高水平，影响下肢静脉回流。

（三）静脉壁薄弱

遗传因素或衰老导致静脉壁弹性纤维减少，肥胖、慢性咳嗽等会增加腹压，进一步加重静脉壁负荷。

二、临床表现

（一）症状

早期症状相对较轻，主要表现为下肢出现沉重感、酸胀不适、乏力及疼痛等非特异性症状。

（二）体征

后期可见下肢浅静脉迂曲扩张，蚯蚓状或团块状隆起等静脉形态改变。可伴有皮肤色素沉着、溃疡、湿疹、皮下脂肪硬化等肢体皮肤营养障碍的表现。

（三）常见并发症

1. 血栓性静脉炎

表现为沿静脉走行方向的疼痛，炎症消退后局部可遗留硬结并与皮肤粘连。

2. 静脉性溃疡

表现为反复发作的慢性溃疡，踝周及足靴区好发。

3. 曲张静脉破裂出血

常因皮下淤血、局部血管压力过高或皮肤溃疡引发急性出血。

三、辅助检查

（一）实验室检查

在并发血栓性浅静脉炎时，可增加血常规、C 反应蛋白（CRP）、D- 二聚体等检测以评估炎性反应和血液黏度等。

（二）影像学检查

1. 超声检查

可清晰显示下肢静脉结构和血流情况，该检查安全、无创、简便、快捷、准确率高。

2. 下肢静脉造影

是诊断下肢静脉曲张的“金标准”，但是有创检查。

3. 计算机断层扫描静脉成像（CTV）或磁共振静脉成像（MRV）

准确度不及静脉造影，尤其适用于肿瘤性病变或外源性压迫。

四、治疗要点

下肢静脉曲张的治疗目标主要是缓解症状、预防并发症、维持下肢静脉功能，治疗措施包括手术治疗和非手术治疗。需根据病情和患者的具体情况，尽量选择创伤小、安全性高的治疗方法。对于身体状况较差、无法耐受手术的患者，保守治疗更为重要。

（一）非手术治疗

非手术治疗也称保守治疗，适用于症状较轻、病变局限、妊娠期发病或不能耐受手术者。

1. 药物治疗

在保守治疗中发挥重要作用，可缓解症状、延缓疾病进展，术前应用可创造手术条件，术中及术后使用可预防早期并发症，巩固疗效。治疗药物可分为静脉活性药物和其他药物。

（1）静脉活性药物：主要有黄体酮类、七叶皂苷类、香豆素类，能改善肢体沉重、酸胀不适、水肿、疼痛、皮肤营养改变等症状。

（2）其他药物：主要有纤维蛋白降解药物、前列腺素 E_1、活血化瘀中药、非甾体抗炎药等，主要是用于缓解症状。

2. 压力治疗

包括弹力绷带、循序减压医用压力袜和间歇充气加压装置等，用于静脉曲张及并发症的治疗，是术后尤其微创术后的必要措施。

3. 并发症处理

血栓性静脉炎需抗生素联合局部热敷治疗并抗凝 6 周以上，湿疹及溃疡需抬高患肢配合创面湿敷，曲张静脉破裂出血应立即抬高患肢并局部加压包扎，必要时缝扎止血，待并发症控制后再行手术。

（二）手术治疗

手术治疗是治疗下肢静脉曲张最有效的方法，术前对患者进行全面评估，明确病变的部位、严重程度，明确手术适应证，根据评估结果选择个体化手术方式。下肢浅静脉曲张的手术治疗方式主要有开放式手术、腔内消融治疗、透光直视旋切术和其他。

1. 开放式手术

包括大隐静脉高位结扎 + 剥脱术、外套式剥脱导管剥脱术。

2. 腔内消融治疗

包括热消融治疗，如腔内激光消融术（EVLA）、射频消融术（RFA）、微波消融术等；化学消融，如硬化剂注射治疗和机械化学消融。

3. 透光直视旋切术

适用于较大面积的曲张静脉团。

4. 其他

静脉腔内电凝治疗术、经内镜行穿支静脉离断术等。

五、照护措施

（一）术前照护

1. 病情监测

密切观察患肢活动状态，重点评估患肢远端皮肤的温度、颜色、观察有无红肿、色素沉着、溃疡、湿疹等异常表现，同时注意观察局部血管有无曲张隆起。

2. 保护患肢

指导患肢卧床休息时抬高患肢 30° ～ 40° ，主动进行踝泵运动，促进血液回流。坐位时避免双膝交叉或盘腿时间过长、避免久坐，以免压迫腘静脉影响回流。行走时指导患者使用弹力绷带或穿戴梯度压力医用压力袜；使用弹力绷带应自下而上均匀缠绕，确保松紧度适宜，以不影响关节活动且可触及动脉搏动为准；穿戴医用压力袜前需平卧并抬高患肢以排空静脉内血液，医用压力袜的型号应符合患肢腿部需求。医用压力袜应定期保养，避免用力揉搓。

3. 腹内压控制

摄入高纤维、低脂饮食，保持排便通畅，积极治疗便秘。肥胖患者需适当控制体重。避免穿着过紧衣物，以防腹内压升高。

4. 皮肤照护

指导患者勤修指甲，避免抓挠皮肤。加强安全防护，防止肢体受到外伤引发曲张静脉破裂出血。

5. 用药照护

遵医嘱使用药物，解释使用的药物、用量、用法、用药时间等，指导患者观察药物的不良反应，如有疑问，咨询医护人员。

（二）术后照护

1. 病情监测

严密监测敷料及伤口愈合情况，观察敷料有无渗液、渗血等异常情况；观察患肢远端皮肤的温度、颜色，以及能否触及足背动脉搏动等，如有异常应立即报告医护人员。

2. 保护患肢

术后去枕平卧 4 ~ 6 h，抬高患肢至高于心脏水平 20 cm，以促进静脉回流。

3. 康复活动

卧床期间鼓励并指导患者进行踝泵运动，尽早下床活动，必要时借助辅具，注意控制活动强度；3 个月内避免剧烈运动，避免外伤引起曲张静脉破裂出血。

六、健康指导

（一）疾病知识指导

以简单易懂的语言、图片或视频等形式，向老人及其家属讲解下肢静脉曲张的病因、症状、治疗方法和预防措施。如用比喻的方式解释静脉瓣膜功能，让老人更好理解。

（二）疾病预防指导

根据老人身体状况，选择适当的运动项目和运动量，如简单的踝泵运动、缓慢抬腿动作等，动作要缓慢、轻柔；保持正确的姿势，避免久站久坐、定期休息，避免过度劳累；穿戴合适鞋袜，避免穿紧绷的衣物；避免剧烈按揉下肢、避免冷水刺激。

（三）定期复查

术后 1 周、1 个月、3 个月定期复查。

【练习题】

A1 型题

1. 老年人下肢静脉曲张最主要累及的静脉是（　　）。

A. 股静脉　　B. 大隐静脉和小隐静脉　　C. 腘静脉

D. 胫前静脉　　E. 胫后静脉

答案：B

解析：文中明确提到下肢静脉曲张主要累及大隐静脉和小隐静脉，故答案为 B。

2. 导致老年人下肢静脉曲张的主要原因是（　　）。

A. 静脉壁薄弱和瓣膜缺陷　　B. 长期吸烟　　C. 过度饮酒

D. 缺乏维生素　　E. 家族遗传

答案：A

解析：静脉壁薄弱和瓣膜缺陷是下肢静脉曲张的主要原因。

3. 老年人下肢静脉曲张出现皮肤瘙痒的主要原因是（　　）。

A. 皮肤过敏

B. 局部感染

C. 静脉曲张导致皮肤血液循环障碍，营养缺乏

D. 清洁不当

E. 药物不良反应

答案：C

解析：从临床表现可知，静脉曲张导致局部皮肤血液循环障碍，皮肤营养缺乏，从而引起皮肤瘙痒。

4. 诊断老年人下肢静脉曲张的“金标准”是（　　）。

A. 体格检查　　B. 超声检查　　C. 下肢静脉造影

D. 血液检查　　E. 磁共振成像

答案：C

解析：下肢静脉造影能准确显示下肢静脉的形态、走行及瓣膜功能，是诊断下肢静脉曲张的“金标准”，答案为 C。

5. 对于老年人下肢静脉曲张的非药物治疗，不包括以下哪项（　　）。

A. 穿医用压力袜　　B. 长时间站立　　C. 生活方式调整

D. 物理治疗　　E. 适当运动

答案：B

解析：非药物治疗包括避免长时间站立或久坐，穿医用压力袜、生活方式调整、物理治疗及适当运动等，B 选项长时间站立不利于病情，故答案为 B。

A2 型题

1. 王奶奶，75 岁，长期站立后下肢出现沉重、酸胀感，休息后可缓解，小腿内侧静脉迂曲、扩张。该患者最可能的诊断是（　　）。

A. 深静脉血栓形成　　B. 下肢静脉曲张　　C. 动脉粥样硬化

D. 脉管炎　　E. 淋巴水肿

答案：B

解析：根据患者长期站立后下肢症状及小腿内侧静脉迂曲扩张表现，符合下肢静脉曲张特点，故答案为 B。

2. 李爷爷，80 岁，诊断为下肢静脉曲张，近日出现下肢局部红肿、疼痛，可触及条索状硬结。该患者可能出现了哪种并发症（　　）。

A. 血栓性浅静脉炎　　B. 溃疡形成　　C. 出血

D. 皮肤感染　　E. 败血症

答案：A

解析：患者出现下肢局部红肿、疼痛，可触及条索状硬结，符合血栓性浅静脉炎表现，故 A 正确。

3. 张奶奶，78 岁，因下肢静脉曲张入院。医师建议进行超声检查，其目的主要是（　　）。

A. 了解心脏功能

B. 检查下肢动脉情况

C. 显示下肢静脉的结构和血流情况，判断静脉瓣膜功能

D. 查看肺部有无病变

E. 评估肝脏功能

答案：C

解析：超声检查对于下肢静脉曲张主要是显示下肢静脉的结构和血流情况，判断静脉瓣膜功能。

4. 赵爷爷，72 岁，患有下肢静脉曲张，照护员告知饮食应注意（　　）。

A. 多吃高脂肪食物　　B. 高盐饮食

C. 高纤维饮食，保持大便通畅　　D. 少吃蔬菜水果　　E. 大量饮水

答案：C

解析：下肢静脉曲张患者饮食应高纤维，保持大便通畅，避免腹压升高加重病情。

5. 孙奶奶，76 岁，诊断为下肢静脉曲张，护士对其进行健康指导，以下说法错误的是（　　）。

A. 避免长时间站立或久坐　　B. 穿高跟鞋可改善腿部血液循环

C. 适当进行体育锻炼　　D. 控制体重　　E. 休息时抬高下肢

答案：B

解析：穿高跟鞋会增加下肢静脉压力，不利于下肢静脉曲张患者。

拓展阅读

社区独居老年人张爷爷，患有高血压和高血脂。社区志愿者上门探访时，发现他腿部肿胀且酸痛，怀疑是深静脉血栓，便马上联系社区医师。医师检查后确诊，并及时安排治疗。志愿者的行动体现了社会主义核心价值观里的友善与敬业，彰显了对老人的关爱。关注老人健康，防治深静脉血栓，传承了尊老敬老的美德。

点燃思考

柯奶奶，71 岁，高血压病史 20 年。1 年前因“急性 ST 段抬高型心肌梗死”“皮冠脉介入”入院治疗。10 天前无明显诱因出现右下肢肿胀、沉重感加重，站立后疼痛明显，夜间抬高患肢可缓解，门诊以“右下肢静脉曲张（C3 级）”收入院。经抗凝、改善循环等治疗后病情缓解，2 天前带药出院。出院后口服地奥司明片、利伐沙班片等药物。自本次发病以来，精神、饮食、睡眠欠佳。（本案例改编自全国职业院校技能大赛“健康养老照护”赛项赛题）

实际照护任务：

1. 为老年人测量血压。
2. 遵医嘱指导并协助老年人服药。
3. 指导并协助老年人进行预防下肢静脉血栓的锻炼。

项目十三
老年常见肿瘤性疾病照护

学习目标

素质目标

1. 具备人文关怀与同理心，能够理解老年肿瘤患者的心理与情感需求，尊重老年人的尊严，提供细心、耐心的照护服务。

2. 树立预防与健康宣教意识，能主动向老年人及其家属传播科学防癌理念及健康生活方式相关知识。

知识目标

1. 了解老年常见肿瘤性疾病的流行病学特点及危险因素。

2. 熟悉老年常见肿瘤性疾病的评估方法及管理策略，化疗、放疗、靶向治疗等治疗方法的副作用与应对措施，以及老年人的用药特点、药物的相互作用风险。

3. 掌握老年肿瘤患者的综合评估工具、心理社会支持方法，以及肿瘤相关急症的识别与初步处理流程。

能力目标

1. 完成对老年肿瘤患者的全面评估，独立运用标准化工具评估老年人的生理功能、疼痛程度、营养状态及心理状况，准确记录并报告评估结果，为制订个体化护理计划提供依据。

2. 对患有肿瘤性疾病的老年人制订个性化照护方案。

3. 为患有肿瘤性疾病的老年人提供健康教育与心理支持。

知识导读

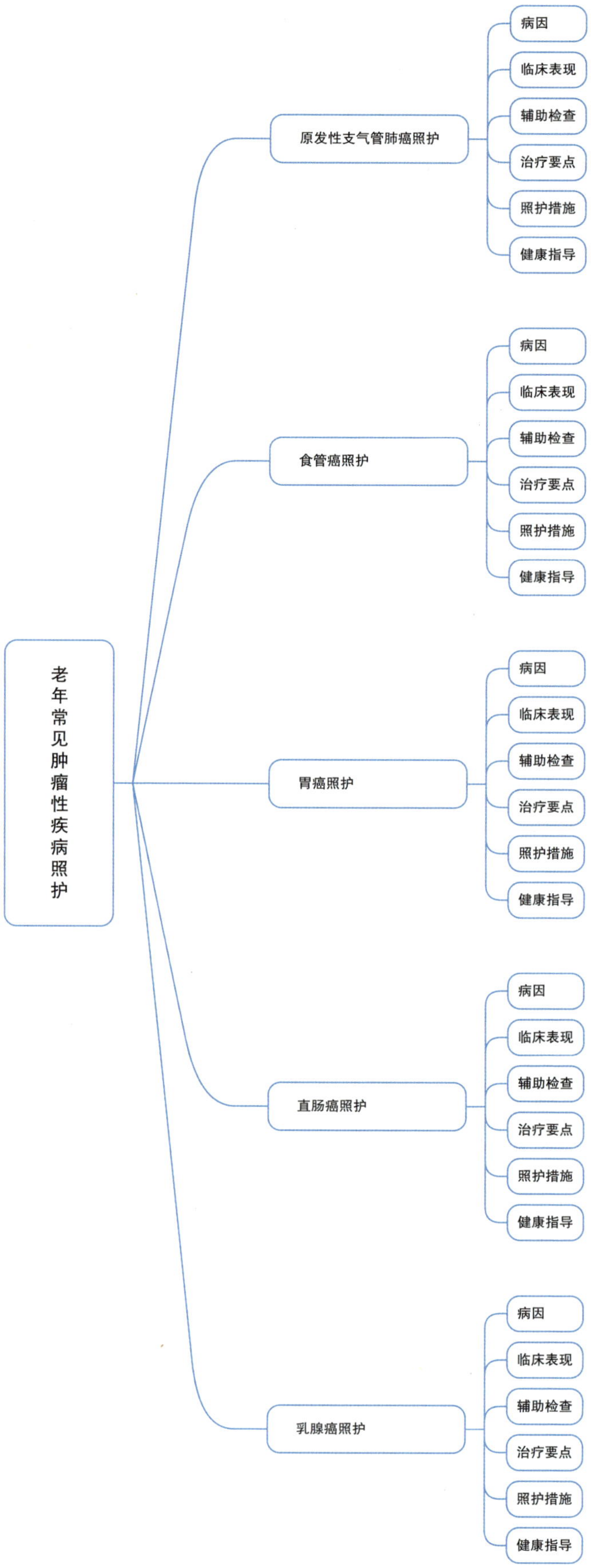
老年常见肿瘤性疾病照护
原发性支气管肺癌照护
病因
临床表现
辅助检查
治疗要点
照护措施
健康指导
食管癌照护
病因
临床表现
辅助检查
治疗要点
照护措施
健康指导
胃癌照护
病因
临床表现
辅助检查
治疗要点
照护措施
健康指导
直肠癌照护
病因
临床表现
辅助检查
治疗要点
照护措施
健康指导
乳腺癌照护
病因
临床表现
辅助检查
治疗要点
照护措施
健康指导

赛证对接

本项目通过真实情境下的照护任务，综合考查选手的知识、能力与素质目标。在老年常见肿瘤性疾病照护项目中，选手需要根据老年人的具体情况，提供综合评估、疼痛干预、化疗后照护、压疮预防、临终关怀、肿瘤性疾病的健康教育等实际照护任务。此外，还有制订照护计划、设计健康教育海报和撰写反思报告等环节。本项目帮助学生将肿瘤性疾病的专业知识与老年人群的健康管理、照护需求、临终关怀相结合，并通过大赛平台推动相关技能的提升和标准化实践，最终提升老年常见肿瘤性疾病的预防、治疗和照护水平。

任务一　原发性支气管肺癌照护

扫码获取
数字资源

案例导入

任爷爷，68 岁，退休教师，爱好养花、阅读和下棋。有 40 年吸烟史，戒烟 3 年，半年前诊断为Ⅲ期肺癌，正在接受靶向治疗。与女儿同住，女儿因工作无法常伴，主要由照护员提供每周 3 次的照护。任爷爷最近出现干咳、气促、体力下降，无法继续爱好活动，并对治疗有抵触情绪。照护员需制订个性化照护计划，帮助他缓解症状，恢复生活信心。

任务描述

1. 指导老年人掌握日常呼吸功能监测的方法。
2. 指导并协助老年人遵医嘱正确用药。
3. 指导并协助老年人进行呼吸康复训练。

知识殿堂

原发性支气管肺癌，简称肺癌，指起源于支气管黏膜或腺体的恶性肿瘤。它是全球范围内发病率和死亡率最高的恶性肿瘤之一，严重威胁人类健康。肺癌的发病与吸烟、环境污染、职业暴露等因素密切相关。

一、病因

（一）吸烟

吸烟是肺癌最主要的危险因素，约 85% 的肺癌老年人有吸烟史。

（二）环境污染

长期暴露于空气污染、工业废气等环境中，会增加肺癌的患病风险。

（三）职业暴露

接触石棉、砷、铬、镍等致癌物质的人群，肺癌发病率较高。

(四) 遗传因素

家族中有肺癌病史者，患病风险增加。

(五) 慢性肺部疾病

如慢性阻塞性肺疾病（COPD）、肺结核等，可能增加肺癌风险。

二、临床表现

(一) 症状

1. 咳嗽

持续性干咳或咳痰，尤其是长期吸烟者。

2. 咯血

痰中带血或咯血，是肺癌的典型症状之一。

3. 胸痛

胸部隐痛或钝痛，可能与肿瘤侵犯胸膜或胸壁有关。

4. 呼吸困难

肿瘤阻塞气道或胸腔积液导致呼吸困难。

5. 全身症状

如乏力、体重下降、发热等。

(二) 体征

1. 肺部听诊

可能出现呼吸音减弱或消失，局部哮鸣音等。

2. 淋巴结肿大

颈部或锁骨上淋巴结肿大，提示肿瘤转移。

3. 杵状指

部分老年人可能出现杵状指（趾）。

(三) 并发症

1. 胸腔积液

肿瘤侵犯胸膜导致胸腔积液，引起呼吸困难。

2. 上腔静脉综合征

肿瘤压迫上腔静脉，导致面部、颈部和上肢水肿。

3. 骨转移

常见于脊柱、骨盆等部位，引起骨痛或病理性骨折。

4. 脑转移

头痛、恶心、呕吐、意识障碍等神经系统症状。

(四) 老年人原发性支气管肺癌特点

1. 症状不典型

老年人肺癌症状常不典型，易被误诊为慢性支气管炎或 COPD。

2. 并发症多

老年人常伴有多种慢性疾病，如高血压、糖尿病等，这显著增加了治疗难度。

3. 进展缓慢

部分老年患者肿瘤生长速度较慢，预后相对较好。

三、辅助检查

（一）影像学检查

胸部 X 线、CT 扫描是诊断肺癌的主要手段，可发现肺部肿块、纵隔淋巴结肿大等。

（二）痰液细胞学检查

通过痰液检查发现癌细胞，适用于中央型肺癌。

（三）支气管镜检查

直接观察气道内病变，并可进行活检。

（四）病理学检查

通过活检或手术切除标本进行病理学诊断，明确肿瘤类型。

（五）肿瘤标志物

如 CEA、CYFRA21-1 等，可用于辅助诊断和监测病情。

四、治疗要点

（一）治疗原则

1. 早期肺癌

以手术切除为主，辅以化疗或放疗。

2. 晚期肺癌

以综合治疗为主，包括化疗、靶向治疗、免疫治疗等。

3. 个体化治疗

根据老年人的病理类型、分期、基因突变等情况，制订个体化治疗方案。

（二）非药物治疗

1. 手术治疗

适用于早期肺癌老年人，常见手术方式包括肺叶切除、全肺切除等。

2. 放射治疗

用于不能手术的老年人或术后辅助治疗，可缓解症状、控制肿瘤生长。

3. 介入治疗

如射频消融、微波消融等，适用于不能手术的局部晚期老年人。

（三）药物治疗

1. 化疗

常用药物包括顺铂、卡铂、紫杉醇等，用于晚期肺癌或术后辅助治疗。

2. 靶向治疗

针对特定基因突变的药物，如表皮生长因子受体（EGFR）抑制剂（吉非替尼、厄洛替尼）、间变性淋巴瘤激酶（ALK）抑制剂（克唑替尼）等。

3. 免疫治疗

如 PD–1/PD–L1 抑制剂（帕博利珠单抗、纳武利尤单抗），用于晚期肺癌老年人。

五、照护措施

（一）生活照护

1. 合理饮食

提供高蛋白、高热量、富含维生素的饮食，增强老年人免疫力。避免辛辣、油腻食物，减少刺激性。

2. 适当运动

根据老年人体力状况，鼓励适当运动，如散步、太极拳等，以增强体质并改善肺功能。

（二）基础照护

1. 病情观察

密切观察老年人的咳嗽、咯血、胸痛等症状变化，及时发现病情进展。

2. 对症照护

对于呼吸困难的老年人，给予吸氧、保持呼吸道通畅；对于胸痛老年人，给予止痛药物。

3. 用药照护

遵医嘱按时服药，观察化疗、靶向治疗等药物的不良反应，如恶心、呕吐、骨髓抑制等，及时处理。

（三）心理照护

1. 心理支持

肺癌老年人常伴有焦虑、抑郁等心理问题，照护人员应给予心理疏导，帮助老年人树立战胜疾病的信心。

2. 家属支持

鼓励家属参与老年人的照护，并提供情感支持，减轻老年人的心理负担。

（四）康复照护

1. 呼吸训练

指导老年人进行深呼吸、腹式呼吸等训练，改善肺功能。

2. 功能锻炼

根据老年人情况，进行适当的肢体功能锻炼，预防肌肉萎缩和关节僵硬。

六、健康指导

（一）戒烟

通过健康教育、立法等手段，降低吸烟率。强调戒烟的重要性，避免二手烟暴露，降低肺癌发病率。

（二）定期体检

高危人群应定期进行胸部 CT 检查，早期发现、早期治疗。

（三）饮食调理

保持均衡饮食，增加蔬菜、水果摄入，降低高脂肪、高盐食物摄入。

（四）避免职业暴露

从事高危职业者应做好防护措施，减少致癌物质接触。加强职业暴露人群的防护措施，定期进行健康检查。

任务二　食管癌照护

扫码获取数字资源

案例导入

肖奶奶，69 岁，退休教师，性格温和，爱好阅读和烹饪。5 年前罹患食管癌（Ⅱ期），食管切除术后恢复良好，与丈夫同住，子女居外地。肖奶奶近期进食哽噎感加重，体重下降 3 kg，无法正常烹饪和阅读，情绪低落，对化疗有畏惧。照护员需制订个性化方案，改善其营养状况，帮助她重建生活信心。

任务描述

1. 为老年人提供饮食指导。
2. 协助老年人做好口腔护理及进食后体位管理。
3. 对老年人开展心理指导。

知识殿堂

食管癌指发生于食管黏膜上皮的恶性肿瘤。其发病率与地域、饮食习惯、生活方式等因素密切相关。食管癌早期症状不明显，多数老年人在确诊时已处于中晚期，因此早期诊断和综合治疗对提高生存率至关重要。

一、病因

（一）饮食习惯

长期食用过热、粗糙、腌制食物，以及缺乏摄入新鲜蔬菜和水果，会增加食管癌风险。

（二）吸烟与饮酒

吸烟和过量饮酒是食管癌的重要危险因素，尤其是食管鳞状细胞癌。

（三）慢性食管疾病

如反流性食管炎、巴雷特（Barrett）食管等慢性疾病，可能增加食管癌的发病风险。

（四）遗传因素

家族中有食管癌病史者，患病风险较高。

（五）环境因素

长期暴露于亚硝胺、霉菌毒素等致癌物质的环境中，可能诱发食管癌。

二、临床表现

（一）症状

1. 吞咽困难

早期表现为吞咽固体食物时不适，逐渐发展为吞咽液体困难。

2. 胸骨后疼痛

进食时或进食后出现胸骨后疼痛或烧灼感。

3. 体重下降

由于进食困难，老年人常出现明显的体重下降。

4. 反流与呕吐

食管梗阻导致食物反流，甚至呕吐。

5. 声音嘶哑

肿瘤侵犯喉返神经时，可能出现声音嘶哑。

（二）体征

1. 消瘦与营养不良

由于长期进食困难，老年人常表现为消瘦、贫血等营养不良体征。

2. 淋巴结肿大

颈部或锁骨上淋巴结肿大，提示肿瘤转移。

3. 上腹部压痛

部分老年人可能出现上腹部压痛，尤其是贲门癌老年人。

（三）并发症

1. 食管穿孔

肿瘤侵犯食管壁，可能导致食管穿孔，引起纵隔感染。

2. 食管气管瘘

肿瘤侵犯气管，形成食管气管瘘，导致进食时呛咳。

3. 出血

肿瘤表面溃疡或破裂，可能导致呕血或黑便。

（四）老年人食管癌特点

1. 症状隐匿

老年人食管癌症状常不典型，易被误诊为消化不良或慢性胃炎。

2. 并发症多

老年人常伴有多种慢性疾病，如高血压、糖尿病等，增加了治疗难度。

3. 进展缓慢

部分老年人肿瘤生长较慢，预后相对较好。

三、辅助检查

（一）内镜检查

食管胃镜检查是诊断食管癌的主要手段，可直接观察病变部位并进行活检。

（二）影像学检查

胸部 CT、食管钡餐造影等检查，可了解肿瘤的大小、位置及周围组织侵犯情况。

（三）病理学检查

通过内镜活检或手术切除标本进行病理学诊断，明确肿瘤类型。

（四）肿瘤标志物

如 CEA、SCC 等，可用于辅助诊断和监测病情。

四、治疗要点

（一）治疗原则

1. 早期食管癌

以手术切除为主，辅以化疗或放疗。

2. 中晚期食管癌

以综合治疗为主，包括化疗、放疗、靶向治疗等。

3. 个体化治疗

根据老年人的病理类型、分期、基因突变等情况，制订个体化治疗方案。

（二）非药物治疗

1. 手术治疗

适用于早期食管癌老年人，常见手术方式包括食管切除术、胃代食管术等。

2. 放射治疗

用于不能手术的老年人或术后辅助治疗，可缓解症状、控制肿瘤生长。

3. 介入治疗

如支架植入术，用于缓解食管梗阻症状。

（三）药物治疗

1. 化疗

常用药物包括顺铂、氟尿嘧啶等，用于晚期食管癌或术后辅助治疗。

2. 靶向治疗

针对特定基因突变的药物，如 EGFR 抑制剂（西妥昔单抗）等。

3. 免疫治疗

如 PD–1/PD–L1 抑制剂（帕博利珠单抗、纳武利尤单抗），用于晚期食管癌老年人。

五、照护措施

（一）生活照护

1. 合理饮食

提供高蛋白、高热量、易消化的流质或半流质饮食，避免摄入过热或粗糙食物。必要时，可通过鼻饲或静脉营养支持。

2. 适当运动

根据老年人体力状况，鼓励适当运动，如散步、深呼吸训练等，以增强体质与改善肺功能。

（二）基础照护

1. 病情观察

密切观察老年人的吞咽困难、胸痛、体重变化等症状，及时发现病情进展。

2. 对症照护

对于吞咽困难的老年人，提供流质或半流质饮食；对于胸痛老年人，遵医嘱给予止痛药物。

3. 用药照护

遵医嘱按时服药，观察化疗、靶向治疗等药物的不良反应，如恶心、呕吐、骨髓抑制等，并及时处理。

（三）心理照护

1. 心理支持

食管癌老年人常伴有焦虑、抑郁等心理问题，照护人员应给予心理疏导，帮助老年人树立战胜疾病的信心。

2. 家属支持

鼓励家属参与老年人的照护，提供情感支持，减轻老年人的心理负担。

（四）康复照护

1. 吞咽训练

指导老年人进行吞咽功能训练，改善吞咽困难。

2. 功能锻炼

根据老年人情况，进行适当的肢体功能锻炼，预防肌肉萎缩和关节僵硬。

六、健康指导

（一）改善饮食习惯

避免摄入过热、粗糙、腌制的食物，增加新鲜蔬菜和水果的摄入。

（二）控制吸烟与饮酒

通过健康教育、立法等手段，减少吸烟和过量饮酒，降低食管癌发病率。

（三）定期体检

加强职业暴露人群的防护措施，高危人群应定期进行内镜检查，早期发现、早期治疗。

（四）心理调适

保持乐观心态，避免过度焦虑和紧张。

任务三　胃癌照护

扫码获取数字资源

案例导入

刘爷爷，71岁，退休厨师，爱好种植和下棋。有慢性胃炎，10年前感染幽门螺杆菌，半年前确诊胃窦腺癌（Ⅲ期），接受手术和化疗。与老伴同住。刘爷爷化疗后出现恶心呕吐，进食减少，体重下降，体力差，情绪焦躁，抗拒治疗。照护员需制订个性化方案，以改善营养状况并增强治疗信心。

任务描述

1. 指导并协助其在呕吐后及餐后进行有效口腔清洁，以减轻不适感。
2. 提供针对性的心理疏导与支持，提高治疗依从性。

知识殿堂

胃癌指起源于胃黏膜上皮的恶性肿瘤。胃癌的发病率与地域、饮食习惯、幽门螺杆菌感染等密切相关。早期胃癌症状不明显，多数老年人在确诊时已处于中晚期，因此早期诊断和综合治疗对提高生存率至关重要。

一、病因

（一）饮食习惯

长期食用高盐、腌制、熏制食物，以及缺乏新鲜蔬菜和水果的饮食习惯，增加胃癌风险。

（二）幽门螺杆菌感染

幽门螺杆菌感染是胃癌的重要危险因素，尤其是慢性萎缩性胃炎老年人。

（三）吸烟与饮酒

吸烟和过量饮酒可能增加胃癌的发病风险。

（四）遗传因素

家族中有胃癌病史者，患病风险较高。

（五）慢性胃部疾病

如慢性萎缩性胃炎、胃息肉、胃溃疡等，可能增加胃癌的发病风险。

二、临床表现

（一）症状

1. 上腹部不适

早期表现为上腹部隐痛、饱胀感，进食后加重。

2. 食欲减退

患病老年人常出现食欲减退、厌食，尤其是对肉类食物的厌恶。

3. 体重下降

由于进食减少和肿瘤消耗，老年人常出现明显的体重下降。

4. 恶心与呕吐

肿瘤阻塞幽门或侵犯胃壁，可能导致恶心、呕吐。

5. 黑便或呕血

肿瘤表面溃疡或破裂，可能导致黑便或呕血。

（二）体征

1. 上腹部压痛

部分老年人可能出现上腹部压痛，尤其是胃窦部癌老年人。

2. 淋巴结肿大

颈部或锁骨上淋巴结肿大，提示肿瘤转移。

3. 腹水

晚期老年人可能出现腹水，提示腹膜转移。

（三）并发症

1. 胃出血

肿瘤表面溃疡或破裂，可能导致胃出血，引起呕血或黑便。

2. 胃穿孔

肿瘤侵犯胃壁，可能导致胃穿孔，引起急性腹膜炎。

3. 幽门梗阻

肿瘤阻塞幽门，导致胃内容物无法通过，引起呕吐、脱水等。

（四）老年人胃癌特点

1. 症状隐匿

老年人胃癌症状常不典型，易被误诊为消化不良或慢性胃炎。

2. 并发症多

老年人常伴有多种慢性疾病，如高血压、糖尿病等，增加了治疗难度。

3. 进展缓慢

部分老年人肿瘤生长较慢，预后相对较好。

三、辅助检查

（一）内镜检查

胃镜检查是诊断胃癌的主要手段，可直接观察病变部位并进行活检。

（二）影像学检查

腹部 CT、钡餐造影等检查，可了解肿瘤的大小、位置及周围组织侵犯情况。

（三）病理学检查

通过内镜活检或手术切除标本进行病理学诊断，明确肿瘤类型。

（四）肿瘤标志物

如 CEA、CA19–9 等，有助于辅助诊断和监测病情。

四、治疗要点

（一）治疗原则

1. 早期胃癌

以手术切除为主，辅以化疗或放疗。

2. 中晚期胃癌

以综合治疗为主，包括化疗、放疗、靶向治疗等。

3. 个体化治疗

根据老年人的病理类型、分期、基因突变等情况，制订个体化治疗方案。

（二）非药物治疗

1. 手术治疗

适用于早期胃癌老年人，常见手术方式包括胃大部切除术、全胃切除术等。

2. 放射治疗

用于不能手术的老年人或术后辅助治疗，可缓解症状、控制肿瘤生长。

3. 介入治疗

如支架植入术，用于缓解幽门梗阻症状。

（三）药物治疗

1. 化疗

常用药物包括顺铂、氟尿嘧啶等，用于晚期胃癌或术后辅助治疗。

2. 靶向治疗

针对特定基因突变的药物，如 HER2 抑制剂（曲妥珠单抗）等。

3. 免疫治疗

如 PD-1/PD-L1 抑制剂（帕博利珠单抗、纳武利尤单抗），可用于晚期胃癌老年人。

五、照护措施

（一）生活照护

1. 合理饮食

提供高蛋白、高热量、易消化的流质或半流质饮食，避免辛辣、油腻食物。必要时，可通过鼻饲或静脉营养支持。

2. 适当运动

根据老年人体力状况，鼓励适当运动，如散步、打太极拳等，有助于增强体质并改善胃肠功能。

（二）基础照护

1. 病情观察

密切观察老年人的上腹部不适、食欲减退、体重变化等症状，及时发现病情进展。

2. 对症照护

对于恶心、呕吐的老年人，提供止吐药物；对于胃出血老年人，给予止血药物和输血支持。

3. 用药照护

遵医嘱按时服药，观察化疗、靶向治疗等药物的不良反应，如恶心、呕吐、骨髓抑制等，及时处理。

（三）心理照护

1. 心理支持

胃癌老年人常伴有焦虑、抑郁等心理问题，照护人员应给予心理疏导，帮助老年人树立战胜疾病的信心。

2. 家属支持

鼓励家属参与老年人的照护，提供情感支持，减轻老年人的心理负担。

（四）康复照护

1. 饮食调理

指导老年人进行饮食调理，逐步恢复正常的饮食习惯。

2. 功能锻炼

根据老年人情况，进行适当的肢体功能锻炼，预防肌肉萎缩和关节僵硬。

六、健康指导

（一）改善饮食习惯

避免摄入高盐、腌制、熏制食物，增加新鲜蔬菜和水果的摄入。

（二）控制幽门螺杆菌感染

通过药物治疗根除幽门螺杆菌，降低胃癌发病率。

（三）戒烟限酒

强调戒烟和限制饮酒的重要性，减少胃癌的发病风险。

（四）职业防护

加强职业暴露人群的防护措施，定期进行健康检查。高危人群应定期进行胃镜检查，早期发现胃癌。

（五）早期筛查

对高危人群进行胃癌筛查，早期发现、早期治疗。

（六）心理调适

保持乐观心态，避免过度焦虑和紧张。

任务四　直肠癌照护

扫码获取
数字资源

案例导入

吴奶奶，72岁，退休前是图书馆管理员，喜欢园艺和拼布手工。她有15年溃疡性结肠炎病史，2年前被诊断为直肠癌，接受了手术并永久性结肠造口。最近，吴奶奶的造口周围皮肤红肿，排便不规律，体力下降，无法继续园艺和手工活动，感到自卑并拒绝社交，情绪抑郁。照护员需要为她制订个性化照护方案，以改善造口管理并帮助她重建生活尊严。

任务描述

1. 协助老年人开展排便习惯训练。

2. 提供针对性心理疏导与支持，提升老年人的治疗依从性。

知识殿堂

直肠癌指发生于直肠黏膜上皮的恶性肿瘤，是结直肠癌中最常见的类型之一。直肠癌的发病率与饮食习惯、生活方式、遗传因素等密切相关。早期直肠癌症状不明显，多数老年人在确诊时已处于中晚期，因此早期诊断和综合治疗对提高生存率至关重要。

一、病因

（一）饮食习惯

长期高脂肪、低纤维的饮食习惯，会增加直肠癌的患病风险。

（二）遗传因素

家族中有直肠癌病史者，患病风险较高。

（三）慢性炎症性肠病

如溃疡性结肠炎、克罗恩病等，可能增加直肠癌的发病风险。

（四）肥胖与缺乏运动

肥胖和缺乏运动是直肠癌的危险因素。

（五）吸烟与饮酒

吸烟和过量饮酒可能增加直肠癌的发病风险。

二、临床表现

（一）症状

1. 排便习惯改变

早期表现为排便次数增多、便秘或腹泻，或两者交替出现。

2. 便血

大便带血或有黏液血便，是直肠癌的典型症状之一。

3. 里急后重

老年人常有排便不尽感，尤其是低位直肠癌。

4. 腹痛

肿瘤侵犯肠壁或周围组织，可能导致腹痛。

5. 体重下降

由于肿瘤消耗和食欲减退，老年人常出现明显的体重下降。

（二）体征

1. 腹部压痛

部分老年人可能出现腹部压痛，尤其是肿瘤侵犯周围组织时。

2. 直肠指检

通过直肠指检可触及直肠内肿块，是诊断直肠癌的重要方法。

3. 贫血

长期便血可能导致贫血，表现为面色苍白、乏力等。

（三）并发症

1. 肠梗阻

肿瘤阻塞肠腔，导致肠内容物无法通过，引起腹痛、呕吐、腹胀等。

2. 肠穿孔

肿瘤侵犯肠壁，可能导致肠穿孔，引起急性腹膜炎。

3. 远处转移

常见于肝、肺、骨等部位，引起相应症状。

（四）老年人直肠癌特点

1. 症状隐匿

老年人直肠癌症状常不典型，易被误诊为痔疮或慢性肠炎。

2. 并发症多

老年人常伴有多种慢性疾病，如高血压、糖尿病等，增加了治疗难度。

3. 进展缓慢

部分老年人肿瘤生长较慢，预后相对较好。

三、辅助检查

（一）内镜检查

结肠镜检查是诊断直肠癌的主要手段，可直接观察病变部位并进行活检。

（二）影像学检查

腹部 CT、MRI 等检查，可了解肿瘤的大小、位置及周围组织侵犯情况。

（三）病理学检查

通过内镜活检或手术切除标本进行病理学诊断，明确肿瘤类型。

（四）肿瘤标志物

如 CEA、CA19–9 等，有助于辅助诊断和监测病情。

四、治疗要点

（一）治疗原则

1. 早期直肠癌

以手术切除为主，辅以化疗或放疗。

2. 中晚期直肠癌

以综合治疗为主，包括化疗、放疗、靶向治疗等。

3. 个体化治疗

根据老年人的病理类型、分期、基因突变等情况，制订个体化治疗方案。

（二）非药物治疗

1. 手术治疗

适用于早期直肠癌老年人，常见手术方式包括直肠前切除术、腹会阴联合切除术等。

2. 放射治疗

用于不能手术的老年人或术后辅助治疗，可缓解症状、控制肿瘤生长。

3. 介入治疗

如支架植入术，用于缓解肠梗阻症状。

（三）药物治疗

1. 化疗

常用药物包括氟尿嘧啶、奥沙利铂等，用于晚期直肠癌或术后辅助治疗。

2. 靶向治疗

针对特定基因突变的药物，如 EGFR 抑制剂（西妥昔单抗）等。

3. 免疫治疗

如 PD–1/PD–L1 抑制剂（帕博利珠单抗、纳武利尤单抗），用于晚期直肠癌老年人。

五、照护措施

（一）生活照护

1. 合理饮食

提供高蛋白、高热量、低脂肪的饮食，增强老年人免疫力。避免辛辣、油腻食物，减少肠道负担。

2. 适当运动

根据老年人体力状况，鼓励适当运动，如散步、练习八段锦等，有助于增强体质并改善肠道功能。

（二）基础照护

1. 病情观察

密切观察老年人的排便习惯、便血、腹痛等症状，及时发现病情进展。

2. 对症照护

对于肠梗阻老年人，给予胃肠减压和禁食；对于便血老年人，给予止血药物和输血支持。

3. 用药照护

遵医嘱按时服药，观察化疗、靶向治疗等药物的不良反应，如恶心、呕吐、骨髓抑制等，及时处理。

（三）心理照护

1. 心理支持

直肠癌老年人常伴有焦虑、抑郁等心理问题，照护人员应给予心理疏导，帮助老年人树立战胜疾病的信心。

2. 家属支持

鼓励家属参与老年人的照护，提供情感支持，减轻老年人的心理负担。

（四）康复照护

1. 饮食调理

指导老年人进行饮食调理，逐步恢复正常的饮食习惯。

2. 功能锻炼

根据老年人情况，进行适当的肢体功能锻炼，预防肌肉萎缩和关节僵硬。

六、健康指导

(一) 改善饮食习惯

避免高脂肪、低纤维食物，增加新鲜蔬菜和水果的摄入。

(二) 控制体重

通过合理饮食和适当运动，控制体重，减少直肠癌的发病风险。

(三) 戒烟限酒

强调戒烟和限制饮酒的重要性，减少直肠癌的发病风险。

(四) 心理调适

保持乐观心态，避免过度焦虑和紧张。

(五) 早期筛查

对高危人群进行直肠癌筛查，早期发现、早期治疗。

(六) 职业防护

加强职业暴露人群的防护措施，定期进行健康检查。

任务五　乳腺癌照护

扫码获取
数字资源

案例导入

林奶奶，73 岁，曾是社区舞蹈老师，现因乳腺癌（Ⅱ期）接受治疗，与丈夫同住，女儿在外地工作。她有乳腺癌家族史，放疗后出现淋巴水肿，影响了她的舞蹈和编织爱好，导致社交减少和情绪低落。

任务描述

1. 制订个体化淋巴水肿管理与功能锻炼计划。
2. 提供分层心理社会支持，重建老年人的生活信心与社交连接。

知识殿堂

乳腺癌指发生于乳腺上皮组织的恶性肿瘤。乳腺癌的发病率与遗传因素、激素水平、生活方式等密切相关。早期乳腺癌症状不明显，多数老年人在确诊时已处于中晚期，因此早期诊断和综合治疗对提高生存率至关重要。

一、病因

(一) 遗传因素

家族中有乳腺癌病史者，尤其是 BRCA1 和 BRCA2 基因突变者，患病风险较高。

(二) 激素水平

长期暴露于高雌激素环境中，如初潮早、绝经晚、未生育或晚育等，会增加乳腺癌风险。

（三）生活方式

肥胖、缺乏运动、高脂肪饮食等不良生活方式可能增加乳腺癌风险。

（四）辐射暴露

年轻时接受过胸部放射治疗者，乳腺癌发病率增加。

（五）其他因素

如饮酒、吸烟、长期使用激素替代疗法等，也可能增加乳腺癌风险。

二、临床表现

（一）症状

1. 乳房肿块

早期表现为乳房无痛性肿块，质地硬，边界不清。

2. 乳头溢液

部分老年人可能出现乳头溢液，尤其是血性溢液。

3. 乳房皮肤改变

如皮肤凹陷、橘皮样改变等。

4. 乳头内陷

肿瘤侵犯乳头皮下组织，可能导致乳头内陷。

5. 腋窝淋巴结肿大

部分老年人可能出现腋窝淋巴结肿大，提示肿瘤转移。

（二）体征

1. 乳房不对称，肿瘤生长导致乳房形态改变，表现为双侧乳房不对称。

2. 皮肤红肿。

3. 炎性乳腺癌老年人可能出现全乳弥漫性肿大、红斑。

4. 远处转移，常见于骨、肺、肝、脑等部位，引起相应症状。

（三）并发症

1. 淋巴水肿

腋窝淋巴结清扫术后，可能导致上肢淋巴水肿。

2. 骨转移

常见于脊柱、骨盆等部位，引起骨痛或病理性骨折。

3. 脑转移

头痛、恶心、呕吐、意识障碍等神经系统症状。

（四）老年人乳腺癌特点

1. 症状隐匿

老年人乳腺癌症状常不典型，易被误诊为乳腺增生或乳腺炎。

2. 并发症多

老年人常伴有多种慢性疾病，如高血压、糖尿病等，增加了治疗难度。

3. 进展缓慢

部分老年人肿瘤生长较慢，预后相对较好。

三、辅助检查

（一）影像学检查

乳腺 X 线摄影（钼靶）、乳腺超声、MRI 等检查，可发现乳腺肿块、钙化等。

（二）病理学检查

通过乳腺穿刺活检或手术切除标本进行病理学诊断，明确肿瘤类型。

（三）肿瘤标志物

如 CA15–3、CEA 等，辅助诊断和监测病情。

（四）基因检测

如 BRCA1、BRCA2 基因突变检测，为治疗方案的选择提供指导。

四、治疗要点

（一）治疗原则

1. 早期乳腺癌

以手术切除为主，辅以化疗、放疗或内分泌治疗。

2. 中晚期乳腺癌

以综合治疗为主，包括化疗、放疗、靶向治疗、内分泌治疗等。

3. 个体化治疗

根据老年人的病理类型、分期、基因突变等情况，制订个体化治疗方案。

（二）非药物治疗

1. 手术治疗

适用于早期乳腺癌老年人，常见手术方式包括保乳手术、乳房切除术等。

2. 放射治疗

用于术后辅助治疗或不能手术的老年人，可控制肿瘤生长。

3. 介入治疗

如射频消融、微波消融等，适用于肿瘤较小的乳腺癌老年人。

（三）药物治疗

1. 化疗

常用药物包括环磷酰胺、多柔比星、紫杉醇等，用于晚期乳腺癌或术后辅助治疗。

2. 靶向治疗

针对特定基因突变的药物，如 HER2 抑制剂（曲妥珠单抗）等。

3. 内分泌治疗

如他莫昔芬、芳香酶抑制剂等，用于激素受体阳性乳腺癌老年人。

4. 免疫治疗

如 PD–1/PD–L1 抑制剂（帕博利珠单抗、纳武利尤单抗），用于晚期乳腺癌老年人。

五、照护措施

（一）生活照护

1. 合理饮食

提供高蛋白、高热量、富含维生素的饮食，增强老年人免疫力。避免高脂肪、高糖食物，减少肿瘤的复发风险。

2. 适当运动

根据老年人的体力状况，鼓励进行适当运动，如散步、瑜伽等，有助于增强体质并提高生活质量。

（二）基础照护

1. 病情观察

密切观察老年人的乳房肿块、乳头溢液、腋窝淋巴结肿大等症状，及时发现病情进展。

2. 对症照护

对于淋巴水肿老年人，给予物理治疗和梯度压力治疗；对于骨转移老年人，给予止痛药物和双膦酸盐治疗。

3. 用药照护

遵医嘱按时服药，观察化疗、靶向治疗等药物的不良反应，如恶心、呕吐、骨髓抑制等，及时处理。

（三）心理照护

1. 心理支持

乳腺癌老年人常伴有焦虑、抑郁等心理问题，照护员应给予心理疏导，帮助老年人树立战胜疾病的信心。

2. 家属支持

鼓励家属参与老年人的照护，提供情感支持，减轻老年人的心理负担。

（四）康复照护

1. 上肢功能锻炼

指导老年人进行上肢功能锻炼，预防淋巴水肿和关节僵硬。

2. 淋巴水肿预防

穿戴医用压力袖套（必要时），避免患肢长时间下垂；睡觉时应指导老年人垫高手臂。

六、健康指导

（一）改善生活方式

通过合理饮食，避免高脂肪、高糖食物，增加新鲜蔬菜和水果的摄入。适当运动，控制体重，减少乳腺癌发生风险。

（二）戒烟限酒

强调戒烟和限制饮酒的重要性，减少乳腺癌的发病风险。

（三）早期筛查

高危人群应定期进行乳腺X线摄影和超声检查，早期发现、早期治疗。

（四）遗传咨询

对于有乳腺癌家族史者，进行遗传咨询和基因检测，指导预防措施。

（五）职业防护

加强职业暴露人群的防护措施，定期进行健康检查。

（六）心理调适

保持乐观心态，避免过度焦虑和紧张。

【练习题】

A1型题

1. 原发性支气管肺癌老年人最常见的早期症状是（　　）。

A. 持续性胸痛　　B. 咳嗽伴痰中带血　　C. 呼吸困难

D. 体重明显下降　　E. 发热

答案：B

解析：咳嗽伴痰中带血是最常见的早期表现。

2. 在原发性支气管肺癌老年人的照护中，以下哪项措施有助于改善呼吸困难（　　）。

A. 高流量吸氧　　B. 限制液体摄入

C. 鼓励老年人多进食高脂肪食物　　D. 避免使用镇静药物　　E. 增加室内湿度

答案：A

解析：高流量吸氧是改善呼吸困难的有效措施。

3. 原发性支气管肺癌老年人在接受化疗期间，最常见的副作用是（　　）。

A. 高血压　　B. 脱发　　C. 低血糖

D. 骨质疏松　　E. 视力下降

答案：B

解析：化疗药物常导致脱发，这是因为化疗药物对快速分裂的细胞（毛囊细胞）有杀伤作用。高血压、低血糖、骨质疏松和视力下降不是化疗的典型副作用。

4. 对于晚期原发性支气管肺癌老年人的心理照护，以下哪项措施最为重要（　　）。

A. 隐瞒病情以减轻老年人心理负担　　B. 鼓励老年人参与社交活动

C. 提供情感支持和倾听　　D. 限制家属探视以减少干扰

E. 建议老年人避免谈论疾病

答案：C

解析：提供情感支持和倾听是心理照护的核心。

5. 对于食管癌老年人的营养支持，以下哪项措施最为重要（　　）。

A. 提供高纤维饮食　　B. 鼓励老年人多进食高脂肪食物

C. 提供高热量、高蛋白饮食　　D. 限制液体摄入

E. 建议老年人避免进食流质食物

答案：C

解析：食管癌老年人常因吞咽困难导致营养不良，高热量、高蛋白饮食有助于改善营养状况。高纤维饮食可能加重吞咽困难，高脂肪食物不一定适合老年人，限制液体摄入或避免流质食物可能进一步影响营养摄入。

6. 对于晚期食管癌老年人的心理照护，以下哪项措施最为重要（　　）。

A. 隐瞒病情以减轻老年人心理负担　　B. 鼓励老年人参与社交活动

C. 提供情感支持和倾听　　D. 限制家属探视以减少干扰

E. 建议老年人避免谈论疾病

答案：C

解析：提供情感支持和倾听是心理照护的核心。

7. 在胃癌老年人的照护中，以下哪项措施有助于改善营养不良（　　）。

A. 提供高热量、高蛋白饮食　　B. 限制液体摄入

C. 鼓励老年人多进食高纤维食物　　D. 避免使用肠外营养支持

E. 建议老年人减少进食次数

答案：A

解析：高热量、高蛋白饮食有助于改善胃癌老年人的营养状况。限制液体摄入、高纤维饮食和减少进食次数可能加重营养不良，肠外营养支持在必要时可使用。

8. 直肠癌最常见的早期症状是（　　）。

A. 腹痛　　B. 便血　　C. 腹泻

D. 便秘　　E. 体重下降

答案：B

解析：直肠癌最常见的早期症状是便血，通常表现为大便表面带血或暗红色血便。

9. 直肠癌老年人术前肠道准备的主要目的是（　　）。

A. 减少术后感染　　B. 减少术后肠梗阻　　C. 减少术后吻合口瘘

D. 减少术后尿潴留　　E. 减少术后深静脉血栓

答案：A

解析：直肠癌老年人术前肠道准备的主要目的是减少术后感染，通过清洁肠道减少术中污染和术后感染的风险。

10. 乳腺癌老年人术后最常见的并发症是（　　）。

A. 感染　　B. 淋巴水肿　　C. 皮下积液

D. 术后出血　　E. 深静脉血栓

答案：B

解析：淋巴水肿，通常是由于腋窝淋巴结清扫引起的淋巴回流障碍。

A2 型题

1. 张爷爷，65 岁，因持续性咳嗽伴痰中带血 2 个月就诊，经检查确诊为原发性支气管肺癌。老年人情绪低落，担心治疗效果。作为照护者，以下哪项措施最为重要（　　）。

A. 立即安排手术治疗　　B. 提供疾病相关信息，帮助老年人了解病情

C. 建议老年人避免与家属讨论病情　　D. 鼓励老年人多进食高脂肪食物

E. 限制老年人活动以减轻疲劳

答案：B

解析：提供疾病相关信息，帮助老年人了解病情，可以缓解老年人的焦虑和恐惧情绪，增强其对治疗的信心。

2. 王奶奶，68 岁，诊断为晚期原发性支气管肺癌，主诉胸痛剧烈，影响睡眠。医师开具吗啡缓释片镇痛。作为照护者，以下哪项措施是错误的（　　）。

A. 指导老年人按时服药，避免疼痛加重

B. 观察老年人有无呼吸抑制等副作用

C. 建议老年人疼痛缓解后自行停药

D. 记录老年人疼痛程度及药物效果

E. 提供舒适的体位以减轻疼痛

答案：C

解析：阿片类药物（如吗啡）需按时服用以维持稳定的血药浓度，避免疼痛反复。自行停药可能导致疼痛加重或戒断症状。其他选项均为正确的照护措施。

3. 胡爷爷，65 岁，因食管癌接受放疗，出现严重食管炎和食欲不振。老年人情绪低落，拒绝继续治疗。作为照护者，以下哪项措施最为恰当（　　）。

A. 告知老年人食管炎是放疗常见副作用，治疗后会缓解

B. 建议老年人停止放疗以减轻副作用

C. 鼓励老年人多进食高脂肪食物以增加食欲

D. 避免与老年人讨论副作用以免加重焦虑

E. 建议老年人减少与家属接触以避免情绪波动

答案：A

解析：告知老年人食管炎是放疗常见副作用，可以缓解其焦虑情绪，增强治疗信心。

4. 李爷爷，75 岁，直肠癌术后 3 天，出现发热、腹痛和腹膜炎症状。最可能的并发症是（　　）。

A. 感染　　B. 吻合口瘘　　C. 肠梗阻

D. 尿潴留　　E. 深静脉血栓

答案：B

解析：直肠癌术后 3 天出现发热、腹痛和腹膜炎症状，最可能的并发症是吻合口瘘。

5. 江爷爷，75 岁，近期发现左乳房无痛性肿块，乳腺 X 线摄影显示肿块边界不清，伴

有微小钙化。最可能的诊断是（　　）。

A. 乳腺纤维腺瘤　　B. 乳腺囊肿　　C. 乳腺癌

D. 乳腺炎　　E. 乳腺导管扩张

答案：C

解析：老年人发现左乳房无痛性肿块，乳腺 X 线摄影显示肿块边界不清，伴有微小钙化，最可能的诊断是乳腺癌。

拓展阅读

人口老龄化程度的不断加深，以及老年癌症患者数量的激增，推动了“老年肿瘤学”的快速发展。其核心在于认识到老年人群体质的巨大异质性，治疗需超越单纯年龄，聚焦“生理年龄”和“衰弱状态”。治疗理念从“追求最大耐受”转向“追求最佳耐受”，目的在于延长有质量的生命时间。治疗策略更趋个体化与温和化，免疫治疗（PD-1/PD-L1 抑制剂）、靶向治疗等治疗手段广泛应用于临床。未来方向在于深化老年综合评估（CGA）指导下的分层治疗研究，探索新型低毒疗法在老年人群的应用，并利用老年衰弱评估工具预测治疗风险与获益，实现更智慧的“量体裁衣”式治疗。

点燃思考

黄奶奶，72 岁，一年前被诊断为“肺癌晚期”，经过手术和化疗，病情得到控制，但身体虚弱，需要长期照护。目前，正在接受社区居家养老服务中心提供的上门照护服务。黄奶奶性格开朗，但近期因病情反复和治疗副作用，情绪低落，食欲不振，睡眠质量差。她的老伴年事已高，照顾起来力不从心，十分担忧。

实际照护任务：

1. 为黄奶奶制订个性化的营养支持方案。

2. 为黄奶奶提供心理疏导，并指导其进行放松训练。

3. 指导黄奶奶家属掌握翻身和预防压力性损伤的基本照护技能，并为黄奶奶及其家属提供心理支持。

项目十四

老年安宁疗护

学习目标

素质目标

1. 培养“尊重、关心、关爱”终末期老年人及其家属的职业素养。
2. 具备高度的责任心和同理心，敬畏生命，维护终末期老年人及其家属的尊严。

知识目标

1. 了解安宁疗护的概念、原则。
2. 熟悉安宁疗护社会支持的内容。
3. 掌握安宁疗护生活照护与心理照护方法。

技能目标

1. 运用基本技能为终末期老年人提供安宁疗护基础照护。
2. 识别终末期老年人不同的心理特点，根据实际情况，选择合适的心理支持方法。

知识导读

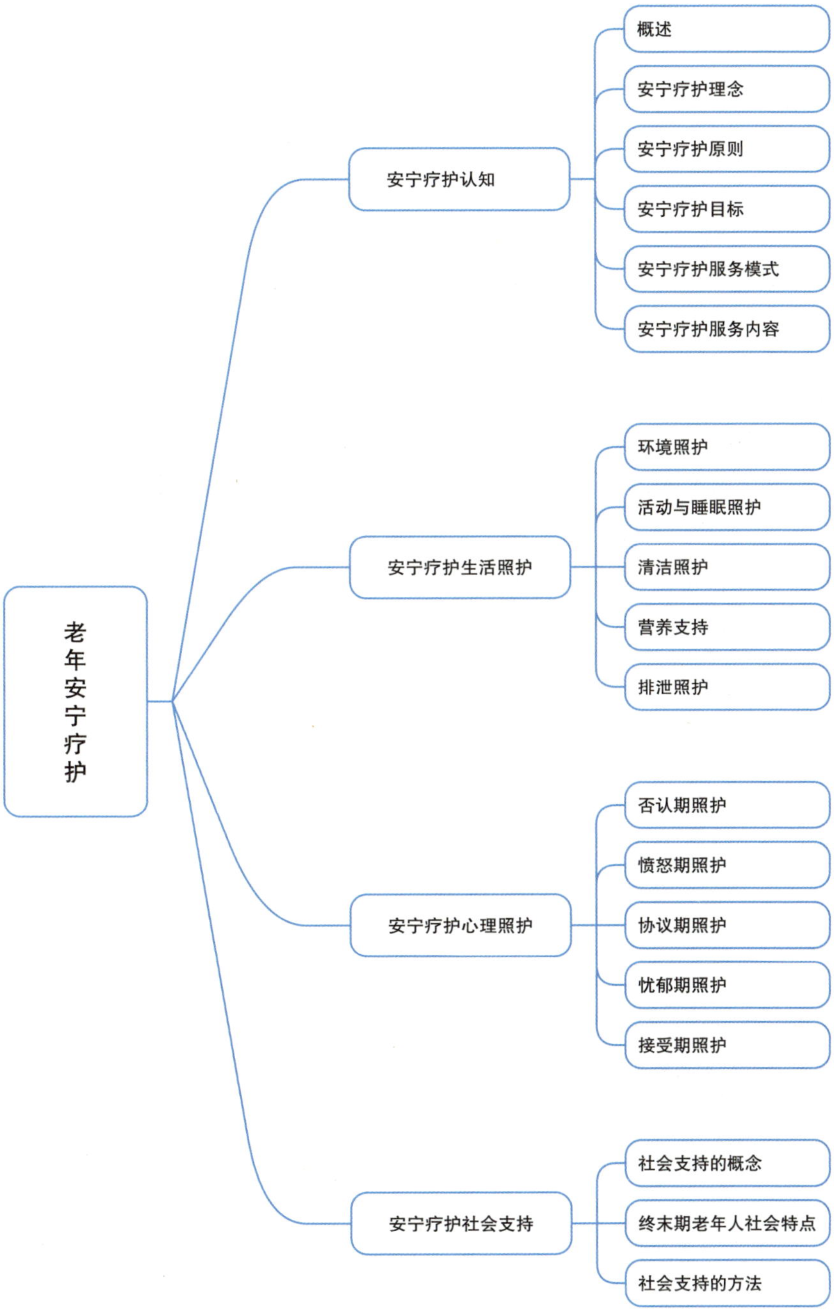
老年安宁疗护
安宁疗护认知
概述
安宁疗护理念
安宁疗护原则
安宁疗护目标
安宁疗护服务模式
安宁疗护服务内容
安宁疗护生活照护
环境照护
活动与睡眠照护
清洁照护
营养支持
排泄照护
安宁疗护心理照护
否认期照护
愤怒期照护
协议期照护
忧郁期照护
接受期照护
安宁疗护社会支持
社会支持的概念
终末期老年人社会特点
社会支持的方法

赛证对接

本项目通过真实情境下的照护任务，综合考查选手的知识、能力与素质目标。选手需根据终末老年人的具体情况，完成从案例的专业评估到技能操作、哀伤辅导计划书制订等任务，深入领会安宁疗护的内涵，全面提升对终末老年人在症状控制、心理护理、生死教育等领域的个体化照护水平。本项目旨在提高照护者的评判性思维能力和人文关怀能力，促进安宁疗护专业水平和服务质量的提升。

任务一　安宁疗护认知

扫码获取
数字资源

案例导入

蒋奶奶，72岁，卵巢癌老年人，全身多处淋巴结、骨转移，恶病质，右侧肢体轻度水肿，腹部持续性疼痛1年余，家属缺乏照护技巧，蒋奶奶痛苦不堪，有多次轻生念头。入住某医院安宁疗护病房后，安宁疗护照护团队根据老年人情况召开了多学科会议，制订老年人症状管理、舒适照护、心理护理、精神慰藉等照护计划，帮助蒋奶奶制订愿望清单，并协助完成生命回顾，使蒋奶奶安详、没有遗憾地度过了人生的最后阶段。此外，还帮助蒋奶奶的家属建立了新的社会关系，使他们投入到新的生活中。

任务描述

1. 请思考什么是安宁疗护？
2. 安宁疗护的服务内容包括哪些方面？

知识殿堂

安宁疗护从医学人文的角度出发，综合科学的诊疗手段，实现了人性温度和精准医疗技术的有效融合，为老年人及其家属提供身体、心理、社会、精神的全面照顾，契合了健康全人群、生命全周期的健康中国战略规划，为生命周期的“最后一公里”提供全方位的健康保障。安宁疗护不仅是应对人口老龄化的重要举措，也是凸显医学价值取向、推动社会文明进步、彰显社会责任的关键措施。2020年6月起，我国施行的《中华人民共和国基本医疗卫生与健康促进法》将安宁疗护写入第三十六条，为安宁疗护相关工作提供了法律保障。

一、概述

（一）起源

安宁疗护（palliative care）一词源于英文“hospice”，旨在为患有不治之症的人在临终阶段控制病痛，在去世后为老年人家属提供情感支持。1967年，西西里·桑德斯博士在英国伦敦创建圣克里斯托弗临终关怀院，并提出了“整体疼痛”的概念，即终末期疼痛是全方位的，其内涵不限于身体层面，同时也包括心理、社会、精神层面，倡导关注并善待生命垂危者，让其尽可能减轻痛苦和不适症状，在生命最后的时光平和、安宁、没有痛苦地生活，由此开创了现代安宁疗护体系。

（二）概念

2017 年 2 月，国家卫生和计划生育委员会相继印发《安宁疗护实践指南（试行）》和《安宁疗护中心基本标准和管理规范（试行）》，指出安宁疗护是以临终老年人和家属为中心，对疾病终末期老年人在临终前通过控制痛苦和不适症状，提供身体、心理、精神等方面的照护和人文关怀服务，以提高生命质量，帮助老年人舒适、安详、有尊严地离去。

二、安宁疗护理念

安宁疗护不以延长临终老年人生存时间为目的，而以提高老年人生命质量为宗旨，注重生命的宽度重于长度。不追求为延长生命却可能加剧老年人痛苦的无意义的治疗，而是提供姑息性治疗，控制症状，解除痛苦，消除焦虑、恐惧，从而获得心理与社会上的支持，使其在生命周期的最后阶段得到安宁。将临终老年人从无望的机械性救治中解放出来，赋予其自由支配生命的权利。不让生命留下遗憾，维护临终老年人的尊严和权利。注重为家属提供心理支持，使他们保持良好的心态，在老年人临终阶段的心理和精神方面发挥着不可替代的作用。

三、安宁疗护原则

（一）人道主义原则

安宁疗护以减轻老年人痛苦、尊重其权利和人格、维护其利益和幸福为原则，强调关怀、尊重和以人为中心的处理准则。倡导尊重生命，善待终末期老年人，尊重其生命愿望，基于同情和关心，帮助实现生命价值，提高生命质量，确保他们能按自己意愿度过人生最后阶段。

（二）照护为主原则

对于终末期老年人，常规治疗效果有限，身体可能无法承受。安宁疗护视濒死为生命自然过程，不加速也不延长生命。对根治性治疗无反应的老年人不再进行无意义的积极治疗，而是提供整体关怀照护，缓解痛苦，帮助他们安静、有尊严地离世。

（三）全方位照护原则

指对终末期老年人提供全人、全家、全程、全队、全社区的“五全”照护。

1. 全人照护

通过症状控制、舒适照护、心理支持、社会支持，精神抚慰等多种措施来减轻痛苦和提高生活质量。

2. 全家照护

不仅以临终老年人为中心，还要考虑家属的照顾技能、身心状况等需求。

3. 全程照护

从确认老年人进入安宁疗护开始的症状控制、舒适照护，到老年人临终阶段的照护，再到逝后照护及哀伤辅导，形成全流程管理闭环。

4. 全面照护

照护员并非仅限于医师、护士或心理治疗师，而是由多学科和专业的人员构成的综合照护团队。

5. 全社区照护

并非仅限于特定社区或护理机构的范畴，而是调动社会整体力量，积极推动老年人主动寻求、建立联系、协调及利用多元化的社会资源，为临终老年群体提供持续、便捷、全方位的照护服务。

四、安宁疗护目标

（一）消除内心冲突

终末期老年人的心理通常可分为五个阶段：否认期、愤怒期、协议期、忧郁期、接受期，受不同文化背景、生死观等影响，对症状和死亡的担忧和由此引发的消极联想使老年人产生内心冲突，不同老年人在不同阶段的内心冲突都有不同的特点。照护员通过共情、倾听等帮助其解决应激障碍，摆脱悲哀、沮丧的情绪，与自我和解，从而消除内心的冲突。

（二）重建人际关系

良好的人际关系能使人从中汲取力量和勇气。终末期老年人因长期卧床人际关系发生改变，表现为社会交往范围缩小、人际互动减少等。安宁疗护鼓励老年人在生命的最后阶段弥合与重建人际关系，协助其抒发感情、表达谢意、道出歉意，感受到爱与关怀。

（三）实现特殊心愿

生命必将走向终点，在生命即将结束时老年人会有一些特殊的愿望。安宁疗护照护员通过与老年人或家属进行沟通，了解并帮助老年人实现特殊心愿，如想回老家看看、想和同事道别、想参加同学聚会等，使老年人感到温暖和欣慰，达到内心的平和与满足。

（四）安排未尽事宜

安宁疗护帮助终末期老年人正视死亡，以平静、理性和负责任的态度提前安排与规划身后之事。如安排葬礼事宜，确保在自己“离开”后，家人可以按照事先安排料理后事，确保葬礼可以有序进行。其他还包括完成订立遗嘱、进行身后财产分割等相关手续。

（五）与亲朋好友道别

让终末期老年人不再与冰冷的医疗器械为伴，在孤独的恐惧和绝望中等待死亡的来临，而是在亲朋好友的守护与陪伴中以感恩、感激、宽恕和祝福等方式，珍惜生命中共同拥有的回忆，肯定此生的意义，达到心灵从容、目光宁静、身心安顿，给予老年人温暖并使老年人有尊严地告别。

五、安宁疗护服务模式

（一）家庭照料

家庭照料是一种传统的关怀形式。家庭养老可使临终老年人处于熟悉、舒适的环境，通过家庭成员和医疗机构医护人员的共同合作，对临终老年人进行临终照护。对家属而言，能尽最后一份孝心，使逝者死而无憾，生者问心无愧。如今，现代家庭病床与现代医疗模式相结合，使安宁疗护的实践方式有了长远的发展。因此，开启家庭病床安宁疗护是一种非常可行的临终实践方式。

（二）社区卫生服务站

社区卫生服务站作为离老年人最近的医疗资源，既可以开设安宁疗护病房，又可以通过与临终老年人家庭建立固定联系开展上门安宁疗护服务，建立上门访问制度。目前，我国医疗资源相对紧缺、多数老年人愿意生活在家中，加之社区服务便捷、费用低，适合于普通老年人的经济承受能力。

（三）专门机构

指不隶属于任何服务机构的独立的安宁疗护医院，它可以集中配备专业的设备和医护人员，主要接收患有癌症、即使全力治疗也无法治愈的老年人，也包括那些身心备受压力的家属。可以提供适合临终老年人的陪伴制度，机构配备一定的专业人员，为临终老年人及其家属提供服务。

（四）安宁疗护病房

指在现有的一般综合医院、养老机构，特别是老年医院和肿瘤医院开设安宁疗护病房，配备一批经过安宁疗护培训的医护人员。尽可能根据老年人病情的需要配备相关医疗设备，允许老年人在房间内布置自己喜欢的物品，使老年人在舒适、温馨的环境中度过有限的时光。

六、安宁疗护服务内容

（一）症状控制

对疼痛、呼吸困难、咳嗽、咳痰、水肿、发热、厌食或恶病质、恶心或呕吐、便秘、吞咽困难、睡眠或觉醒障碍等不适症状进行有效的评估和管理，以最大限度地减轻痛苦，缓解症状负担，提高生活质量，是安宁疗护开展的基础。

（二）舒适照护

包括生理舒适、心理和精神舒适、社会和文化舒适、环境舒适四方面的内容。舒适照护包括但不限于病室环境管理、床单位管理、口腔照护、肠内或肠外营养照护、静脉导管维护、留置导尿管照护、协助沐浴和床上擦浴等，以期尽可能满足终末期老年人的舒适需求，尽量缩短或降低不舒适的程度。

（三）心理支持

运用整体性、个性化、创造性的照护方法，对老年人及其家属的心理状况进行动态评估和适宜疗护，了解其心理需求和意愿，根据老年人的自主性、文化和习俗需求，采用多种心理干预方法，协助其应对悲观、恐惧、绝望、焦虑、抑郁等情绪和心理应激反应，提供表达内心体验、感受、情感的机会，进行心理危机识别和干预。

（四）社会支持

指通过增强老年人、家属、多学科团队、社工、志愿者等相互沟通，及时提供相应的信息支持、情绪心理支持、照护技能支持、社会资源等，协调与解决老年人可能出现的问题，使终末期老年人在社会关系中感到被尊重、被理解、被支持，顺利地应对终末期社会关系转变、社会角色退化、社会功能减弱等问题。

（五）精神抚慰

指在照护过程中，尊重老年人信仰和价值观，帮助临终老年人品味人生过程、启发人生意义、明确人生价值，帮助其体验、调整和重建老年人与自身、当下、他人的连接，了解其在生命最后阶段的心愿和需要，给予爱、宽恕、释然与平和，使其内心实现平和、心灵得到慰藉、精神得到安宁，能够平静地接受死亡。

（六）死亡教育

指适时渗透生命教育，普及正确的生死观，理解生与死是生命历程的必然组成部分，生命临终阶段是人的自然过程。在安宁疗护过程中，死亡教育可以缓解人们对于死亡相关的恐惧，帮助人们建立对死亡的正确认知，重视死者临终意愿，帮助终末期老年人正确面对即将到来的死亡，帮助老年人家属正确看待亲人的死亡。

（七）哀伤辅导

指由专业人员引导丧亲者或即将离世的老年人在合理时间内产生正常悲伤情绪，并帮助他们重新开始正常生活。在老年人去世后，需妥善料理死者遗体，协助丧事有关事宜，鼓励和引导家属充分宣泄情感，通过电话、网络等进行探访，帮助他们顺利适应丧亲后的环境改变，应对丧亲后的悲伤、痛苦、消沉等情绪反应，顺利度过哀伤阶段，走出丧亲痛苦，回归正常生活。

【练习题】

A1 型题

1. 安宁疗护的主要目标错误的是（　　）。

A. 消除内心冲突　　B. 重建人际关系　　C. 实现特殊心愿

D. 安排未尽事宜　　E. 使老年人五官端详

答案：E

解析：安宁疗护的目标是消除内心冲突、重建人际关系、实现特殊心愿、安排未尽事宜、与亲朋好友道别。

2. 不属于安宁疗护服务内容的是（　　）。

A. 舒适照护　　B. 哀伤辅导　　C. 心理支持

D. 社会支持　　E. 症状消除

答案：E

解析：安宁疗护的服务内容包括：症状控制、舒适照护、心理支持、社会支持、精神抚慰、死亡教育、哀伤辅导。

3. 不属于安宁疗护的全方位照护原则“五全”照护的是（　　）。

A. 全人　　B. 全家　　C. 全部

D. 全队　　E. 全社区

答案：C

解析：“五全”照护：全人、全家、全队、全社区、全程。

4. 安宁疗护的理念不包括（　　）。

A. 以延长临终老年人生存时间为目的

B. 以提高老年人生命质量为宗旨

C. 注重生命的宽度重于长度

D. 不追求猛烈的、可能给老年人增强痛苦的无意义的治疗

E. 提供姑息性治疗，控制症状，解除痛苦

答案：A

解析：安宁疗护以提高老年人生命质量为宗旨。

5. 通常情况下，临终老年人最后消失的是（　　）。

A. 触觉　　B. 视觉　　C. 听觉

D. 痛觉　　E. 嗅觉

答案：C

解析：人类死亡时最后消失的感知觉是听觉。

A2 型题

1. 李爷爷，75 岁，胃癌晚期，现安宁疗护团队对其进行安宁疗护。在对李爷爷进行安宁疗护的过程中最重要的原则是（　　）。

A. 尊重和保持尊严　　B. 快速治疗　　C. 做出理智决策

D. 减少医疗费用　　E. 解除疼痛

答案：A

解析：安宁疗护不以延长临终老年人生存时间为目的，而以提高老年人生命质量为宗旨，不让生命留下遗憾，维护临终老年人的尊严和权利。

2. 王奶奶，82 岁，肺癌晚期，在对王奶奶进行安宁疗护中的关键成员通常包括哪些人（　　）。

A. 医师、护士、社工和心理咨询师　　B. 医师、护士和家属

C. 只有医师和护士　　D. 医师、护士和医疗技师

E. 医师、照护员

答案：A

解析：安宁疗护照护人员不是单一的医师、护士、心理治疗师，而是由多学科、多专业人员共同组成照护团队为老年人服务。

3. 张爷爷，75 岁，小细胞肺癌晚期全身骨转移入院。对张爷爷在生命的最后阶段对其进行安宁疗护，安宁疗护可以在哪些场所提供（　　）。

A. 家庭、医疗机构、养老院等　　B. 家庭、放射治疗中心、化疗中心等

C. 医院、养老院和医疗机构等　　D. 放射治疗中心和化疗中心等

E. 安宁疗护病房

答案：A

解析：安宁疗护的场所可以是家庭、医疗机构、养老机构、专门的安宁疗护医院等。

任务二　安宁疗护生活照护

扫码获取数字资源

案例导入

蔡奶奶，75 岁，小细胞肺癌晚期全身骨转移入院。主诉全身疼痛剧烈，停止排气排便 3 天。疼痛控制效果不佳，病情进展快，情绪低落，入睡困难。

任务描述

1. 缓解老年人的疼痛。
2. 为老年人制订个性化的照护计划。

知识殿堂

安宁疗护的生活照护旨在满足终末期老年人的舒适需求，让其处于安适和放松状态。主要包括环境、活动与睡眠、清洁卫生、营养支持、排泄照护等方面，尽可能地预防或减轻终末期老年人的痛苦，在提高患者生命质量方面具有不可或缺的作用。

一、环境照护

环境指在人类生活的空间中能够直接或间接影响人类生存与发展的各种自然因素和社会因素的总称。环境因素不仅可以引起机体的不适，还可以影响人的精神状态，能够缓解或加重疾病，甚至影响死亡的过程。根据终末期老年人舒适、安详、无痛苦、有尊严等实际需求，安宁疗护通常以老年人和家庭为中心，力求营造一个安静、整洁、舒适、安全、温馨的家庭化治疗环境。

（一）物理环境

室内应保持适宜的温度，一般冬季为 18 ~ 22 ℃，夏季为 24 ~ 26 ℃，相对湿度为 50% ~ 60%，可根据季节及室外温度调节通风次数及时间，一般为每天早晚各通风 1 次，20 ~ 30 min/ 次。应保持室内安静，减少噪声，保持光线明亮柔和，使临终老年人感到温暖和舒适。

（二）人文环境

病房装饰应采用自然与人文色彩，以缓解疲劳，调节心理情绪。例如，黄色带来温暖，蓝色带来宁静。安宁病房可设计为家庭式，摆放老年人熟悉和喜爱的物品，创造安宁、静谧、温馨的居住环境。

二、活动与睡眠照护

（一）协助活动

1. 评估

评估老年人的身体活动情况，包括日常活动能力、肌力、肌张力、关节活动度、平衡与协调能力、步态以及心肺功能。

2. 照护要点

（1）主动活动：对于一部分尚有活动能力的老年人，协助老年人进行床边活动，或者陪伴老年人到室外散步、打太极拳等。

（2）关节活动度训练：对于终末期的老年人，应进行被动性关节活动度练习，照护员可在为老年人进行清洁护理、翻身和更换体位时完成，既节省时间，又可观察老年人的病情变化。

（3）床上运动：主要包括床上撑起运动、床上横向运动、床上坐位向前后移动。

老年人活动遵循适度原则，在保证老年人能够承受的前提下，保持其肌肉和关节功能，一旦出现不适，应立即停止活动。

（二）睡眠照护

1. 评估

评估老年人睡眠障碍的症状、类型、持续时间、影响老年人身心的主要因素，明确引起睡眠障碍的原因，如环境因素、个体因素、药物因素等。

2. 照护要点

（1）睡眠环境控制：调整睡眠昼夜节律，日间充分暴露在明亮环境中，减少日间小憩次数等；加强对睡眠环境的管理，控制病房温湿度、降低噪声、调节光线、保持环境整洁等。如夜间需执行照护措施，应尽量间隔 90 min，以免老年人在一个睡眠周期内发生睡眠中断现象。

（2）身心调适：协助老年人缓解身体症状，如疼痛、瘙痒等，并确保睡前个人卫生。应穿着宽松睡衣，保持床铺干燥舒适。引导老年人养成良好的睡眠习惯，避免睡前使用电子设备和刺激性饮料。若老年人焦虑，则给予安抚并指导其放松心情以助睡眠。

（3）用药照护：常用药物包括苯二氮卓类类、激素类、抗抑郁类药物等。照护员必须掌握药物的种类性能、使用方法，了解药物对睡眠的影响及副作用，注意观察老年人在服药期间的睡眠情况及身心反应，若出现异常应及时报告给医师。

三、清洁照护

（一）口腔照护

1. 评估

评估口腔有无舌苔、痰痂，口腔黏膜有无溃疡、破损、感染等，做好记录，根据评估情况，选择适合的漱口液。

2. 照护要点

（1）常规口腔问题：对于无特殊口腔问题的老年人，保持口腔清洁卫生，增加舒适度，促进食欲。意识清醒老年人可使用漱口水漱口或用海绵棒蘸取漱口液清洁口腔。痰多老年人进行口腔照护前应进行吸痰。

（2）口干老年人：终末期老年人常因多种因素导致口腔干燥和口唇干裂。建议通过咀嚼无糖口香糖或糖果、口含冰块或水果切片、滴入酸味果汁等方法刺激唾液分泌。保持口腔湿润的方法包括少量多次饮水，避免食用干燥、硬质、含酒精或辛辣食物。口唇干裂者，可使用润唇膏或蜂蜜涂抹，每 4 ~ 6 h 涂抹一次。对于意识障碍或张口呼吸的老年人，可用生理盐水湿纱布覆盖口部以增加黏润度。

（3）口腔异味：终末期老年人因抗生素、激素的应用及自身免疫力的下降，易导致口腔菌群失调，致病菌大量生长繁殖，并分解口腔内的物质，产生吲哚、硫氢基及胺类物质，使口腔出现异味。应做好口腔清洁，清理口腔内食物残渣、脓液、血痂、黏膜碎片、斑片等。此外，可使用绿茶水、蜂胶、口香糖或清香抑菌的漱口液改善口腔异味。

（二）头发清洁

1. 评估

评估老年人的年龄、病情、意识、自理能力及配合程度，头发及头皮状态，日常梳洗习惯。终末期老年人如意识清醒且能够自理，可采用淋浴或盆浴清洁头发。重症、卧床或自理能力受限的老年人，可在照护员或主要照顾者的协助下进行床上洗头。

2. 照护要点

为老年人提供舒适的卧位，可在其颈后放置一条毛巾，以防止衣物和床单被溅湿。建议老年人闭眼，在清洗前佩戴防水眼罩和耳塞，以防止水进入眼睛和耳朵。水温应控制在 40 ℃以下。根据老年人的个人习惯及发质特性（油性、中性或干性），选择温和且无刺激性的洗发水。在洗发过程中，应持续观察老年人的健康状况，若发现面色、脉搏或呼吸出现异常，应立即中止操作。对于病情严重或极度虚弱的老年人，不宜进行洗头操作。在使用吹风机时，需注意温度不宜过高，保持适当距离，操作者应以手遮挡在老年人头部与吹风机之间，以预防烫伤。

（三）皮肤照护

1. 评估

评估老年人的病情、意识、心理状态、自理能力及配合程度、皮肤完整性及清洁度、伤口及引流管情况等。

2. 照护要点

（1）淋浴、盆浴：对于身体状况适宜的老年人，建议选择淋浴或盆浴。若老年人身上有伤口，应使用医用无菌防水敷贴覆盖伤口或引流管口周围的皮肤，或者采用双层保鲜膜对伤口或引流管口进行保护。沐浴时，洗浴区域应配备必要的安全设施，包括但不限于扶手、夜灯、浴凳、呼叫器、防滑垫等。同时，应提醒老年人穿着防滑拖鞋，并避免在沐浴时将浴室门反锁。在淋浴或盆浴过程中，与老年人进行交流，密切观察其生命体征的变化。

（2）床上擦浴：床上擦浴时协助老年人取舒适卧位，注意保护伤口和引流管，避免伤口受压、引流管打折或扭曲。擦浴过程中注意保护老年人隐私，减少不必要的暴露，避免着凉。深静脉血栓老年人避免擦浴。

四、营养支持

（一）协助进食与饮水

1. 评估

对老年人的病情、意识状态、自我照顾能力、合作程度以及营养状况进行深入了解；评估老年人的吞咽功能，检查是否存在口腔、食道、肠道等消化系统疾病，以及是否伴有恶心、呕吐等症状。探究老年人的饮食偏好，对食物的质地进行评估，了解老年人的吞咽过程、胃容量以及胃排空速率。同时，评估老年人呛咳和误吸的风险，以及食管气管瘘发生的可能性。

2. 照护要点

针对老年人的吞咽能力选择适合的食物性状。若老年人出现唾液分泌减少或口干导致吞咽困难，建议采用流质或半流质饮食。密切观察其进食状况，并给予鼓励。了解老年人的进食量，对于无法自行进食者，应提供必要的辅助。进食时，速度和温度应适宜，同时确保食物的卫生。建议交替喂食固态和液态食物，以小口喂食方式，便于老年人咀嚼和吞咽。若出现呛咳，应立即停止喂食，以避免误吸。在进食过程中，避免催促老年人，以减轻其进食时的心理压力。

（二）肠内营养照护

1. 评估

评估老年人的年龄、病情，意识、自理能力、配合程度及营养状况，了解老年人鼻腔通畅情况，以及有无恶心、呕吐、腹痛、腹胀等不适。

2. 照护要点

在输注肠内营养液时，应将床头抬高 30° ~ 45° ，以预防呕吐、反流及误吸等不良情况。在肠内营养液的配制过程中，必须确保营养液的清洁，并执行严格的无菌操作。输注过程中，需密切观察老年人是否出现腹胀、腹泻、恶心、呕吐、食欲不振等不适症状。同时，应检查老年人鼻胃管或鼻腔肠管的外露刻度，确认胃管未盘绕于口咽部，并观察局部皮肤及黏膜状况。对于胃瘘管或空肠造接管的患者，需特别注意伤口敷料、缝线固定情况以及周围皮肤状况。

（三）肠外营养照护

1. 评估

评估老年人的年龄、病情、意识、自理能力、配合程度及营养状况，评估输液通路情况、穿刺点及其周围皮肤状况。

2. 照护要点

肠外营养的输注途径可分为外周静脉置管和中心静脉置管，首选中心静脉置管。如经外周静脉途径输注，应防止液体外渗与静脉炎的发生。

输注过程中取舒适体位，保持导管通畅，避免扭曲、打折，防止液体倒流及回血导致的堵管现象。每 24 h 更换输注装置。输注过程中监测生命体征，合理安排输注计划，观察营养液有无分层、变色和沉淀等现象，一旦发现沉淀物或脂肪滴，不宜再输注。观察老年人有无面色潮红、心慌、恶心呕吐等反应，及时对症处理。遵医嘱监测老年人血糖，记录液体出入量。

五、排泄照护

（一）排尿异常的照护

1. 评估

评估老年人病情、意识、自理能力、配合程度，了解老年人的治疗及用药情况。了解老年人饮水习惯、饮水量，评估排尿次数、排尿量、伴随症状，观察尿液的性状、颜色、透明度等；了解膀胱充盈度、有无腹痛、腹胀及会阴部皮肤情况；了解老年人有无尿管、尿路造口等。

2. 照护要点

（1）尿量异常：记录 24 h 出入液量和尿比重，监测酸碱平衡和电解质变化，监测体重变化。

根据尿量异常的情况监测相关并发症。

（2）尿失禁：保持床单清洁、平整、干燥，衣物与尿垫应勤洗勤换，床上铺橡胶单（或防水布）和中单。密切观察会阴部及阴道周围皮肤有无潮湿、糜烂、炎症、失禁性皮炎及压力性损伤的发生。保持会阴部、肛门周围及臀部皮肤清洁干燥，必要时用温水清洗，并保持干爽，使用皮肤保护剂。根据病情采取相应的保护措施，可采用纸尿裤、尿套、尿垫、集尿器或留置尿管。监测老年人酸碱平衡、电解质及每周体重的状况，准确记录 24 h 出入量。

（3）尿潴留：引导患者排尿，如调整体位、听流水声、温水冲洗会阴部、按摩或热敷耻骨上区等，注意保护隐私。当老年女性膀胱肿胀、排尿困难时，可通过由上往下按压膀胱、轻拍会阴部或由侧面冲洗会阴等方法协助排尿。留置导尿管定时开放、定期更换。

（4）导尿管：保持尿道口清洁，可用 0.5% 聚维酮碘棉球或温水擦拭外阴及尿道口，每日 2 次。在搬运老年人前及时倾倒尿液，尿袋内尿液不应超过总体积的 2/3。保持尿管通畅，勿打折或受压，若发现尿液浑浊、沉淀、有结晶时，应及时处理。保持会阴部清洁、干燥。每周定时更换尿袋 1 次。终末期老年人出现意识障碍时，尽量选择持续开放尿管，应避免膀胱过度充盈并降低尿路感染的概率。

（二）排便异常的照护

1. 评估

评估老年人的心脑血管及消化系统。了解老年人排便习惯、排便次数、排便量，粪便的颜色、性状，以及有无排便费力、便意不尽等；了解老年人的饮食习惯、治疗情况、检查情况、用药情况。

2. 照护要点

（1）便秘：指导老年人多食蔬菜、水果、豆类、粗粮等高纤维食物，如香蕉等；少食辛辣刺激食物。适当增加饮水量。协助老年人进行按摩腹部，鼓励适当运动。加强心理护理，指导老年人每天训练定时排便。对卧床老年人应指导其掌握正确的排便方式。指导照护者正确使用通便药物，如开塞露、缓泻剂等。必要时，可进行灌肠。

（2）腹泻：观察记录生命体征、24 h 出入量，监测老年人酸碱平衡与电解质，警惕低钾血症的发生。保持会阴部及肛周皮肤清洁干燥，评估肛周皮肤有无破溃、湿疹等，必要时使用皮肤保护剂，如氧化锌软膏。严重腹泻时，需停止治疗、卧床休息，进行腹部保暖。记录排便的次数和粪便性状，必要时留取标本送检。

【练习题】

A1 型题

1. 安宁疗护病房的温度和湿度要求是（　　）。

A. 保持适宜的温度，一般冬季为 16 ~ 20 ℃，夏季为 25 ℃左右，湿度保持在 50% ~ 60%

B. 保持适宜的温度，一般冬季为 16 ~ 20 ℃，夏季为 24 ℃左右，湿度保持在 50% ~ 60%

C. 保持适宜的温度，一般冬季为 18 ~ 22 ℃，夏季为 24 ℃左右，湿度保持在 40% ~ 50%

D. 保持适宜的温度，一般冬季为 18 ~ 22 ℃，夏季为 25 ℃左右，湿度保持在 40% ~ 50%

E. 保持适宜的温度，一般冬季为 18 ~ 22 ℃，夏季为 25 ℃左右，湿度保持在 50% ~ 60%

答案：E

解析：安宁疗护病房的温度和湿度要求是保持适宜的温度，一般冬季为 18 ～ 22 ℃，夏季为 25 ℃左右，湿度保持在 50% ～ 60%。

2. 下列关于老年安宁疗护基础照护叙述正确的是（　　）。

A. 安宁疗护病房的湿度应保持在 40% ～ 50% 为宜

B. 给老年人鼻饲时每次不超过 300 mL

C. 帮助老年人建立并保持良好睡眠习惯

D. 擦浴顺序从近心端到远心端

E. 对于便秘的终末期老年人可以逆时针揉腹

答案：C

解析：安宁疗护病房的湿度应保持在 50% ～ 60% 为宜，给老年人鼻饲时每次不超过 200 mL；擦浴顺序从远心端到近心端，对于便秘的终末期老年人可以顺时针揉腹。

3. 下列关于老年安宁疗护皮肤照护错误的是（　　）。

A. 淋浴或盆浴时，浴室的温度保持 24 ～ 26 ℃

B. 淋浴或盆浴时，一般水温保持在 41 ～ 46 ℃

C. 淋浴和盆浴时间不应超过 60 min

D. 淋浴后及时擦干身体，伤口处及时更换敷料

E. 床上擦浴时，从远心端到近心端，力度适中

答案：C

解析：淋浴和盆浴时间不应超过 20 min。

4. 下列关于老年安宁疗护排便异常的照护错误的是（　　）。

A. 指导便秘老年人多食蔬菜、水果、粗粮等高纤维食物

B. 加强心理护理，指导老年人每天训练定时排便。

C. 严重腹泻时，需停止治疗，适当活动

D. 指导老年人正确使用通便药物

E. 协助老年人按摩腹部，鼓励适当运动

答案：C

解析：严重腹泻时，需停止治疗，卧床休息。

A2 型题

1. 李爷爷，68 岁，胃癌 2 年，近日出现排便异常，每日腹泻 5~6 次。下列照护措施中正确的是（　　）。

A. 保持肛周皮肤清洁、干燥、舒适，给予腹部按摩

B. 严重腹泻时给予要素饮食或胃肠内饮食

C. 鼓励进食富含营养、低热量的流质或半流质食物

D. 密切观察腹泻情况，注意监测血液生化结果，及时纠正水、电解质紊乱

E. 注意腹部保暖，可增加活动量

答案：D

解析：鼓励进食富含营养、有足够热量的流质或半流质饮食。严重腹泻时需暂停治疗，卧床休息，腹部保暖。给予要素膳或完全肠外营养。密切观察腹泻情况，注意监测血液生化结果，及时纠正水、电解质紊乱。避免腹部按摩、压迫等刺激。

2. 张爷爷，69 岁，恶性肿瘤晚期，由于放化疗致使免疫力下降出现口腔溃疡，照护措施中不正确的是（　　）。

A. 避免食用酸味强或粗糙生硬食物

B. 饮用优酸乳可减少溃疡处的刺激

C. 饭前使用利多卡因漱口，减轻疼痛

D. 开水冲泡薄荷叶、枸杞，放凉后漱口，有镇痛作用

E. 在芳香师指导下使用芳香治疗

答案：C

解析：口腔护理前使用利多卡因漱口，减轻疼痛，饭前忌用。

3. 卢爷爷，78 岁，胃癌晚期。营养状态不佳，吞咽功能不足，但上消化道未完全阻塞，最佳的营养支持方式是（　　）。

A. 人工协助饮食饮水　　B. 鼓励自行进食饮水　　C. 肠外营养

D. 肠内营养　　E. 肠内营养 + 肠外营养

答案：A

解析：对吞咽困难但上消化道尚未完全阻塞的老年人，应协助进食饮水。

4. 李奶奶，78 岁，每日腹泻 5 ~ 6 次。在李奶奶最初的饮食计划中，较为适宜的食物是（　　）。

A. 豆浆　　B. 洋白菜　　C. 煎鸡蛋

D. 白米粥　　E. 蛋糕

答案：D

解析：宜进食少渣、低纤维食物，避免吃易产期的食物如糖果、黄豆类、洋白菜、碳酸饮料。

5. 姜爷爷，82 岁，肺癌晚期。照护员在对姜爷爷进行安宁疗护时，下列照护措施错误的是（　　）。

A. 帮助张爷爷建立并保持良好睡眠习惯

B. 给张爷爷床上擦浴时，从远心端到近心端，力度适中

C. 如夜间需执行照护措施，应尽量间隔 60 min

D. 睡前帮助张爷爷完成个人卫生护理

E. 用药时要注意观察药物不良反应。

答案：C

解析：如夜间需执行照护措施，应尽量间隔 90 min。

任务三　安宁疗护心理照护

扫码获取
数字资源

案例导入

贺爷爷，67 岁，退休工人。因气促、呼吸困难、胸闷咳嗽就诊。入院诊断为肺癌晚期骨转移。贺爷爷处于强迫体位，左腿不停抖动，食欲不振，情绪不稳，烦躁，失眠，担心夜间会因呼吸困难而死亡。当贺爷爷疼痛不能控制时，有用物品猛敲自己头部的行为。

任务描述

1. 指导并协助老年人遵医嘱服药。
2. 为老年人制订个性化的照护计划。

知识殿堂

临终阶段，老年人除了生理上的痛苦，更重要的是对死亡的恐惧。美国心理学家罗斯博士提出“人在临死前精神上的痛苦大于肉体上的痛苦”。老年人接近临终时会产生非常复杂的心理，如焦虑、抑郁、恐惧、自杀意念等，并因老年人的年龄、文化程度、性格和社会家庭背景、经济状况等因素的不同而有所差别。因此，一定要在控制和减轻老年人机体上痛苦的同时，帮助老年人树立正确的生死观，缓解心理恐惧，维护人格尊严，提高生命质量，使老年人平静、安宁、舒适地抵达人生终点。罗斯博士观察了数百位临终老年人，提出临终老年人通常经历 5 个心理反应阶段，即否认期、愤怒期、协议期、忧郁期、接受期。

一、否认期照护

（一）特点

当老年人间接或直接获知患不治之症时，第一个心理反应是“一定是他们搞错了”。对死亡常常会感到震惊并否认，且往往怀着侥幸的心理四处求医，希望是误诊，直至权威医院和专家给出结论为止。或随着病情的逐渐加重，临终老年人便不再否认。为了避免家属过度悲伤，临终老年人表面上保持乐观的精神，假装不知道，但在真正了解他的人面前会诉说、哭泣，以减轻内心的痛苦。多数临终老年人心理上还期望有新的治疗或奇迹的出现。这个阶段为期短暂，可能持续数小时或几天，旨在暂时逃避现实的压力，每个人经历否认期的时间有所不同。否认是老年人应对突然降临的不幸时的一种正常的心理防御机制。

（二）照护要点

1. 坦诚沟通

照护员应与老年人坦诚沟通，既不要揭穿他们的心理防卫行为，也不要对老年人撒谎，耐心倾听老年人的诉说，维持老年人适当的希望，顺势诱导，给予关心和支持，坦诚温和地回答老年人对病情的询问，注意与其他医护人员和家属言语的一致性。

2. 热情周到

老年人对照护员持信任和依赖的态度，对照护员的一句话，一个动作，一个眼神和表情都很敏感。故照护员应热情安慰，进行周到的照护，充分发动老年人的社会关系，使其心情处于轻松状态。

3. 权衡利弊

对于癌症等预后不良的疾病，是否将其真实情况告诉本人，要看其心理适应能力。对于意志坚强，能够正确对待死亡的人，将其真实情况告诉本人反而会激发他的斗志，有利于更好地配合医务人员进行治疗，从而延长寿命。

二、愤怒期照护

（一）特点

当老年人经过短暂的否认而确认无望时，随之而来的心理反应是怨恨、暴怒和嫉妒，这一阶段老年人会产生“为什么是我，这太不公平了”的心理，此期的老年人表现出生气与易激怒，甚至会将怒气转移到他的家属和照护人员身上，以此发泄自己的苦闷与无奈，甚至会拒绝治疗，如自行拔出针头和导管。

（二）照护要点

1. 应把这种愤怒看作是临终老年人一种健康的适应性反应，不应用愤怒的表现去反击他，不要告诉临终老年人“不应该怎样做”“不应该那样说”，对临终老年人不礼貌的行为应当忍让，同时也应做好老年人家属的工作，共同给予老年人关爱、宽容和理解，使他们能发泄愤怒并倾泻情绪。

2. 必要时辅以药物稳定情绪，同时注意预防意外事件的发生。同时，应取得家属的配合。

三、协议期照护

（一）特点

随着老年人愤怒心理的消失，他们开始接受自己临终的事实，不再怨天尤人，而是请求医师想尽办法治疗疾病并期望奇迹出现。为了延长生命，有的老年人会作出承诺以换取生命的延续。出现“请让我好起来，我一定……”的心理，此期老年人变得和善，对自己的病情抱有希望，能配合治疗。这个时期对临终老年人是有益的，因为老年人在尽量地用合作和友好的态度来推迟死亡的到来。

（二）照护要点

1. 尽量用合作和友好的态度来试图推迟和扭转老年人死亡的命运。处于这一时期的老年人治疗是积极的，照护员应当给予指导和关心，加强照护，如及时补充营养和体液，做好基础照护，严防感染及压疮，请技术高明的医师会诊，用特效药治疗等。

2. 尽量满足老年人的要求，使其更好地配合治疗，以减轻痛苦，控制症状，并加强安全防护。

四、忧郁期照护

（一）特点

尽管经过多方努力，但病情仍日益恶化，老年人已充分认识到自己接近死亡，因此会产生很强的失落感，表现为“好吧，不幸的人就是我”，出现明显的忧郁、深沉的悲哀，并时常哭泣、郁郁寡欢，甚至有自杀的想法。此期老年人很关心家人和自己的身后事，并急于做出安排，要求与亲朋好友见面，希望能够由他喜爱的人陪伴照顾。

（二）照护要点

1. 忧郁和悲伤情绪对此期老年人而言十分正常，照护员应允许其以不同的方式发泄情感，如忧伤、哭泣等。耐心倾听，不断鼓励与支持老年人，帮助他们增加与疾病作斗争的信心和勇气。

2. 允许家属陪伴，让老年人有更多时间和亲人及喜欢的人待在一起，并尽量帮助其完成未尽事宜。虽然老年人会有独自静静的想法，但不可误解为喜欢独处，应注意心理疏导，预防意外的发生。

3. 若老年人因心情忧郁而忽视个人清洁卫生，照护员应协助并鼓励老年人保持良好的自我形象。

五、接受期照护

（一）特点

经历了强烈的心理痛苦与挣扎后，老年人对病情已不再有侥幸心理，已做好接受死亡降临的准备，变得平和、安静，产生“好吧，既然是我，那就去面对吧”的心理，已看不出恐惧、焦虑和悲哀情绪，且精神和肉体均极度疲劳，他们不再抱怨命运，喜欢独处，常处于嗜睡状态，对外界反应淡漠。

（二）照护要点

1. 照护员应让老年人宁静、安详地告别人间，不应过多打搅老年人，不要勉强与之交谈，但要保持适度的陪伴。

2. 与临终老年人讲话时，必须注意语言亲切、清晰，不要耳语，并避免在临终老年人面前讲不利于临终老年人病情的话。

3. 对于癌症临终老年人，不要过分控制镇静药和麻醉剂的使用，应使临终老年人较舒适地过完最后的日子。

4. 照护员应尊重老年人的信仰、意愿，通过一些非语言行为传递关怀、安抚的信息，使其安静地离开人间。

【练习题】

A1 型题

1. 终末期老年人在得知自己面临死亡时，其最初的心理反应多为否认，最典型的反应可能是：不，不是我，那不是真的，他们一定是搞错了，否认病情恶化的事实，希望出现奇迹。对该老年人的照护不正确的是（　　）。

A. 同情老年人　　B. 尽可能满足老年人的需要

C. 允许家属陪伴老年人　　　D. 教会老年人控制悲哀的情绪

E. 注意安全，防止自杀

答案：D

解析：无。

2. 不属于终末期老年人的常见心理特点的是（　　）。

A. 焦虑　　　B. 抑郁　　　C. 恐惧

D. 自杀意念　　　E. 欣喜

答案：E

解析：终末期老年人常见的心理特点为焦虑、恐惧、抑郁甚至有自杀意念。

3. 某癌症晚期老年人处于临终状态，感到恐惧和绝望，当其发怒时，照护员应（　　）。

A. 热情鼓励，帮助其树立信心　B. 指导用药，减轻其痛苦

C. 说服老年人理智面对病情　　D. 理解、陪伴保护老年人

E. 为其解释原因，帮助树立信心

答案：D

解析：当终末期老年人处于愤怒期时，照护员应当理解、陪伴老年人，以关心、宽容之心对待老年人。

4. 临终老年人通常经历 5 个心理反应阶段，以下不属于 5 个阶段的是（　　）。

A. 否认期　　　B. 愤怒期　　　C. 协议期

D. 妄想期　　　E. 接受期

答案：D

解析：临终老年人通常经历 5 个心理反应阶段即否认期、愤怒期、协议期、忧郁期、接受期。

5. 关于安宁疗护心理照护的描述错误的是（　　）。

A. 照护员应尊重老年人的信仰、意愿，通过一些非语言行为传递关怀、安抚的信息，使其安静地离开人间

B. 照护员应允许其以不同的方式发泄情感如忧伤、哭泣等

C. 尽量满足老年人的要求，使其更好地配合治疗，以减轻痛苦

D. 应做好老年人家属的工作，共同给予老年人关爱、宽容和理解

E. 照护员应该把终末期老年人的实际病情如实告诉，不能隐瞒

答案：E

解析：对于癌症等预后不良的疾病，是否将其真实情况告诉本人，要看其心理适应能力。

A2 型题

1. 王爷爷，70 岁，胃癌广泛转移，病情日趋恶化，老年人常向家属发脾气，对照护人员工作不满，此时的心理反应属于（　　）。

A. 接受期　　　B. 忧郁期　　　C. 协议期

D. 愤怒期　　　E. 否认期

答案：D

解析：无。

2. 李爷爷，64 岁，患胰腺癌广泛转移，病情日趋恶化，老年人心情不好，闷闷不乐，对一切都没有兴趣。该老年人的心理反应处于（　　）。

A. 忧郁期　　B. 愤怒期　　C. 协议期

D. 否认期　　E. 接受期

答案：A

解析：忧郁期表现为尽管经过多方努力但病情日益恶化，老年老年人产生很强的失落感，表现明显的忧郁、闷闷不乐。

3. 刘爷爷，70 岁，肝癌晚期。住院期间情绪激动，常常指责或挑剔家属和照护人员。以下正确的照护措施是（　　）。

A. 给予老年人正确的死亡观和人生观教育

B. 让老年人尽可能一个人独处

C. 认真倾听老年人的心理感受

D. 诚恳地指出老年人的不恰当做法

E. 减少和老年人的语言交流

答案：E

解析：此时处于愤怒期，应该允许其发泄，对老年人的行为应当忍让，同时应该认真倾听其心理感受，增进沟通。

4. 石爷爷，75 岁，诊断肺癌 2 个月余，一直不愿与人交谈，他说“生了这种不太好的病，不太愿意和别人交流，也许别人嘴上不说，但是心理可能觉得不舒服，担心你生病会不会传染”，此时老年人可能出现了（　　）。

A. 焦虑　　B. 抑郁　　C. 恐惧

D. 自杀意念　　E. 欣喜

答案：B

解析：石爷爷此时的心理状态是抑郁。

5. 庄爷爷，84 岁，肺癌晚期术后患者，昨天在儿子探望后显得心情沮丧。他想和儿子讨论墓地购置事宜，但儿子回避了这个话题，导致李爷爷未能表达自己的意愿。目前，庄爷爷的心理状态是（　　）。

A. 对家庭未来担心　　B. 对死亡的恐惧　　C. 对儿子感到失望

D. 对自己自责　　E. 对后事的担忧

答案：E

解析：对财产的分配，死后的遗体处理方式，配偶生活问题等感到担忧是老年终末期老年人的心理特征之一。

任务四　安宁疗护社会支持

扫码获取
数字资源

案例导入

马奶奶，74 岁，3 年前诊断为左侧乳腺癌，4 个月前马奶奶开始出现左胸及左上肢持续性刺痛，伴肩部溃疡出血、右上肢肿胀，以曲马朵注射止痛效果不佳后改用盐酸羟考酮缓释片止痛。今入院寻求进一步控制症状。马奶奶离异，家庭经济较困难，与前夫无往来，育有一女，在外地，其女为马奶奶聘请一名照护员。

任务描述

1. 指导并协助老年人正确遵医嘱用药。
2. 帮助老年人寻找合适的社会支持路径。

知识殿堂

生命的存在，不仅具有生物学意义，更是社会关系的维系。我国于 2017 年正式推行安宁疗护试点工作，倡导对生命终末期老年人给以“全人”的照护，以“助老年人舒适、安详、有尊严地离世”。社会支持是安宁疗护全人关怀的重要组成部分。老年人对社会支持的需求因人而异，在老年人接受安宁疗护服务以后，安宁疗护团队需要评估其社会支持系统的资源与需求，在尊重老年人自主权的前提下，协助老年人链接其周围的正式支持和非正式支持，或者创造支持来满足老年人的需求。

一、社会支持的概念

社会支持指在特定社会网络通过物质和精神手段对社会弱势群体进行无偿帮助的行为总和，是与弱势群体的存在相伴随的社会行为。对于老年人来说，社会支持指社会各方面包括家庭、亲友、同事和社会团体等个人或组织所给予的物质和（或）精神上的支持。

二、终末期老年人社会特点

（一）社会角色改变

1. 角色行为缺失

老年人未能接受其老年阶段的角色，即不认同自己属于老年人群体，这反映了“否认”这一心理防御机制。例如，许多处于生命末期的老年人在获知自身面临死亡的现实时，其初始的心理反应往往是拒绝接受，可能会通过反复检查、转院等手段试图证明诊断的错误。

2. 角色行为减退

由于特定因素的影响，终末期的老年人可能重新承担起他们之前所扮演的其他角色，这导致老年人的角色地位受到冲击并退回到从属状态。例如，家庭或工作中的紧急情况可能导致终末期老年人不顾自身病情，从事或承担超出其能力范围的任务，这反映出他们对自身健康状况的考虑不够周全或未给予足够重视，从而影响了症状的有效控制和舒适照护。

3. 角色行为强化

指老年人适应老年人的角色，对自身能力产生怀疑，对家庭和社会的依赖性增强，产生退缩和依赖心理。处于疾病末期的老年人，多数失去了自理能力，不愿意出院，不愿意离开医护人员，不愿意摆脱帮助，过度依赖医院环境。他们害怕出院后病情加重或复发，对承担常态社会角色的责任感到恐惧不安，或借生病而逃避某些责任、获得某些权利等。

4. 角色行为异常

老年人在意识到自身患病的情况下，可能会因无法接受疾病、残疾或不治之症带来的挫折而感到悲观、厌倦或绝望。当处于生命末期的老年人意识到治疗已无济于事时，可能会有悲伤、抑郁、沮丧、退缩、压抑等情绪反应，对周遭的事物和环境失去兴趣，甚至表现出怨恨、嫉妒、无助、痛苦、愤怒和易怒等情绪反应。

5. 角色行为冲突

指老年人角色与其承担的其他社会角色发生冲突。表现为患病后，无法从正常社会角色中脱离出来，且有焦虑、愤怒、茫然、烦躁或悲伤等情绪反应。造成冲突的程度与疾病的轻重缓急、正常角色的重要性和个体性格特征等有关。

（二）社会功能改变

1. 社会关系改变

即便生命即将结束的老年人，依然保持着融入社会生活的需求与渴望，他们期望能够感受到社会的温暖与关怀，不被社会边缘化。疾病导致终末期老年人的社交活动受限，经济压力加剧，心理上难以承受，其社会关系也会发生显著的转变。

2. 社会交往障碍

终末期老年人作为弱势群体，其身心健康会受疾病影响，出现社交观念障碍、社交情感障碍、社交人格障碍、社交能力障碍等表现。

三、社会支持的方法

（一）专业照护者支持

1. 医务人员提供的基本支持

（1）症状控制、舒适照护及其他医疗支持：提供以老年人为中心的医疗、护理、营养等支持，提供舒适护理、创口换药、床上擦浴等直接服务，并对社会支持团队成员提供医学专业的意见及建议，使老年人的痛苦最小化，且能在整洁、舒适、祥和的环境中有尊严地生活。

（2）疾病咨询及健康指导：为老年人提供疾病相关知识、信息，并开展指导与教育，视情况恰当地向老年人及其家属说明疾病的事实情况，并提供治疗建议。

（3）情感与心灵支持：积极倾听和共情，让老年人感到自己被尊重、重视和关心。在医疗决策或生活细节上给老年人足够的自主权，提升老年人对生活的控制感，减轻老年人的无用感。

2. 医务社会工作者提供的支持

（1）对老年人及其家属提供连续支持服务：涵盖深度陪伴、安宁疗护服务内容，协助老年人理解治疗目标与计划，协调处理老年人在生命周期末期所面临的问题。例如，疾病进展与预后，指定医疗决策代理人，以及提供死亡教育、哀伤辅导等。

（2）家庭内外资源及事务协调：为老年人提供外部资源链接服务，通过分析老年人可利用的社会资源及其面临的可能性障碍，协助老年人获取社会资源、法律政策支持或相关机构的帮助。

（3）给予心理及精神支持：通过个别辅导或成立支持小组，为老年人提供情感和精神上的援助。鼓励老年人表达自身感受，使老年人感知到自身情感被认知、尊重和理解，进而逐步增强老年人对负面情绪的管理能力。

（二）非专业照护者支持

1. 志愿者支持

（1）生活照料：志愿者为老年人提供陪伴、抚触、按摩、洗头洗澡、修剪指（趾）甲、整理生活用品、洗衣等生活照料服务。

（2）信息支持：志愿者可以为老年人提供生命教育，分享自身的相关生活经历，对老年人遇到的生活中的问题提供一些信息和建议。

（3）情感及精神支持：志愿者通过陪伴活动为老年人提供心理和情感上的支持，使他们感受到社会的关怀。志愿者可为老年人朗读书报、共同观赏电影、聆听音乐、参与绘画等，或协助老年人进行生命回顾，实现未完成的心愿，帮助他们重新认识自己的社会地位，恢复自信与尊严。

2. 家庭支持

家庭支持是老年人生命终末期社会支持的主要来源，涵盖经济、照护、帮助、协作和交流等方面。这种支持不仅满足老年人的基本需求，还满足家庭成员的情感需求，增强个人对家庭的价值感和自我效能感。安宁疗护中的家庭支持包括核心家庭成员、血亲、法律认可的家人以及老年人认可的亲人，配偶和子女是主要的支持者，支持内容包括强化家庭角色、寻求医疗帮助、提供情感和精神慰藉等。

3. 同伴支持

同伴支持是老年人通过分享经验、聆听和提供安慰与建议来帮助彼此提升应对能力的一种非正式社会支持形式。它包括知识分享、情感和社交互动以及实际帮助，支持者在分享中也能获得价值感。同伴支持有多种形式，包括小组、一对一、热线和网络论坛支持等。

【练习题】

A1 型题

1. 终末期老年人在得知自己面临死亡时，其最初的心理反应多为否认，最典型的反应可能是：不，不是我，那不是真的，他们一定是搞错了，否认病情恶化的事实，希望出现奇迹。老年人以上表现属于（　　）。

A. 角色行为缺如　　B. 角色行为减退　　C. 角色行为强化

D. 角色行为异常　　E. 角色冲突

答案：A

解析：角色行为缺如指老年人没有进入老年人角色，即不承认自己是老年人，这是“否认”

心理防御机制的表现。

2. 终末期老年人多处于现代医疗无法治愈的疾病末期，伴随着器官衰竭、身体状况欠佳下，在以前看来能亲自去做的一些简单动作，现在都要在照顾者的帮扶下才能完成。老年人常常陷入自责，认为是自己拖累了家人，可能会产生激惹、焦虑、抑郁、自责等。这一表现属于社交障碍中的（　　）。

A. 情感障碍　　B. 观念障碍　　C. 能力障碍

D. 病理性社交障碍　　E. 人格障碍

答案：A

解析：无。

3. 属于医务人员可对终末期老年人提供的支持的是（　　）。

A. 缓解疼痛及其他症状

B. 及时阻止老年人的负面情绪表达

C. 不能与老年人及其家属分享自己的经历

D. 包揽老年人家庭需要的一切事务，解除后顾之忧

E. 提倡家属为老年人进行各种决策

答案：A

解析：医务人员对终末期老年人提供的支持包括缓解疼痛及其他症状、疾病咨询及健康指导、情感与心灵支持。

4. 不属于社工提供的社会支持的是（　　）。

A. 工具性支持　　B. 信息支持　　C. 情感支持

D. 精神支持　　E. 评价支持

答案：E

解析：社工提供的社会支持不包括评价支持。

A2 型题

1. 张爷爷，98 岁，失独。配偶已去世 12 年，两个侄子多年未联系。因多器官衰竭生活不能自理，长期卧床，目前无人照顾且无力支付医疗费。社会工作者联系了张爷爷的侄子，并开始为张爷爷提供支持。侄子们需要为张爷爷做的是（　　）。

A. 专业照护者支持　　B. 社会工作者支持　　C. 志愿者支持

D. 家庭支持　　E. 同伴支持

答案：D

解析：家庭支持范围包括核心家庭、有血缘关系的亲人，被法律认可的家人等，故其侄子为其提供的是家庭支持。

2. 王奶奶，80 岁，独子已故，因多器官衰竭生活不能自理，长期卧床，目前无人照料。社会工作者已联系其侄子提供支持，但支持内容不包括（　　）。

A. 工具性支持　　B. 信息支持　　C. 情感支持

D. 心灵支持　　E. 治疗支持

答案：B

解析：社工为王奶奶联系其他亲属，属于提供信息支持。

3. 焦爷爷，78 岁，肺癌晚期，抗癌效果差，病情恶化，转入安宁疗护病房。安宁疗护团队评估后，采取生命回顾和尊严疗法等措施，帮助建立和谐关系，寻求内心平静，旨在提供（　　）。

A. 缓解疼痛　　B. 心理支持　　C. 精神支持

D. 死亡教育　　E. 社会支持

答案：C

解析：生命回顾及尊严疗法是常用的精神支持方法。

4. 李爷爷，72 岁，肺癌晚期，在得知自己面临死亡时，其最初的心理反应是“不，不是我，那不是真的，他们一定是搞错了”以否认病情恶化的事实。李爷爷的表现属于（　　）。

A. 角色行为缺如　　B. 角色行为减退　　C. 角色行为强化

D. 角色行为异常　　E. 角色冲突

答案：A

解析：角色行为缺如指老年人没有进入老年人角色，即不承认自己是老年人，这是“否认”心理防御机制的表现。

5. 刘奶奶，结肠癌晚期，入住某医院安宁疗护病房，属于照护员可对刘奶奶提供的支持的是（　　）。

A. 缓解疼痛及其他症状

B. 及时阻止老年人的负面情绪表达

C. 不能与老年人及其家属分享自己的经历

D. 包揽老年人家庭需要的一切事务，解除后顾之忧

E. 提倡家属为老年人进行各种决策

答案：A

解析：照护员对终末期老年人提供的支持包括缓解疼痛及其他症状、疾病咨询及健康指导、情感与心灵支持。

拓展阅读

树立正确的生死观：珍惜当下，追求生命高度

生命的旅程，从啼哭开始，以告别结束。我们无法掌控生命的长度，却可以决定其高度与厚度。每个人都在自己的哭声中开启人生，在别人的泪水中离去，这是无法逃避的自然规律。然而，面对生死，我们该如何自处？

司马迁曾言：“人固有一死，或重于泰山，或轻于鸿毛。”生命的价值不在于时间的长短，而在于我们如何活出意义。鲁迅先生弃医从文，以笔为枪，为民族觉醒而战，他的一生虽短暂，却重于泰山。反之，那些因一时挫折就轻易放弃生命的人，则轻如鸿毛。

生死之间，是我们书写人生价值的篇章。勇敢地面对死亡，才能更好地珍惜生命。在我们有限的时间里，应当树立积极的人生目标，为之奋斗不息。健康地活着，不仅是身体的无疾，更是心灵的充实。当我们遭遇挫折，要认清自己，分析过错，勇于改正，而不是沉溺于负面的情绪中。

点燃思考

凌爷爷，75 岁，肺癌晚期，近 1 周以来，疼痛加重，情绪低落，悲观失望，睡眠质量差，感觉活着没意思。他对照护员说："这些天我都没有睡好，我认为人一定要睡足 8 h 才有精神，我担心没睡好精神会崩溃的，快活不下去了。"

实际照护任务：

1. 有哪些方法能改善凌爷爷的睡眠状态？
2. 如何运用合理的情绪疗法为凌爷爷进行心理照护？

参考文献

[1] 黄凯萍，孙婉均 . 老年常见疾病预防与照护 [M]. 南京：东南大学出版社，2024.

[2] 程桂玲，吴岸景 . 老年人常见疾病预防与照护 [M]. 北京：化学工业出版社，2022.

[3] 孙建萍，张先庚 . 老年护理学 [M].4 版 . 北京：人民卫生出版社，2022.

[4] 吴丽文，李希科 . 老年护理学 [M].5 版 . 北京：科学出版社，2023.

[5] 邵水金 . 人体解剖学 [M].5 版 . 北京：中国中医药出版社，2021.

[6] 谈玲芳 . 老年疾病预防与护理 [M]. 北京：中国人民大学出版社，2018.

[7] 李惠菊，迟玉芳，卜小丽 . 老年常见病的预防与照护 [M]. 北京：北京大学医学出版社，2022.

[8] 胡秀英，肖慧敏 . 老年护理学 [M].5 版 . 北京：人民卫生出版社，2022.

[9] 尤黎明，吴瑛 . 内科护理学 [M].5 版 . 北京：人民卫生出版社，2022.

[10] 葛均波，徐永健，王辰 . 内科学 [M]. 北京：人民卫生出版社，2024.

[11] 王亮，陶天遵，杨慧林，等 . 中国老年骨质疏松症诊疗指南（2023）[J]. 中华骨与关节外科杂志，2023，16（10）：865-885.

[12] 黄东，冯泽国，胡蓉，等 . 中国骨关节炎诊疗指南（2024）[J]. 中华疼痛学杂志，2024，20（3）：323-338.

[13] 田新平 .2024 中国类风湿关节炎诊疗指南 [J]. 中华内科杂志，2024，63(11)：1059-1077.

[14] 张颖 . 临床常见病护理技术与应用 [M]. 湖北：湖北科学技术出版社，2024.

[15] 于丽丽，陈月，陈晓密 . 精神科护理学 [M]. 北京：世界图书出版公司，2020.

[16] 刘光维，胡鸾娇，刘国纯 . 脑卒中偏瘫病人主动康复训练理论研究与实践 [M]. 重庆：重庆大学出版社，2022.

[17] 魏秀红，任华蓉 . 内科护理学 [M]. 北京：人民卫生出版社，2019.

[18] 张玉梅，张立力 . 健康评估 [M].4 版 . 北京：人民卫生出版社，2017.

[19] 张志愿 . 口腔科学 [M].9 版 . 北京：人民卫生出版社，2017.

[20] 孙红，尚少梅 . 老年长期照护规范与指导 [M]. 北京：人民卫生出版社，2018.

[21] 刘晓红，陈彪 . 老年医学 [M].3 版 . 北京：人民卫生出版社，2020.

[22] 孙沛泽 . 老年人家庭护理与急症应对［M］. 北京 ：华龄出版社，2020.
[23] 李乐之，路潜 . 外科护理学 [M].7 版 . 北京 ：人民卫生出版社，2022.
[24] 袁葵 . 老年人综合照护实训指导 [M]. 浙江 ：浙江大学出版社，2024.
[25] 孙建萍，张先庚 . 老年护理学 [M].4 版 . 北京 ：人民卫生出版社，2022.
[26] 熊云新，叶国英 . 外科护理学 [M].4 版 . 北京 ：人民卫生出版社，2018.
[27] 陈孝平，张英泽，兰平 . 外科学 [M].10 版 . 北京 ：人民卫生出版社，2024.
[28] 谌永毅，杨辉 . 安宁疗护 [M]. 北京 ：人民卫生出版社，2023.
[29] 苑秋兰 . 老年人生理与心理概论 [M]. 北京 ：人民卫生出版社，2021.
[30] 曹银香 . 刺法与灸法 [M]. 北京 ：中国中医药出版社，2018.
[31] 罗清平 . 老年中医康复保健 [M]. 北京 ：科学技术文献出版社 ：机械工业出版社，2016.
[32] 王启才 . 针灸治疗学 [M]. 北京 ：中国中医药出版社，2003.
[33] 甄德江 . 针灸学 [M]. 北京 ：中国中医药出版社，2018.
[34] 涂国卿，张建忠 . 推拿学 [M]. 北京 ：中国中医药出版社，2018.
[35] 沈雪勇 . 经络腧穴学 [M]. 北京 ：中国中医药出版社，2003.
[36] 陈建章 . 中医内科学 [M]. 北京 ：人民卫生出版社，2023.